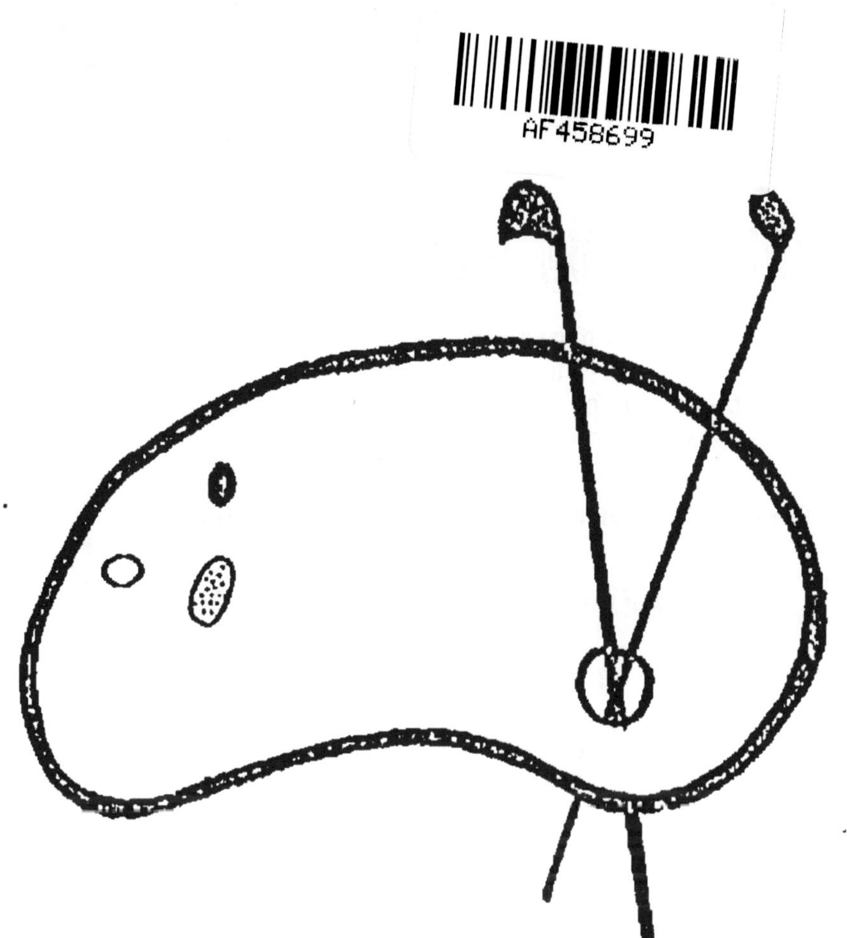

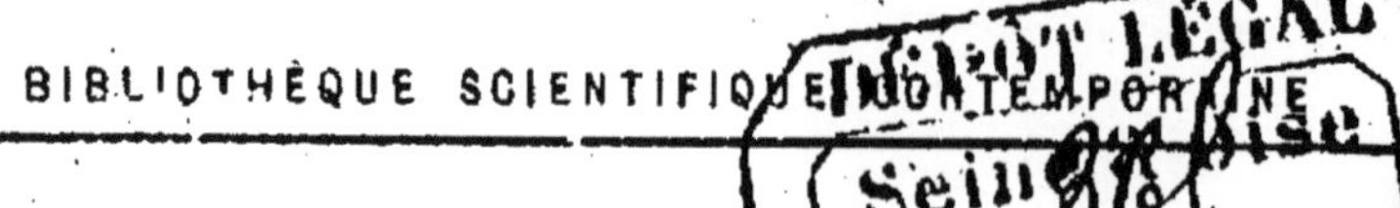

BIBLIOTHÈQUE SCIENTIFIQUE CONTEMPORAINE

LA MÉTHODE DE BROWN-SÉQUARD

LA MÉDICATION ORCHITIQUE
THYROIDIENNE
PANCRÉATIQUE, CAPSULAIRE ET CÉRÉBRALE
LES INJECTIONS D'EXTRAITS ORGANIQUES
LA TRANSFUSION NERVEUSE

Physiologie, Indications cliniques et thérapeutiques
Technique

PAR

Le Dr Ch. ÉLOY

ANCIEN INTERNE DES HOPITAUX DE PARIS
LAURÉAT DE L'ACADÉMIE DE MÉDECINE
RÉDACTEUR EN CHEF DE LA *Revue générale de clinique et de thérapeutique*

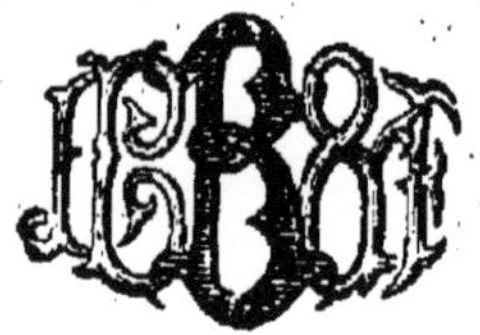

PARIS
LIBRAIRIE J.-B. BAILLIÈRE ET FILS
19, rue Hautefeuille, près du boulevard Saint-Germain

1893

LIBRAIRIE J.-B. BAILLIÈRE ET FILS

BOCQUILLON-LIMOUSIN. — *Formulaire de l'antisepsie et de la désinfection.* 1893, 1 vol. in-16 cart. 3 fr.

BOUCHARD (Ch.). — *Les microbes pathogènes*, par Ch. Bouchard, professeur à la Faculté de médecine de Paris, membre de l'Institut. 1892, 1 v. in-16. 3 fr. 50

BOUCHUT. — *Du nervosisme aigu et chronique et des maladies nerveuses.* 2e édition, 1 vol. in-8..... 6 fr.

BOUVERET (L.). — *Traité des maladies de l'estomac*, par L. Bouveret, agrégé à la Faculté de médecine de Lyon. 1893, 1 vol. in-8° de 750 pages.... 14 fr.

— *La Neurasthénie* (épuisement nerveux). 2e édition, 1891, 1 vol. in-8 de 480 pages............... 6 fr.

BURLUREAUX. — *La pratique de l'antisepsie dans les maladies contagieuses et en particulier dans la tuberculose*, par le Dr Ch. Burlureaux, professeur agrégé à l'École du Val-de-Grâce. 1 vol. in-18 jésus de 300 pages, cartonné.. 5 fr.

CULLERRE (A.). — *Traité pratique des maladies mentales*, par le Dr Cullerre, médecin de l'asile des aliénés de la Roche-sur-Yon. 1889, 1 vol. in-18 jésus avec figures.................................. 6 fr.

— *Nervosisme et névroses.* Hygiène des énervés et des névropathes, 1887, 1 vol. in-16............. 3 fr. 50

GUIMBAIL. — *Les morphinomanes.* 1892, 1 volume in-16.................................... 3 fr. 50

HALLOPEAU. — *Traité élémentaire de pathologie générale*, comprenant la pathogénie et la physiologie pathologique, par H. Hallopeau, professeur agrégé à la Faculté de médecine, 4e édition, 1893, 1 vol. in-8, avec 180 fig................................ 13 fr.

HAMMOND et LABADIE-LAGRAVE. — *Traité pratique des maladies du système nerveux.* 1889. 1 vol. gr. in-8, avec fig................................ 20 fr.

MACÉ (E.). — *Traité pratique de bactériologie*, par E. Macé, professeur à la Faculté de médecine de Nancy, 2e [illegible]on. 1892, 1 vol. in-8, avec fig. 10 fr.

SCHMITT ([illegible] *Microbes et maladies*, par le Dr J. Schmitt, p[illegible]sseur à la Faculté de médecine de Nancy. 1886, 1 vol. in-16.............. 3 fr. 50

VINAY. — *Manuel d'asepsie*, par Vinay, médecin des hôpitaux de Lyon. 1890, 1 vol. in-18 jésus, avec fig., cart.. 8 fr.

5114-93. — Corbeil. Imprimerie Crété.

LA

MÉTHODE DE BROWN-SÉQUARD

TRAVAUX DU MÊME AUTEUR.

Considérations cliniques sur l'allaitement (1873).

Considérations sur le diagnostic et le traitement de la luxation du poignet en arrière (1873).

Épisode de l'histoire de l'anesthésie chirurgicale au XVIIe siècle. Médecins et chirurgiens au temps de Guy Patin (1880).

Contribution à l'étude de l'œsophagisme (1881).

Quelques épidémies du XVe siècle : le tac, le horion, la dando, la bosse, la variole (1881).

La courbature fébrile (1883).

Études sur les fonctions du nerf phrénique (en collaboration avec M. le Dr Hénocque). Travail du laboratoire de médecine du Collège de France (1883).

Recherches sur l'action vasculaire des iodures (en collaboration avec M. le Dr Huchard). Travail du laboratoire de thérapeutique de l'hôpital Bichat (1883).

Contribution à l'étude des pseudo-épilepsies d'origine gastrique (1883).

Recherches sur la croissance de l'homme aux différents âges de l'enfance et de l'adolescence. (Mémoire couronné par l'Académie de médecine, prix Vernois, 1883.

L'asthme et la fièvre des foins (1884).

La médication artérielle (1887).

L'antisepsie dans la tuberculose pulmonaire (1887).

Les états typhoïdiques de fatigue (1888).

L'infection pneumonique (1889).

De la conduite à tenir dans le traitement de l'angine couenneuse (1891).

L'iodoformisation des phtisiques (1891).

L'antisepsie par l'hématothérapie (1892).

Les difficultés du diagnostic de la fièvre typhoïde (1892).

Les indications du régime sec., etc., etc.

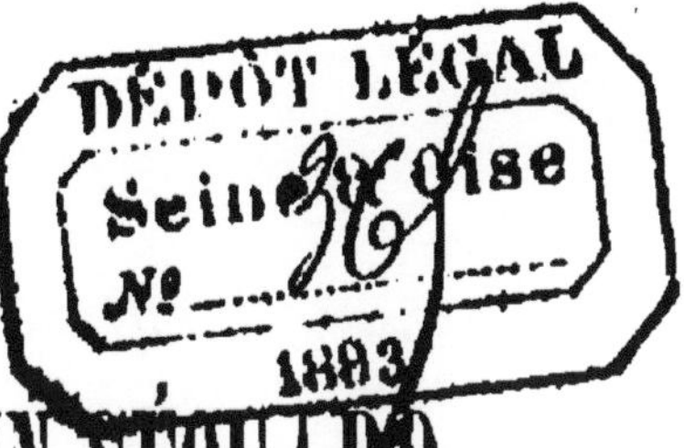

LA

MÉTHODE DE BROWN-SÉQUARD

LA MÉDICATION ORCHITIQUE
THYROIDIENNE
PANCRÉATIQUE, CAPSULAIRE ET CÉRÉBRALE
LES INJECTIONS D'EXTRAITS ORGANIQUES
LA TRANSFUSION NERVEUSE

Physiologie, Indications cliniques et thérapeutiques
Technique

PAR

Le Dr Ch. ÉLOY

ANCIEN INTERNE DES HOPITAUX DE PARIS
LAURÉAT DE L'ACADÉMIE DE MÉDECINE
RÉDACTEUR EN CHEF DE LA *Revue générale de clinique et de thérapeutique*

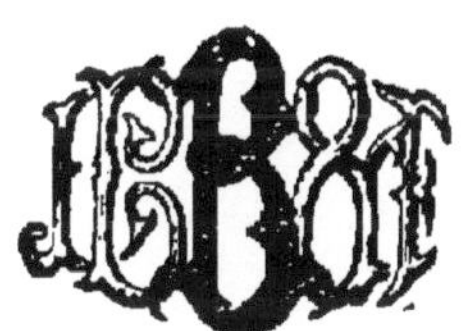

PARIS
LIBRAIRIE J.-B. BAILLIÈRE ET FILS
19, rue Hautefeuille, près du boulevard Saint-Germain

1893

5114-93. — Corbeil. Imprimerie Crété.

INTRODUCTION

Les premières communications de M. Brown-Séquard aux Sociétés savantes provoquèrent, on s'en souvient, la défiance et même l'ironie. Pourquoi? On ne l'a jamais su.

Ce maître éminent, dont je m'honore d'être l'un des élèves, citait des faits, des expériences physiologiques et des observations cliniques, bref, des documents d'une authenticité brutale.

Aux critiques incompétents, il convenait donc de se taire ; aux autres, de contrôler au lit de leurs malades et dans leurs laboratoires. On se contenta de plaisanteries et de négations gratuites. C'étaient arguments commodes.

Aujourd'hui, les préventions ont disparu. L'allure scientifique et correcte de la nouvelle thérapeutique a fait revenir bien des gens sur leur opinion primitive. On se familiarise avec les idées ; on accepte les mots qui les expriment; on *fait* assez volontiers et, cela se dit, on se *fait faire* du Brown-Séquard.

C'est que les faits fondamentaux subsistent tous; c'est que d'autres plus nombreux et plus complets les confirment; c'est qu'enfin on comprend leur originalité et leur importance immense au point de vue de la physiologie et de la clinique.

Ces faits perdent, en devenant plus familiers, ce qu'ils avaient, au début, de troublant et d'extraordinaire. Les injections orchitiques cessent donc de passer pour une médication exceptionnelle. A l'instar des injections thyroïdiennes et capsulaires, à l'instar de l'hématothérapie et de la sérothérapie, elles deviennent, je répète, ce que j'écrivais ailleurs (1), le procédé particulier d'une méthode générale de thérapeutique, empruntant ses remèdes, — ferments ou autres substances ignorées du chimiste —

(1) CH. ÉLOY, L'antisepsie par l'hématothérapie (*Revue gén. de clin. et de thérap.*, 17 février 1893). — La médication de M. Brown-Séquard *Eodem loco*, 15 mars 1893).

aux sécrétions glandulaires, aux extraits d'organes, au sang, c'est-à-dire à la *matière vivante*.

Les médecins exempts de préjugés, — ils sont en majorité parmi mes confrères, je le dis à l'honneur du corps médical français, — et les malades intelligents ne s'arrêtent plus aux dénégations humoristiques des premiers jours. Ce qu'ils demandent, c'est à *s'instruire*, à *s'éclairer*, à *comprendre* et à *essayer*.

Cet ouvrage est conçu dans l'espérance de leur donner cette satisfaction.

***

Une remarque pour prévenir une objection.

Sous la rubrique générale et intentionnellement choisie de *méthode de Brown-Séquard*, je ne m'en suis point tenu seulement à un exposé pratique et critique de la *médication orchitique*. Autrement, j'aurais commis une erreur scientifique et un déni de justifice.

Une erreur scientifique ? Oui. Il s'agit d'une nouvelle méthode générale de thérapeutique, et non d'une médication qui en est comme le cas particulier.

La constitution de cette méthode a été motivée par une série de recherches nombreuses et variées. Elle en est comme l'aboutissant : tels parmi ces travaux, — en physiologie, la découverte de la sécrétion interne des glandes closes (corps thyroïde, capsules surrénales), des glandes ouvertes (pancréas, testicule) et des tissus non glandulaires(cerveau, moelle, etc.,etc.), fournissant à l'organisme quelque chose d'essentiel à la nutrition ; — en médecine expérimentale, les données pathogéniques précises sur le myxœdème, la maladie bronzée, le diabète maigre, les auto-intoxications par insuffisance fonctionnelle de sécrétions spécialisées dans la cachexie thyroïdienne, pancréatique ou capsulaire ; — en anatomie pathologique, le raccord des lésions trouvées à l'autopsie avec leurs symptômes dénonciateurs durant la vie ; — en thérapeutique, les tentatives parfois heureuses, toujours encourageantes, pour réaliser la suppléance fonctionnelle de l'organe détruit au moyen de la greffe ou des injections de l'extrait des tissus venant d'un organe semblable, et appartenant à un autre individu...

En bonne raison, pourquoi ne pas abriter sous une seule rubrique des processus physiologiques et thérapeutiques inspirés par une même idée, appuyés sur des principes communs et légitimés par des résultats, sinon identiques, du moins analogues.

A côté de la *médication orchitique*, il y avait donc place dans ce livre pour la *médication thyroïdienne*, la *médication capsulaire*, la *médication pancréatique* et la *médication cérébrale*, si mal désignée sous l'appellation de *transfusion nerveuse*. Pour bien juger une telle question, j'ai pensé et je pense encore qu'il convient de l'agrandir et non de la rapetisser.

*
* *

Un déni de justice? Oui. Omettre de qualifier cette méthode du nom de son illustre inventeur, ce serait oublier les leçons que M. Brown-Séquard professait en 1869 à la Faculté de médecine et, méconnaître les recherches par lesquelles il a contribué, durant plus de vingt années, à féconder cette conception originale. Je laisse la satisfaction de commettre ce délit d'ingratitude scientifique aux esprits malheureux disposés à s'attribuer les découvertes des autres et à déclarer qu'un inventeur quel qu'il soit a toujours eu un précurseur.

Inutile d'insister; les polémiques sont l'à-côté de la question.

L'appréciation de la portée physiologique de cette méthode, de sa valeur clinique éventuelle, de sa puissance curative, est délicate. Donc, point d'autre enthousiasme que celui de la vérité, point d'autre parti pris que celui de l'impartialité, et surtout point d'opinions *ne varietur*.

Le temps écoulé est encore trop court pour justifier ces dernières.

En écrivant ces pages je m'efforce donc de m'en tenir aux faits seuls, qui seuls restent. Cette réserve me semble être, à l'heure actuelle, le moyen le meilleur d'encourager les praticiens à mettre cette thérapeutique nouvelle à l'essai.

Voilà ce qu'il faut désirer.

C'est encore, je l'espère, le moyen d'engager ces derniers à ne point, par indifférence, scepticisme ou engouement inconsidérés, la laisser tomber et se discréditer, — au détriment de l'humanité et de l'honorabilité professionnelle, — entre les mains industrieuses de spécialistes « en injections de rajeunissement », en « universelle panacée », ou en « élixir de longue vie ».

Voilà ce que l'on doit éviter.

LA
MÉTHODE DE BROWN-SÉQUARD

CHAPITRE PREMIER

LES PRINCIPES DE LA MÉTHODE BROWN-SÉQUARD

LA SÉCRÉTION INTERNE

La fonction de sécrétion interne. — Sécrétion interne et glandes closes. — Sécrétion interne et glandes ouvertes. — La néphrine. — Sécrétion interne et tissus non glandulaires. — Applications pratiques.

La fonction de sécrétion interne. — De tout temps on a considéré le rôle des fonctions glandulaires comme capital dans la genèse des phénomènes biologiques. A côté des *sécrétions externes*, évacuant hors de l'organisme les déchets de la nutrition et les matières toxiques absorbées ou élaborées par les tissus, on admettait des *sécrétions internes* fournissant par voie de résorption des produits essentiels à la vie. Ici, sécrétion interne et *récrémentition;* là, sécrétion externe et *excrémentition.* Ce concert de fonctions glandulaires s'appelle, on le sait, dans le style de l'École, l'harmonie physiologique.

On savait moins, cependant, et les livres classiques les plus modernes n'en parlent guère, que l'absence anatomique, l'insuffisance fonctionnelle ou la maladie des glandes à sécrétion interne provoquent un état morbide *spécial*, suivant l'organe en défaut ou la sécrétion en déficit. Cette notion plus récente est motivée solidement par des faits aujourd'hui incontestés.

Ces faits décisifs se rapportent tous à la récrémentition. Ils sont féconds, puisqu'ils conduisent à mettre les sécrétions internes au service de la thérapeutique physiologique. Les voici :

En 1869, dans son cours à la Faculté de médecine, M. Brown-Séquard formulait la proposition suivante : « Toutes les glandes, pourvues ou non de conduits excréteurs, donnent au sang des principes utiles dont l'absence se fait sentir après leur extirpation ou leur destruction par la maladie (1). »

En termes moins aphoristiques, cela revient à dire : toutes les glandes, — *glandes ouvertes* ou *glandes closes*, — possèdent une fonction com-

(1) Brown-Séquard et d'Arsonval, Recherches sur les extraits retirés des glandes et d'autres parties de l'organisme (*Archives de phys.*, juillet 1891, p. 491).

mune : la sécrétion interne. Cette fonction est générale, appartient à tout tissu glandulaire et même, on le verra plus loin, à d'autres tissus vivants.

C'était une *injonction physiologique.*

En 1889, dans le commentaire de ses premières observations sur l'emploi du suc testiculaire, il ajoutait : les glandes testiculaires fournissent au sang « soit par résorption de certains produits qu'elles sécrètent, soit autrement, des principes donnant de l'énergie au système nerveux et probablement aussi aux muscles ».

C'était une *injonction thérapeutique.*

En langage clinique : on voit là une glande à *sécrétion externe* ayant pour seconde fonction, une *sécrétion interne*, de substances, — ferments, sels ou autres, chimiquement indéterminés encore, — qui, charriées par le sang, possèdent la propriété d'augmenter l'activité du système nerveux, ce régulateur suprême de la nutrition et des échanges.

L'importance physiologique de ces notions est considérable.

Désormais, il faut admettre que les glandes ouvertes possèdent des fonctions *mixtes*, et sont pourvues de l'une et de l'autre sécrétion.

Puis, développement rationnel et vaste généralisation de cette idée originale, MM. Brown-Séquard et d'Arsonval ont montré récemment par le raisonnement et, ce qui est plus décisif, par des faits expérimentaux, que *tous les tissus, glandulaires ou non, muscles, cerveau, moelle, foie, rate*, donnent à l'organisme quelque chose de spécial.

« Nous admettons, ajoutent-ils, que chaque tissu et plus généralement chaque cellule de l'organisme sécrète pour son propre compte des produits ou des *ferments spéciaux* qui, versés dans le sang, viennent influencer, par l'intervention de ce liquide, toutes les autres cellules rendues ainsi solidaires les unes des autres par un mécanisme autre que celui du système nerveux. »

Était-ce une simple hypothèse? Des néophobes le prétendirent. L'objection était à prévoir dans la bouche des retardaires qui s'en tiennent à Malpighi, et répètent après l'illustre physiologiste, et comme si la science n'avait point marché : « la glande est une cavité close avec un conduit excréteur ». Conception simpliste! Raison suffisante, pour satisfaire ces retardataires et les faire vivre tranquillement sur elle.

Ils y vivraient encore, s'il ne fallait céder enfin sous la pression des faits nouveaux.

On formule donc des objections : les habiles trouvent toujours le moyen d'en faire. Mais des arguments surabondants, cliniques et physiologiques y répondent, en établissant sur les bases de la certitude expérimentale, le *fait*, ce qui importe le plus, — sinon la *théorie définitive*, ce qui importe moins, — de la fonction de sécrétion interne, de son puissant rôle physiologique et de la légitimité d'applications thérapeutiques conséquentes.

Sécrétion interne et glandes closes. — Le corps thyroïde et les capsules surrénales avaient reçu, c'est classique, le nom de glandes vasculaires sanguines. Nos anciens les faisaient concourir à la sanguification. Avaient-ils comme une prescience de l'intervention de ces organes dans la mise en jeu de la nutrition? En tout cas, ils ignoraient le mécanisme de cette intervention.

Pour le *corps thyroïde*, les preuves sont faites à l'heure actuelle. Au lit du malade, on les trouve dans l'identité clinique du myxœdème avec la cachexie pachydermique postopératoire, dans l'absence congénitale, l'atrophie complète et les destructions pathologiques totales du tissu de cette glande (Kocher, Reverdin, Gull, Ord, etc.); au laboratoire, par la provocation, après l'extirpation de cette glande, d'accidents myxœdémateux chez les animaux; dans la prévention de ces accidents au moyen de transplantations thyroïdiennes préalables et dans leur disparition par les injections de suc thyroïdien de Vassale, Gley, etc., etc.

Dans ces expériences démonstratives, on voit la physiologie se faire tour à tour préventive ou curative, et rendre, comme à volonté, par suppléance ou par compensation, à l'individu thyroïdectomisé, les principes dont la destruction de la glande ou son insuffisance fonctionnelle privait l'organisme.

De ces notions expérimentales naquit, on le verra plus loin, une des applications les plus belles de la méthode de M. Brown-Séquard, la *médication thyroïdienne* de l'état myxœdémateux.

La destruction expérimentale, chirurgicale ou pathologique du corps thyroïde, est suivie d'une altération du sang? Laquelle? On en a discuté. Une augmentation de la veinosité (Herzen, Hofrichter, Rogowitch), par modification de son oxygénation, quantitativement abaissée dans les veines, et accrue dans les artères (Albertoni, Tizzoni)? La présence de matières anormales dans le plasma, telles que la mucine en excès dans le sang des thyrodectomisés, Horsley, Halliburton), ou bien encore la suppression d'une substance sécrétée par le corps thyroïde et indispensable soit à la vie (Schiff), soit à la nutrition du système nerveux (Canalis et Sanquirico)? Les opinions varient : ce qui ne varie pas c'est le consentement unanime des observateurs à reconnaître une fonction de sécrétion interne au corps thyroïde et les effets redoutables pour l'organisme de la destruction ou de l'absence de cette glande.

En égard aux *capsules surrénales :* analogie semblable entre les résultats de l'observation clinique et ceux de l'expérimentation physiologique, c'est-à-dire constance des altérations anatomo-pathologiques des capsules surrénales dans la maladie d'Addison ; provocation de la mort rapide et de la cachexie addisonienne des animaux, véritable auto-intoxication, par l'acapsulation (Brown-Séquard, Abelous, Langlois) ; enfin, résultats encourageants de la greffe capsulaire et des injections addisoniennes, tentatives qui autorisent à l'occasion l'essai sur l'homme d'une *médication capsulaire*.

La fonction interne capsulaire est donc nécessaire à la vie, elle verse dans le sang des produits dont l'absence a pour conséquence une altération profonde des centres nerveux.

Voilà ce que les faits récents démontrent. Insister est superflu. Ce serait paraphraser cette remarque de M. Brown-Séquard écrivant en 1856, un an après le travail d'Addison sur la maladie bronzée, « l'acapsulation complète est aussi redoutable pour la vie que la suppression des deux reins (1). »

Sécrétion interne et glandes ouvertes. — Ici même accord des faits physiologiques avec les faits pathologiques.

Des deux sécrétions du *testicule*, glande ouverte, l'une, le sperme, est excrémentitielle quant à l'individu qui le fournit ; — il y a beau temps qu'on nous l'enseigne. — L'autre, sécrétion interne, intervient dans les actes de nutrition, témoin ses effets physiologiques dont, hier encore, la ré-

(1) Brown-Séquard et d'Arsonval, Recherches sur les extraits retirés des glandes et d'autres parties de l'organisme (*Archives de phys.*, juillet 1891, p. 491

vélation sembla comme stupéfiante. On aurait été moins étonné si on avait eu présents à la mémoire quelques faits pathologiques, rares sans doute, parce qu'on a omis de les noter plus souvent, mais démonstratifs en faveur de la double fonction sécrétoire de cette glande et du phénomène général de la dissociation possible des sécrétions interne et externe, juxtaposées dans un même organe glandulaire.

En voici deux exemples :

L'un est emprunté à Robin et Mac Carthy.

On remarque, disaient-ils, des hommes bien constitués, virils dans le sens absolu du mot et dont le sperme est privé cependant de spermatozoïdes. Ils ont les attributs d'une puissante virilité : ils sont stériles néanmoins. Donc, point de rapport nécessaire entre la richesse ou la pauvreté de la sécrétion testiculaire en spermatozoïde et l'invigoration physique.

L'autre est emprunté à M. Brown-Séquard. Il s'agit d'un officier de cavalerie donnant la preuve indéniable, que diverses activités physiques, morales et intellectuelles qui font défaut aux eunuques, sont liées à une sécrétion interne et non au liquide excrété contenant des spermatozoïdes. A l'examen histologique, stérilité absolue du sperme. Cependant cet homme possédait tous les attributs d'une grande vigueur physique, de l'énergie morale et les apparences extérieures d'une réelle puissance sexuelle.

Dans l'ancienne Rome, — c'est le mordant Juvénal qui le rapporte, — il y avait des eunuques qui possédaient ces apparences de la puissance sexuelle. Les dames romaines les recherchaient, *quod abortivo non est opus*. Étaient-ils seulement *spadices* (eunuques imparfaits), ou *θλασίαι* (eunuques par bistournage)? Juvénal affirme que non.

Les résultats invigorants de l'extrait orchique donnent la solution de ce problème, qui rendit longtemps perplexes les commentateurs classiques du fameux poète.

L'utilisation thérapeutique de la sécrétion testiculaire interne est, on le verra plus loin, l'objectif thérapeutique de la *médication orchitique*.

Pour une autre glande ouverte, le *pancréas*, démonstration aussi probante. Cette glande, dont la sécrétion externe est un suc digestif, sécrète de plus une substance récrémentitielle dont l'absence provoque le diabète des individus dont le pancréas est détruit par la maladie. Même diabète expérimental chez les animaux auxquels on extirpe cette glande (Von Mering, Minkowski, Hédon). Par contre, point de glycosurie quand un seul fragment de la glande a été ménagé par l'expérimentateur ou respecté par des lésions pathologiques. D'où, les premiers essais de la greffe et d'une *médication pancréatique*, destinée à suppléer à la fonction, détruite ou insuffisante.

A l'égard du *foie*, raisonnement analogue même en l'absence d'expériences suffisantes. L'analyse du sang qui traverse le foie ne fait-elle pas soupçonner l'existence de deux sécrétions? L'une, la sécrétion externe, la bile, est bien connue ; l'autre « interne, serait très importante, et son absence doit être, de l'avis de M. Brown-Séquard, une des sources de manifestations morbides coexistant avec la jaunisse. D'où il suit que dans cette affection il serait important d'injecter sous la peau du malade le liquide retiré du foie sain d'un animal et préparé comme le liquide testiculaire ». Voilà peut-être le principe de la *médication hépatique* de demain. C'est une hypothèse; je ne m'y arrête point.

La néphrine. — Quant au *rein :* données expérimentales encore plus indécises.

Sous le nom de *néphrine*, M. Dieulafoy a essayé une fois l'extrait de la substance corticale du rein, en injection contre l'urémie avec anurie. Il y eut bien un retour momentané de la diurèse, mais le malade succomba (1).

Le liquide injecté possédait-il une réelle activité? Avait-il restitué au sang quelques-uns des principes qui lui manquaient? Quelle imprudence de conclure et quelle témérité de voir dans ce fait dépourvu de contrôle et de sanction, l'avant-coureur, on l'a dit à tort, d'un traitement futur de l'urémie?

En résumé, ce n'est donc point trop généraliser

(1) Dieulafoy (*Soc. méd. des hôpitaux*, 1892).

de conclure ainsi que la fonction de sécrétion interne est commune à toutes les glandes, closes ou ouvertes : c'est une propriété générale du tissu glandulaire dans les organes où elle coexiste avec la sécrétion externe. Il y a par des causes pathologiques ou par des artifices d'expérimentation (oblitération du canal de Wirsung, du pancréas par exemple), possibilité de leur dissociation. L'insuffisance ou la suppression de cette fonction provoque des *auto-intoxications* par rétention ou non destruction de matières toxiques dans l'organisme, et des *lésions anatomiques et fonctionnelles spéciales* : ici, *cachexie addisonienne* après l'acapsulation ; là, *cachexie pachydermique* après la thyroïdectomie, *cachexie diabétique* après la destruction du pancréas ou débilité, *cachexie nerveuse*, on me pardonnera cette expression, après l'abolition ou par insuffisance de la sécrétion interne testiculaire.

Je répète donc ce que j'écrivais en commençant : des faits récents ont prouvé définitivement l'immense portée de cette fonction glandulaire et la fécondité de ces notions maintenant bien acquises.

Sécrétion interne et tissus non glandulaires. — Cette propriété est-elle le monopole des glandes et de leur tissu ? Non, et l'on peut dire : sécréter est fonction commune à tout tissu vivant.

L'affirmation n'est point gratuite. Il y en a des preuves surabondantes connues depuis longtemps, mais jusqu'à présent trop négligées : telles la sécrétion des matériaux formateurs de l'os par le périoste, du nerf par le bout central d'un cordon nerveux sectionné et en régénération, du cristallin par sa membrane d'enveloppe, et du placenta par l'ovule et la muqueuse utérine (Brown-Séquard).

D'Arsonval a montré le rôle sécréteur de certaines cellules dans la reconstitution du sang après les hémorrhagies et des parois des capillaires faisant dans l'hématose comme fonction de glande à sécrétion interne (1).

Il y a donc solidarité entre les éléments anatomiques divers et les cellules de l'économie. Celles-ci exercent les unes sur les autres une influence réciproque par un mécanisme différent, peut-être aussi, indépendant des actions exercées par le système nerveux (2).

De ces idées générales à la vulgarisation thérapeutique des extraits des tissus, la distance parcourue est grande encore cependant. L'emploi de ces extraits motive d'ailleurs des scrupules. On redoute leur toxicité.

Ces scrupules ont pour excuse les travaux de M. Roger, démontrant la présence de matières toxiques dans les tissus de l'organisme. Sans nul doute, les conclusions de cet habile expérimenta-

(1) D'Arsonval, Sur la reconstitution du sang après les hémorrhagies (*C. R. de la Société de biologie*, 14 fév. 1880).

(2) Brown-Séquard (*Eodem loco*, 1885, p. 287 et 307).

teur sont exactes; mais il y a des degrés dans cette toxicité. C'est à doses élevées qu'ils ont tué les animaux. A doses modérées, à la fois thérapeutiques et physiologiques, on peut les employer. Leur toxicité équivaut après tout à celles des poisons que la matière médicale utilise couramment. On pourra les essayer, à condition de les préparer aseptiquement et par une filtration soigneuse.

C'est en observant ces recommandations qu'on a utilisé avec une opportunité que j'apprécierai plus loin, l'extrait de cerveau, dans la *médication cérébrale* et la transfusion dite nerveuse.

Applications pratiques. — Après ce coup d'œil rapide sur la sécrétion interne, on comprend mieux, je pense, l'étendue de cette vaste question et pourquoi on doit répéter encore après Treviranus, « chaque partie, eu égard à sa nutrition, est relativement au reste du corps dans les conditions d'une substance excrétée », et avec M. Brown-Séquard :

Tout acte de nutrition est toujours corrélatif d'une sécrétion interne.

Dans cet ordre d'idées, on cède volontiers à l'injonction thérapeutique de ce maître respecté, et on embrasse mieux l'étendue immense « du champ ouvert aux praticiens qui voudront employer les liquides extraits des divers tissus et organes » comme agents médicamenteux, « dans les cas nombreux de débilité, le liquide testiculaire; dans les cas de myxœdème, de goître exophtalmique ou après la thyroïdectomie, le liquide thyroïdien ; dans les cas de maladies d'Addison, le liquide des capsules surrénales ; dans les cas de leucocythémie, le liquide des glandes lymphatiques, de la rate et de la moelle des os; dans les cas d'anémie, le liquide de ces deux dernières parties; dans les cas où les muscles sont flasques, aminci et faibles, sans qu'il y ait d'affection nerveuse, le liquide musculaire ; dans les cas de faiblesse par anémie locale ou générale des centres nerveux, des liquides des centres nerveux, etc., etc. »

Tout se tient dans ce vaste programme (1); on commettrait donc un déni de justice en ne groupant point ses multiples applications sous une commune rubrique et en ne les abritant pas sous le nom du maître qui en est l'initiateur. C'est pourquoi, dans ce volume, les *médications orchitique, thyroïdienne, pancréatique, capsulaire* et *cérébrale* sont placées les unes à côté des autres et forment les chapitres d'une même méthode : la *méthode de Brown-Séquard.*

(1) Ch. Éloy, La médication de M. Brown-Séquard (*Revue générale de clinique et de thérapeutique*, 15 mars 1893, p. 168).

CHAPITRE DEUXIÈME

LA MÉDICATION ORCHITIQUE

SES ORIGINES

Une observation historique. — Eunuques et castrats : leur physiologie. — Faits cliniques positifs (Variot, Villeneuve, Fleury, Loomis, etc.) — *Faits négatifs* (Furbringer, Thierry, etc.) — *Critiques et objections.*

Une observation historique. — Le 1er juin 1889, date fameuse, M. Brown-Séquard communiquait à la Société de biologie l'observation non moins fameuse, qui devait — le mot a été écrit — stupéfier le monde médical. Elle étonna plus encore celui qui ne l'est point.

Cette observation était capitale par les faits cliniques et physiologiques qu'elle révélait. C'est le premier document relatif à la médication orchitique et le point de départ de cette méthode thérapeutique générale dont les liquides et les extraits d'organes sont les moyens d'action.

En voici un résumé succinct :

Un homme de soixante-douze ans, — cet âge était alors celui de l'éminent professeur du Collège de France, — accusait, — toute coquetterie mise à part, — depuis douze années, les infirmités habituelles de la vieillesse (1): déclin graduel de la vigueur physique, — épuisement psychique après deux heures de travail au laboratoire, — affaiblissement des grandes fonctions, se traduisant par la lenteur de la sécrétion, la paresse des exonérations rectales, nécessitant l'emploi quotidien de purgatifs ou de manœuvres mécaniques, — diminution sinon abolition des fonctions dites — euphémisme pudique! — sous-diaphragmatiques, nobles ou autres...; bref, les stigmates habituels de la sénilité et les modifications profondes de l'organisme qui sont les avant-coureurs de la décrépitude.

On était en mai 1889.

Après des essais préparatoires, injection sous la peau tous les deux jours, du 15 mai au 15 juin, de un centimètre cube du liquide obtenu par le broiement, dans deux ou trois centimètres cubes d'eau distillée, de testicules provenant d'abord d'un chien vigoureux et âgé de deux à trois années, ensuite d'un cobaye adulte ou très jeune.

S'agissait-il, comme des critiques inattentifs le crurent, de l'humeur spermatique seulement? Non : ils avaient mal vu ou mal compris ; le liquide avait une origine complexe. Il provenait du mélange, avec l'eau distillée, de plusieurs humeurs

(1) *Société de biologie*, 1er et 18 juin 1889 et *Académie des sciences*, 1889.

vivantes : suc extrait du tissu propre de la glande, sperme contenu dans les canaux excréteurs de celle-ci, enfin sang des réseaux veineux testiculaires retenu dans ces vaisseaux par une ligature, précédant l'extirpation de la glande.

Dans l'espace de quatre semaines, dix injections furent pratiquées soit aux jambes et aux cuisses, soit au bras gauche; quels en furent les résultats?

Comme effets *immédiats :* des phénomènes locaux. D'abord, des douleurs pendant un quart d'heure environ, cessant pour revenir et, après des alternatives diverses, atteignant leur maximum dans l'espace de une heure ou deux heures, et persistant ainsi, mais en décroissant, jusqu'à la cinquième ou la douzième heure après l'opération.

C'était une sensation de cuisson et de plaie vive.

Dans la zone cutanée circonscrivant la piqûre, un gonflement érythémateux et des stries rougeâtres de la peau ; avec cela, élévation thermique : tous symptômes indicateurs de l'action irritante de la substance injectée et de modifications de la vaso-motilité : voilà des phénomènes indépendants de toute origine suggestive.

Ces effets locaux passagers s'atténuaient en raison directe de l'absorption et cessaient dès qu'elle était achevée.

Comme *effets médiats* et plus définitifs, on nota les suivants :

Trois jours après la première injection : « augmentation notable de la force physique; accroissement de l'aptitude psychique à se livrer, trois heures durant, aux pénibles travaux du laboratoire; résistance plus grande à la marche, aux efforts musculaires et à la fatigue ». On mesura la force du poignet au moyen du dynamomètre enregistreur; elle dépassait de 6 à 7 kilogrammes la moyenne antérieure aux injections. Puis, on nota « comme aux meilleurs jours » l'accroissement de la tonicité rectale et vésicale; enfin amélioration, — restitution serait trop dire, — des fonctions que l'on a qualifiées de sous-diaphragmatiques.

En fait, — peu importe les interprétations, — cet organisme en sénilité avait regagné, par le bénéfice du traitement, ce qu'il avait perdu sous l'influence de l'âge.

Donc, virilité plus grande, atténuation de la débilité sénile, une réelle *invigoration* : ce mot dit tout.

Dans des communications successives aux sociétés savantes, MM. Brown-Séquard et d'Arsonval firent connaître la suite de cette observation.

On interrompit la médication pendant quelques septenaires: les bénéfices thérapeutiques obtenus persistèrent. C'était « un rajeunissement physiologique », ainsi qu'on le disait alors en souriant un peu trop vite.

Un mois et demi après la cessation des injections, ces bénéfices s'atténuèrent graduellement :

diminution successive de l'aptitude au travail intellectuel et de la puissance musculaire, lenteur de la miction, paresse des fonctions intestinales, faiblesse croissante. C'est le rajeunissement qui disparaît.

Loin de Paris et dépourvu du moyen de rendre aseptiques les liquides à injecter, M. Brown-Séquard s'adressa à l'absorption rectale et administra en lavements le liquide obtenu par la trituration de deux testicules de cobayes dans 50 centimètres cubes d'eau distillée.

Après la répétition de ces « lavements au suc testiculaire », effets dynamogènes et invigoration équivalents à ceux que les injections sous-cutanées avaient procurées. Un seul inconvénient, l'irritation rectale passagère.

Pénétrant dans l'organisme d'un vieillard bien portant et absorbé par les tissus, le liquide testiculaire avait donc produit les effets d'une puissante invigoration physique et intellectuelle.

Ces effets, se disait-on avec quelque logique, ne peuvent dépendre de changements anatomiques: leur rapidité en est la preuve; l'usure sénile des organes ne se répare pas en quelques heures, si toutefois elle peut se réparer jamais. Ils relèvent plutôt des modifications trophiques, toniques et dynamogéniques.

Le suc testiculaire exercerait donc, ajoutait-on, une action dynamogéniante sur le système nerveux pour en augmenter la puissance. La moelle épinière serait influencée dans toute son étendue et, plus particulièrement peut-être, au niveau des centres d'innervation génitale, vésicale, rectale, etc., etc.

Dès lors, il y avait lieu de se demander si, par leur répétition, ces injections produiraient des modifications durables sur les muscles et sur les centres nerveux. Dans l'affirmative, la médication devenait le moyen d'atténuer ou de retarder la déchéance fonctionnelle, corrélative de lésions anatomiques des tissus par le fait de la sénilité ou de la maladie. Elle permettrait de restituer plus ou moins durablement à ces derniers une partie de l'activité organique qu'ils possèdent dans l'âge adulte et dans l'état de santé.

Pour le vieillard elle serait non point le rajeunissement, une chimère, mais l'arrêt momentané d'une déchéance irréversible; pour les maladies c'était une halte dans la marche du processus morbide et l'accroissement des forces de résistance encore intactes.

Un fait personnel rapporté quelques mois plus tard par M. Brown-Séquard confirmait ces vues en apparence théoriques.

Affaibli depuis dix jours par une entérite intense, survenue au quinzième mois d'une coqueluche rebelle, M. Brown-Séquard accusait un hoquet presque ininterrompu, des spasmes glottiques, le ralentissement de l'action cardiaque et l'arrêt des échanges, avec rutilance du sang veineux, coloration qui ne répondait point à la dyspnée et aux troubles des mouvements respiratoires. On pratique une injection testiculaire. Ces phénomènes d'origine bulbaire disparaissent : régularisation des mouvements respiratoires, cessation du hoquet et des spasmes.

Il y a récupération des forces musculaires et le malade, trop faible auparavant pour soulever la tête ou changer de position dans le lit, se meut et se livre à des efforts physiques.

Faut-il attribuer ce résultat thérapeutique à l'injection testiculaire? Y a-t-il eu simple coïncidence ou bien rapport de cause à effet, entre cette injection et le retour des activités nerveuses? Peu importent ces questions : en fait, la faiblesse si considérable qui avait envahi presque toutes les parties du corps et atteint depuis vingt-quatre heures le degré d'une paralysie à peu près absolue avait complètement cessé sous l'influence tonifiante des liquides injectés.

Eunuques et castrats. — Leur physiologie. — *Contraria contrariis demonstrantur* : sans grand effort d'érudition, comment ne pas établir un raccord physiologique entre cette invigoration et la débilité physique et normale des castrats et des eunuques?

Pratiquée dès l'enfance ou dans l'adolescence, l'ablation complète des testicules provoque, on le sait, des modifications profondes de la nutrition. « Par le bistournage des veaux et des agneaux les éleveurs domptent ces animaux et rendent leur chair plus douce, plus tendre et plus chargée de graisse (1). »

Les enfants devenus castrats par nécessité chirurgicale ou par mutilation n'accusent point à la puberté les modifications trophiques qui caractérisent cet âge : peu ou point de poils aux aisselles, au pubis et au thorax ; de même, chez les animaux soumis à cette opération, point de développement de la crête, des ergots et des cornes.

Dupuytren, disséquant un eunuque, constata l'arrêt de développement du larynx et le petit volume du cervelet. On connaît l'inaptitude au travail et la médiocrité intellectuelle des eunuques.

« L'individu, écrivait Adelon, semble être arrêté dans son développement général ; la peau reste douce, blanche, dépouillée de poils... Il y a mollesse, pâleur, flaccidité des chairs, prédominance du système cellulaire qui se charge de graisse... Il y a développement du système lymphatique... Au lieu des formes toreuses, musclées de l'homme parfait, l'eunuque doit avoir des formes arrondies. Empâté, chargé d'embonpoint, il a le ventre mou et relâché, les cuisses grosses, les jambes gonflées et toutes les articulations comme bourrées. »

(1) ADELON (*Dict. de méd.* 1836, t. XII, p. 127).

Moins d'énergie également des fonctions viscérales, appétit médiocre, pauvreté de l'urine en urée, de plus brièveté de la vie. Parmi les eunuques on ne cite point de centenaire.

Aussi, de tout temps, on pensa que la sécrétion testiculaire, résorbée en partie par le sang, est destinée « à être reportée par conséquent dans le sang pour tremper ce fluide, si l'on peut parler ainsi, ajoute Adelon, et lui imprimer un caractère d'activité qu'il ira lui-même ensuite répandre dans toutes les parties du corps ».

La débilité psychique des eunuques est bien connue : l'histoire enseigne que bien peu, parmi eux, possédaient de solides qualités morales et intellectuelles. L'histoire cite l'aptitude au commandement d'Aristonicus, général de Ptolémée, l'intelligence de Phavorinus le philosophe et d'Ali, grand vizir de Soliman. Ce sont des exceptions; elle cite plus souvent la honteuse faiblesse morale et la débilité mentale d'un Sporus sous Néron, d'un Photin sous Ptolémée et de Farinelli, favori de Ferdinand III.

D'autre part, l'abus des plaisirs sexuels, les pratiques solitaires ne figurent-elles point comme une cause de débilité dans la pathogénie des névroses : hystérie, chorée, neurasthénie?

L'aptitude intellectuelle de certains enfants, leur capacité cérébrale, ne diminue-t-elle point à l'âge où l'activité génitale s'affirme? On a dit : l'avenir est aux continents; — c'est une exagération : on cite Newton et Pascal qui vécurent dans un ascétisme parfait.

Cette continence absolue, que la nature réprouve, ne provoque-t-elle pas aussi chez les hommes vigoureux une exagération des puissances du cerveau et de la moelle allant souvent jusqu'à un état morbide ?

L'idée d'obtenir chez les vieillards « des manifestations de rajeunissement » par les injections intra-veineuses de sperme était donc naturelle. C'est l'hypothèse que M. Brown-Séquard formulait en 1869, et qu'il réalisa en 1873, aux environs de Boston, à Nohant (États-Unis), par des expériences probantes sur le chien. Plus tard et avec le même succès, il les renouvela sur de vieux lapins.

Faits cliniques positifs. — Dociles à un appel sollicitant le contrôle, les médecins répondirent à M. Brown-Séquard par des essais cliniques aujourd'hui nombreux et analysés plus au long dans un des chapitres suivants.

M. Variot, l'un des premiers, injecta à l'homme, sans filtration préalable et après simple décantation, — technique quelque peu imprudente, — l'extrait obtenu par le broiement du testicule de cobaye et de lapin. Point de douleurs, point d'accidents locaux (1), excitation nerveuse, musculaire, cérébrale chez les individus soumis à cette

(1) Variot (*Société de biologie*, 29 juin 1889). — Villeneuve (*Marseille médical*, 30 août 1889).

épreuve, stimulation génitale et régularisation de leurs fonctions intestinales auparavant paresseuses ; tels en furent les résultats.

A Marseille, M. Villeneuve a conduit méthodiquement une série d'essais sur onze malades. Il emploie l'extrait testiculaire du chien, du lapin, du cobaye et l'extrait ovarique de ce dernier. Stérilisation préalable des instruments, castration immédiatement après la mort de l'anim tué par le chloroforme ; antisepsie minutieuse des injections. Le suc orchitique est obtenu par le broiement des glandes dans l'eau.

Les individus sur lesquels il opère sont tenus dans l'ignorance des expériences ; donc, point d'autre suggestion que la suggestion inévitable et banale du médecin sur le malade.

Cinq d'entre eux réagissent ; quatre nettement, le cinquième médiocrement ; six résistent et n'éprouvent aucun effet physiologique, mais ces organismes rebelles sont ceux d'individus âgés de soixante-douze, soixante-dix-sept, quatre-vingts et quatre-vingt-dix ans. A cet âge, c'est la décrépitude ; ce n'est déjà plus la vieillesse. Comment ranimer l'énergie de fonctions qui n'existent plus ?

Quelques faits positifs cependant : amélioration d'un vieillard de quatre-vingt-dix ans et, après des injections de suc ovarien, réveil des fonctions génitales d'une femme qui avait perdu ses deux ovaires.

M. Villeneuve terminait le récit de ses expériences en disant judicieusement : « Ce qu'il y a d'important dans les effets de cette méthode, c'est le réveil de l'énergie organique et le rajeunissement des facultés cérébrales, permettant d'obtenir une somme de travail intellectuel devenu impossible depuis longtemps.

« Le réveil des fonctions génitales, qui n'est qu'un côté et qu'un cas particulier de cette réhabilitation organique, a surtout préoccupé la public extra-scientifique. Mais loin de solliciter l'attention et les recherches, ce résultat pourrait plutôt, s'il était le seul, être la cause de l'abstention d'un médecin digne de ce nom. »

Heureusement que ce résultat n'était point le seul à attendre !

M. Fleury ne l'observa point sur les enfants affaiblis et fébricitants de l'hôpital Saint-Sauveur de Lille ; par contre, il nota la diminution de l'état fébrile et la stimulation de l'appétit (1).

A New-York, M. Loomis emploie l'extrait testiculaire du cobaye sur des malades âgés de l'hôpital de Bellevue. D'accidents, point. Des modifications dans la marche des affections actuelles, aucune. Chez tous, accroissement de la force physique et augmentation de la vitalité. Notre confrère américain en conclut que ces injections

(1) Fleury (*Bulletin méd. du Nord*, 1891, p. 391). — Loomis *Med. Record*, 24 août 1889).

modifient la nutrition et produisent une rapide stimulation des centres nerveux.

Voilà les faits fondamentaux ! Combien d'autres depuis !

Faits négatifs. — Ils sont relativement peu nombreux.

Je cite d'abord ceux de M. Fuerbringer. On leur a donné un retentissement immérité (1).

Ce médecin berlinois injecte pendant une année à dix-huit hommes de vingt-quatre à soixante-douze ans, de l'extrait de sperme humain additionné de thymol.

D'où provenait ce sperme ? Des éjaculations récentes, paraît-il, d'hommes robustes et sains. Une vive douleur locale au niveau de l'injection, une fois même de l'inflammation, de l'excitation génitale, puis de l'abattement ; bref, aucune des invigorations signalées par les autres observateurs.

Voilà les expériences au nom desquelles M. Fuerbringer condamne les injections d'extrait testiculaire comme méthode thérapeutique ! Négation sans valeur.

Il affirmait avoir suivi scrupuleusement la technique de MM. Brown-Séquard et d'Arsonval.

Cependant, au lieu de l'extrait glandulaire, il employait le sperme.

Et quel sperme ? Où l'avait-il recueilli ? « Était-

(1) Fuerbringer (*Société médicale de Berlin*, 20 juin 1891).

ce dans le vagin d'une femme ? » lui demanda ironiquement M. Brown-Séquard.

Ce n'est pas tout; il l'additionnait d'une solution alcaline de thymol. Moyen antiseptique excellent, mais aussi moyen maladroit de neutraliser les substances actives, de détruire la puissance de tout ferment d'origine organique!

Et voilà les expériences boiteuses sur lesquelles il s'est appuyé pour affirmer que les injections de liquide testiculaire sont inertes et sans valeur!

On a considéré comme négatif un autre fait rapporté par M. E. Thierry (1).

Un bélier impuissant de l'École d'agriculture de La Brosse (Yonne) reçoit aseptiquement sous la peau cinq injections successives d'extrait testiculaire. Le sommeil génésique persiste; point de résultats appréciables.

Faut-il en conclure contre les effets physiologiques des injections orchitiques? Non. La provocation de l'excitation génitale n'a jamais été donnée comme un signe révélateur de leur activité thérapeutique. Ce fait négatif n'est donc pas un argument suffisamment décisif pour invalider des conclusions motivées par un nombre maintenant considérable d'observations positives.

Critiques et objections. — On a formulé d'autres critiques et des objections, en apparence plus fragiles, contre la médication orchitique. Les voici :

(1) E. Thierry (*Société de biologie*, 1890, p. 503).

On a dit, les phénomènes d'invigoration consécutivement aux injections d'extrait testiculaire sont exacts sans doute, en tant que faits, mais, en réalité, on doit les attribuer à la *suggestion*.

Dans l'observation initiale de M. Brown-Séquard, il y eu, disait-on — *auto-suggestion* — du malade opérant ou faisant opérer sur lui-même. Dans les cas heureux signalés par les autres observateurs, il y avait, ajoutait-on encore — *puissance de suggestion* — du malade soumis à la médication, informé peut-être des effets attendus, — insinuation gratuite, — et en rapport avec l'état d'esprit du médecin qui administrait l'extrait orchitique.

Et on citait Hacke Tuke et les faits aujourd'hui bien connus démontrant la production de modifications fonctionnelles dans l'organisme par la seule influence de l'esprit (1)!

Hypothèses commodes! Avec leur aide, les habiles comptent tout expliquer. Ils n'expliquent rien.

Dans un débat d'ordre expérimental, c'est, en bonne raison, au contrôle expérimental de répondre. Voici son témoignage :

Première épreuve. Il faut d'ordinaire multiplier les injections avant d'en obtenir des résultats physiologiques. Vient-on à les interrompre? Disparition de ces résultats. A les renouveler? Répétition des effets physiologiques.

(1) Hacke Tuke (*Illustrations of the influence of the mind upon the body*, 1881).

Il y a donc corrélation entre l'administration de l'extrait testiculaire et l'obtention de ces résultats ou leur disparition. De plus, il y a *effet accumulatif* (Brown-Séquard).

Il en serait autrement d'une modification suggestive, quelle qu'elle soit. Inutile de justifier plus longtemps la valeur de cet argument d'ordre expérimental.

Autre épreuve. Notons qu'elle a été répétée plusieurs fois. A un individu intelligent, on pratique des injections d'un liquide neutre, mais convenablement coloré. Si on lui annonce les résultats merveilleux qu'il doit en attendre, comme de juste : effets négatifs. Quelques jours après, et sans le prévenir, nouvelle expérience avec l'extrait testiculaire : des effets positifs.

Autre épreuve, imaginée par M. Variot. Il énumère aux malades des effets de la médication. Sur la première série de ces malades il pratique des injections avec l'extrait testiculaire; sur la seconde, des injections avec l'eau pure.

Rien ici; mais là, l'invigoration.

Autre expérience. Je la trouve dans les essais thérapeutiques de M. Mairet. Les aliénés sont réfractaires à la suggestion. Ce savant confrère en traite quelques-uns par l'extrait testiculaire. Il obtient des effets positifs.

Autre épreuve encore. On observe des incidents après l'administration intempestive de la médication testiculaire : état fébrile, excitation, douleurs vives, hypéresthésie. On cite un ataxique qui eut un délire durable, etc.

Les habiles en sont donc pour leur argumentation ; la médication testiculaire n'est donc point une médication qui se met au service de la thérapeutique suggestive.

Deuxième objection. On a invoqué le rôle du traumatisme et celui de la douleur causée par la piqûre. Pour un moment, on a même parlé de microbes introduits sous la peau par un extrait médiocrement appliqué.

Arguments de puérilité! C'est une chicane pseudo-scientifique; inutile de répondre.

On a invoqué, objection à l'usage des néophobes, les moyens aphrodisiaques en usage dans l'Inde, la décoction sucrée de testicule de bouc et de bélier, le *kama soutra*. On aurait pu en invoquer d'autres dans l'histoire anecdotique de la magie et de la sorcellerie à travers les âges. Je suis de l'avis de M. Héricourt (1); tout cela est de médiocre importance au point de vue vraiment scientifique.

Aujourd'hui les plus obstinés désarment. Les preuves physiologiques sont là ; comment feraient-ils autrement?

(1) Héricourt, La médication de M. Brown-Séquard (*Revue scientifique*, 24 déc. 1892).

CHAPITRE TROISIÈME

LA MÉDICATION ORCHITIQUE

SON ACTION PHYSIOLOGIQUE

Propriétés physiologiques de l'extrait orchitique. — Effets locaux. — Effets généraux sur le système nerveux et musculaire, la circulation, la température, les fonctions digestives, la nutrition, la composition du sang. — Action dite bacillaire. — Faits pratiques.

Propriétés physiologiques de l'extrait orchitique. — Comment le liquide testiculaire agit-il sur l'organisme?

La question est obscure, mais on peut y répondre par la comparaison des faits cliniques dont quelques-uns, dans le début, ont été, il faut l'avouer, recueillis avec une médiocre précision.

C'est déclarer qu'en les invoquant on doit se prémunir également contre les aveuglements de l'enthousiasme et les négations systématiques d'un scepticisme absolu.

Sur le terrain de l'observation clinique, n'est-ce point toujours comme cela? Les uns distinguent ce qui n'existe point en voulant trop voir, et les autres ne voient rien parce qu'ils ne veulent rien distinguer.

Faut-il, d'après les effets négatifs que je citais

plus haut, conclure à l'inertie absolue de la médication testiculaire? Non. En physiologie comme en thérapeutique expérimentale, on rencontre bien souvent, toutes choses égales d'ailleurs, des individus rebelles à des agents médicamenteux dont l'activité physiologique et la puissance thérapeutique sont cependant incontestées.

Il y a des organismes réfractaires à la morphine et à l'opium : pourquoi d'autres organismes ne résisteraient-ils point aux injections orchitiques?

Après les injections, on observe des *effets positifs*. Sur ce point, nul doute.

De ces effets, les uns sont *locaux*, les autres *généraux*. Ici encore, l'accord est complet entre les divers observateurs. Quelle interprétation physiologique en donner?

Effets locaux. — On mentionne la *douleur* urticante, lancinante, comparable à celle d'une plaie vive, persistante, par accès jusqu'à cinq, sept et huit heures (Loomis), variable d'intensité suivant le siège de la piqûre, et plus grande au bras qu'à la cuisse (Villeneuve).

Au même niveau une *zone de rougeur* érythémateuse et diffuse (Mairet) (1), du gonflement, de l'élévation thermique (Variot), et après cette hypérémie, symptômes d'inflammation et même stries d'angioleucite.

Ces phénomènes sont rares, ils ont été notés sur-

(1) Mairet (*Bulletin méd.*, 12 février 1892).

tout dans les premières observations. Ils ne sont point la manifestation de propriétés spéciales du suc testiculaire. Ce sont des accidents provoqués par le défaut d'asepticité, la glycérine en excès et la concentration trop grande des extraits. La stérilisation parfaite des extraits et l'addition d'eau salée au liquide injectable permettent de les éviter (1).

Ces effets locaux présentent donc une médiocre importance physiologique.

Effets généraux. — Ils sont multiples, durables, mais non immédiats.

Sur le système nerveux et musculaire. — Du côté des *fonctions du système nerveux et musculaire*, voici d'abord l'excitation et la stimulation générales.

Cette stimulation porte sur la totalité des fonctions du système nerveux et non point seulement sur celles de la vie organique (Mairet, Vito Capriati, etc.).

Cette augmentation de la puissance nerveuse se traduit dans le domaine psychique par l'accroissement de la puissance au travail et de l'activité intellectuelle. La pensée est plus vive ; on résiste mieux à la fatigue cérébrale. Le suc testiculaire stimule donc les centres nerveux supé-

(1) Brown-Sequard et d'Arsonval, Des douleurs et des congestions causées par les injections de liquide testiculaire et d'un moyen très simple de ne pas les produire (*Arch. de phys.*, juillet 1892, p. 399).

rieurs à la manière d'un *tonique cérébral.*

On s'accorde généralement pour reconnaître ces effets sur les centres nerveux qui commandent aux muscles viscéraux. A preuve, la stimulation et, dans les cas pathologiques, la *régularisation de la défécation et de la miction.* On a constaté aussi dans quelques observations, le *réveil des fonctions génitales;* il agit donc sur la moelle dans toute sa longueur, c'est un *stimulant médullaire.*

Les injections d'extrait orchitique ont fait disparaître la *contracture des muscles* de la respiration : le hoquet, le spasme du diaphragme, et cela vraisemblablement par une action sur le bulbe. Elles rempliraient donc, dans des circonstances déterminées, le rôle d'un *médicament bulbaire.*

Ce n'est point tout. M. Grigorescu a constaté, après les injections, un *accroissement de la vitesse de transmission des impressions sensitives*, et M. Bayroff, la diminution *de la période latente des réflexes* et du tonus vasculaire de la peau ; phénomène qui, on le sait, se dénonce par l'apparition de taches rouges sur les téguments. Le suc testiculaire serait aussi un *modificateur de la vaso-motilité.*

Voilà une série d'effets physiologiques en rapport avec une sorte de dynamisation des acti-

(1) Grigorescu (*Société de biologie*, 20 mai et 20 juin 1892).

vités de toutes les parties du système nerveux : cerveau, bulbe et moelle.

L'accroissement de la force musculaire en est la conséquence. On l'a contesté ; on a dit : c'est de la suggestion ; objection mal fondée, après les mensurations dynamométriques (Brown-Séquard), et surtout après les deux expériences de M. Vito Copriati (1), avec l'ergographe de Mosso.

Ses expériences durèrent vingt-quatre jours. Les individus étaient robustes et intelligents. Le travail mécanique des deux mains fut mesuré durant dix jours, avant, pendant et après les injections d'extrait testiculaire. On obtint les moyennes suivantes : durant les dix jours qui précédèrent les injections, 8036 pour l'un et 5316 kilogrammètres pour l'autre ; pendant le dix jours d'injection, 8525 et 5763 kilogrammètres ; enfin, après l'injection (période de dix jours), 9887 et 6010 kilogrammètres. Au total, un gain de 694 kilogrammètres pour le second et de 1221 kilogrammètres pour le premier (1).

Telle est l'expression mathématique de cet accroissement de force musculaire ; après la cessation des injections, cette force continua d'augmenter. En serait-il ainsi, comme on l'a prétendu gratuitement, d'un phénomène de suggestion ? Ou bien, boiteuse objection, cet accroissement serait-il comparable à l'augmentation normale que l'on

(1) Vito Copriati (*Annali de neeroglia*, 1892, f. I à III, p. 2 à 32).

constate par l'ergographe d'après Mosso, sous la seule influence de la répétition de l'exercice musculaire ?

L'extrait testiculaire en injections augmente donc la résistance à la fatigue, et possède les propriétés d'un *tonique musculaire*.

Modifie-t-il d'autres fonctions ?

LES SÉCRÉTIONS ? — Pendant et après le traitement orchitique, M. Bayroff a noté l'augmentation de la salivation et la diminution de la quantité des urines.

LA CIRCULATION ? — Action nulle d'après le même observateur, qu'on emploie les injections sous-cutanées ou les injections rectales ; réelle, d'après Vito Copriati. Donc, désaccord des observateurs, dont M. Mairet donne la raison suivante : si les pulsations cardiaques et les battements de pouls sont normaux, point de modifications. Sont-ils au-dessus ou au-dessous de la normale ? Le traitement orchitique les ramène à cette normale. Il agirait ainsi à la manière d'un *tonique* et d'un *régularisateur cardio-vasculaire*.

LA TEMPÉRATURE ? — L'élévation de cette dernière a été signalée. Serait-il physiologique (Bayroff) d'en conclure que le suc testiculaire produit l'hyperthermie ? Non. Après son injection hypodermique, M. Mairet a constaté le retour à la moyenne de la température abaissée de quelques malades. Il y a donc eu encore régularisation, et, dans l'espèce, une *régularisation thermique* :

Les fonctions digestives ? — Accroissement de l'appétit, disparition de la constipation et augmentation des contractions intestinales (Brown-Séquard, Bayroff, Mairet), c'est-à-dire, *stimulation des fonctions digestives.*

La nutrition ? — D'une part, on a observé la diminution du poids du corps (Bayroff), mais il existait de l'état fébrile. D'autre part, on a noté son augmentation chez des tuberculeux (Lemoine).

Cette augmentation de poids correspond d'ailleurs à l'amélioration des fonctions digestives, au retour de l'appétit et à l'accroissement de la quantité d'oxyhémoglobine contenue dans le sang.

Le sang ? — A ce point de vue, les recherches de M. Hénocque par la méthode hématoscopique dont il est l'ingénieux inventeur sont décisives. Sous l'influence du traitement orchitique, il y a augmentation durable de la quantité d'oxyhémoglobine et de l'activité de la réduction. C'est dire que cette activité est régularisée par le traitement qui provoque des modifications des fonctions de l'hématose dans les tissus (1).

Dans ses ingénieuses recherches, qu'on ne saurait jamais trop rappeler, M. Hénocque a démontré la différence capitale des effets de la tuberculine

(1) A. Hénocque, Des modifications de la quantité d'oxyhémoglobine et de l'activité de réduction de l'oxyhémoglobine chez les phtisiques traités par les injections de liquide testiculaire (*Archives de phys.*, janvier 1892, p. 45).

de Koch avec ceux de l'extrait orchitique : en d'autres termes, entre la méthode française de Brown-Séquard et celle de l'allemand Koch.

La tuberculine ou kochine (Verneuil) est une matière pyrétogène. L'extrait testiculaire est une substance dynamogène par l'intermédiaire du système nerveux. On comprend, d'après cela, la diversité de leur mode d'action.

Action dite bacilliaire. — On s'est demandé si l'extrait orchitique diminuait la vitalité des bacilles.

Les tuberculeux pulmonaires soumis à la médication testiculaire continuent pour la plupart, sinon tous, à expectorer des bacilles.

Ceux-ci diminuent-ils numériquement ? Perdent-ils de leur virulence? C'est que la nutrition s'améliore et que la résistance du sérum à l'infection s'est accrue.

Les recherches de Nourry et Michel d'une part, de M. Owspenski de l'autre, ont eu pour objectif la vérification de ces hypothèses.

MM. Nourry et Michel pratiquaient sur deux chiens des injections testiculaires à doses croissantes durant neuf jours (1). Ils inoculaient alors, sous la peau de ces animaux, les fragments de poumon provenant d'une vache tuberculeuse. Simultanément, inoculations semblables sur des chiens témoins. Ces derniers succombaient après quel-

(1) Nourry et Michel (*Société de biologie*, 11 juin 1892).

ques semaines, avec les lésions de la tuberculose.

Les chiens préventivement traités par l'extrait orchitique augmentaient de poids et survivaient. Comme accident, un foyer de suppuration au point où l'inoculation a été pratiquée, c'est tout : point d'infection tuberculeuse. Conclusion : la résistance du terrain à l'agression bacillaire a été augmentée par l'injection testiculaire.

Expériences analogues de M. Owspenski, inoculant aux animaux tantôt la bactéridie charbonneuse, tantôt des cultures de morve (1).

Les animaux témoins succombaient, morveux ou charbonneux. Par contre, résistance de ceux qui pendant quinze jours avaient été soumis au traitement orchitique.

Ce serait une erreur de conclure de ces faits aux vertus parasiticides de l'extrait testiculaire. Non : il augmente la résistance de l'organisme à la manière des médicaments eutrophiques ; il permet la lutte contre le bacille, mais il n'abolit point la virulence de celui-ci.

Faits pratiques. — De ces effets physiologiques, plus d'un, je le sais, motive la discussion. Tous ne concordent point entre eux. Il en est de douteux. On l'a dit dès le premier jour, avant tout contrôle expérimental ; c'était, on en conviendra, un peu trop tôt. Aujourd'hui, après une expérience de quatre années, on voit mieux.

1) Owspenski (*Archives de physiologie*, janvier 1891).

Il y a des faits : peu importe l'interprétation que l'on en donne, il faut les retenir et ne point demeurer dans un scepticisme soupçonneux et dangereux.

Les voici :

L'innocuité physiologique de la médication orchitique n'est point douteuse, à condition de l'employer aseptiquement, méthodiquement et sur des organismes encore susceptibles de réagir, malgré leur état morbide ou leur sénilité.

Les *effets locaux* sont exceptionnels, évitables, et par cela même négligeables dans l'immense majorité des cas.

Des *effets généraux* : il y en a qui sont *négatifs*. Ils prouvent que l'action physiologique de l'extrait orchitique n'est point universelle, ce dont on n'a jamais douté. Il existe donc des organismes qui lui sont réfractaires. Pourquoi? On l'ignore, mais cela ne démontre point, conclusion hasardée, l'impuissance physiologique de cette médication.

Les *effets positifs* sont indéniables, tels : l'action sur les centres nerveux, la motricité, la régularisation des fonctions, la nutrition, les changements de composition du sang. Leur interprétation motive des débats ; soit. Cela ne prouve point leur inanité ou une illusion de la part de ceux qui les ont observés. On ne saurait donc refuser à l'extrait testiculaire des propriétés *toniques, eutrophiques* et *dynamogènes*.

Quant à la *constance* des effets physiologiques

obtenus par l'emploi de cette médication, c'est une autre affaire. Les circonstances déterminantes ou modificatrices de la plupart des phénomènes biologiques que l'on observe ne sont-elles pas le plus souvent mal connues ou ignorées? En thérapeutique expérimentale, on est exposé à des surprises, et en clinique, à des incidents avec lesquels l'observateur sagace sait toujours compter. Ici il en est de même.

Je le répète : voilà les faits, retenons-les en tant que faits et avouons modestement, avec Du Bois-Reymond, « que la physiologie est la seule science dans laquelle nous sommes obligés de parler de choses que nous ne connaissons point ».

Un peu d'humilité scientifique; en vérité, cela n'est point inutile.

CHAPITRE QUATRIÈME

LA MÉDICATION ORCHITIQUE

DOCUMENTS PHYSIOLOGIQUES

Recherches sur les extraits glandulaires (Brown-Séquard et d'Arsonval). — *Sécrétions internes diverses.* — *La sécrétion interne du rein.* — *Innocuité des injections sous-cutanées du liquide organique.* — *Quantité des liquides à injecter.* — *Conclusion pour la physiologie et la thérapeutique.* — *Une vue physiologique d'ensemble.*

Recherches sur les extraits glandulaires. — Dans un procès scientifique qui s'instruit, il convient, autant qu'ailleurs, de mettre sous les yeux du souverain juge — le public — les pièces destinées à éclairer sa religion.

Dans les chapitres précédents, j'ai commenté nombre de faits, d'expériences et de travaux dont l'ensemble constitue à l'heure actuelle le dossier de la méthode de Brown-Séquard. Ce dossier augmente chaque jour par des documents nouveaux qui le complètent.

Il n'en est pas moins intéressant, je pense, pour ceux qui aiment et pratiquent l'impartialité scientifique, de connaître dans presque toute leur ampleur d'autres documents non moins importants et non moins décisifs qui motivent les conclusions que j'ai formulées plus haut.

Ces documents auraient perdu de leur valeur en les tronquant sous la forme de brèves citations, dans le cours de mon argumentation.

Les uns sont relatifs à la physiologie générale des sécrétions internes dont, je l'ai déjà écrit et je le répète, la méthode de Brown-Séquard est pour le présent la principale, mais ne sera point, on l'espère du moins, l'unique application thérapeutique dans l'avenir. Les autres sont d'ordre clinique et servent de base pour établir, comme on l'a vu plus haut, la valeur pratique actuelle des diverses médications par les extraits d'organes.

En les parcourant et en les méditant, le lecteur se rendra mieux compte encore, je n'en doute point, de l'intérêt et de la portée de ces travaux. Il pourra aussi condamner en toute connaissance de cause les objections fragiles et les dénégations gratuites de ceux qui entendent résoudre de si délicates questions par un sourire ou de spirituels jeux de mots.

Sous la longue rubrique de *recherches sur les extraits liquides retirés des glandes et d'autres parties de l'organisme et sur leur emploi en injections sous-cutanées comme méthode thérapeutique*, MM. Brown-Séquard et d'Arsonval ont publié dans les *Archives de physiologie* le mémoire suivant que tout clinicien et thérapeutiste ne saura jamais trop méditer. Il précise les données naguère obscures du grand problème des sécrétions internes et, comme on l'a dit, ouvre « des horizons nouveaux » à celui qui veut réfléchir, en permettant l'interprétation auparavant impossible de faits pathologiques nombreux.

« L'un de nous, disent-ils, a montré que le testicule produit deux sécrétions qu'il importe de bien distinguer l'une de l'autre : l'une externe, le sperme qui, par les spermatozoïdes, possède une fonction bien connue; l'autre interne, pénétrant dans le sang avec les principes chimiques de désassimilation nutritive de la glande. Il a exposé dans son cours à l'École de médecine de Paris, en 1869, l'idée que toutes les glandes, qu'elles aient des conduits excréteurs ou non, donnent au sang des principes utiles, dont l'absence se fait sentir quand elles sont extirpées ou détruites par une maladie. Dans ses premières publications (1) sur les effets de l'absence d'action des testicules et sur l'emploi d'injections sous-cutanées de sucs dilués par de l'eau et retirés de ces organes, il a proposé d'employer le même procédé à l'égard des autres glandes. »

« Depuis lors, nous avons pensé que tous les organes non glandulaires sont semblables aux glandes et que chaque partie élémentaire distincte dans l'organisme est un lieu de production de quelque chose d'utile à nombre d'autres parties sinon à toutes.

« Nous avons de plus proposé d'employer chez

(1) *C. rendus de la Soc. de biol.*, 1889, p. 421-22.

l'homme, en injections sous-cutanées, dans les cas où manque l'action d'un organe, des liquides extraits de ce même organe, pris chez les animaux en bonne santé. »

Secrétions internes diverses. — « Les arguments sont maintenant surabondants, qui établissent que les glandes produisent quelque chose d'utile dans l'organisme et que l'on peut, quand leur action fait défaut, la remplacer à l'aide d'injections de sucs dilués, retirés d'organes similaires pris chez des animaux sains. »

« La démonstration est complète quant aux testicules et aux ovaires. »

« Pour une autre glande, la thyroïde, la preuve est complète aussi, grâce aux expériences de M. G. Vassale, et surtout de M. G. Gley. »

« Ce dernier, dont l'habileté et l'ingéniosité comme expérimentateur sont bien connues, a fait sur des chiens ayant eu l'ablation de la thyroïde, des expériences dont voici les résultats :

« Sur un chien présentant déjà depuis vingt-quatre heures, par exemple, des accidents graves : marche titubante ou même impossibilité de se tenir debout, contractions violentes et incessantes de tous les muscles, polypée, etc., on fait une injection intra-veineuse d'un liquide, dilué (extrait du corps thyroïde d'un chien ou d'un mouton), et l'on voit, *au bout de quelques minutes*, ces accidents disparaître. »

« Peu à peu les accès convulsifs diminuent d'intensité et bientôt cessent complètement, la respiration reprend son rythme normal, la paralysie des extenseurs disparait, l'animal se tient debout, marche bien ou, en d'autres termes, recouvre l'état normal. Le plus souvent, cependant, les accidents reparaissent le lendemain, mais on peut alors encore les faire cesser par une nouvelle injection. »

« Ainsi le suc thyroïdien peut, comme le suc testiculaire, produire, avec une promptitude vraiment extraordinaire, des effets considérables, en donnant au sang ce qui lui manquait. »

« Nous savons que les fonctions des glandes peuvent persister, même lorsqu'il ne reste qu'une partie très minime de ces organes. »

« C'est ce qui a été constaté pour la thyroïde, le pancréas et le rein. Le fait est accepté maintenant par tous les chirurgiens pour la thyroïde, et l'on essaie toujours, par suite de ces données, s'il y a une partie saine, de la laisser, quand on pratique la thyroïdectomie. »

« A l'égard du pancréas, les expériences de Von Mering et Minkowski ont bien démontré que l'ablation de cet organe, chez le chien, n'est pas suivie de diabète, lorsque même un seul petit morceau de la glande est laissé en place ayant encore ses connexions vasculaires. »

« M. Hédon a confirmé ce fait dans un excellent mémoire (1). La ligature du canal de Wirsung,

(1) *Archives de médecine expérimentale*, janvier 1891, p. 60.

l'injection de paraffine dans ce conduit excréteur, ne causent pas de diabète, ce qui montre que si la sécrétion externe est supprimée plus ou moins complètement, la sécrétion interne continue. »

« Quant au rein (1), M. Tuffier a bien montré que des parties considérables de cet organe peuvent être enlevées chez le chien sans qu'il y ait le moindre changement dans l'équilibre physiologique général, les urines restant normales. »

« On a réussi à empêcher ou à faire cesser la cachexie strumi-primitive en greffant des portions de glande thyroïde à la paroi interne de l'abdomen. »

« On réussirait probablement à faire disparaître le diabète maigre — qui, comme l'ont montré M. Lancereaux et d'autres médecins, est lié à une maladie ayant détruit le pancréas, — si l'on faisait avec des morceaux de cette glande, pris chez un chien, la même opération qui a eu du succès avec des parties de la thyroïde. »

« Mais il serait bien mieux de faire des injections sous la peau ou dans la cavité péritonéale du suc obtenu par la trituration du pancréas et dilué.... »

« Parmi les autres glandes, il y en a une qui a

(1) *Bulletin de la Société anatomique*, 1890, p. 22. — Voir Brown-Séquard et d'Arsonval (*Soc. de biologie*, 3 juin 1893), voir de plus, à la fin de ce chapitre, leurs expériences toutes récentes et actuellement en cours, sur les *effets physiologiques de l'injection d'extrait organique du rein* comme moyen physiologique de prévention de l'urémie après l'ablation complète des deux reins.

été l'objet de très nombreuses recherches de la part d'un de nous en 1856. »

« Il s'agit de capsules surrénales qui, d'après ce qu'il a constaté tant de fois, ne peuvent être extirpées, l'une après l'autre immédiatement, sans que la mort arrive après une période de temps qui n'est que le cinquième ou le sixième de la longueur de survie après l'ablation des reins; d'où il paraissait résulter que ces organes sont au moins aussi essentiels à la vie que les glandes rénales. »

« Il a été trouvé par d'autres observateurs que l'ablation d'une capsule, faite longtemps après l'extirpation de l'autre, n'est pas promptement fatale, et on a même cru que la vie pouvait durer indéfiniment sans trouble aucun dans ces circonstances. C'est là une très grande erreur, comme l'ont surtout montré les recherches si remarquables de Tizzoni et de H. Stilling (1). »

« Des altérations organiques des centres nerveux et surtout de la moelle épiuière surviennent très lentement et amènent la mort. Il est clair, conséquemment, qu'en l'absence des produits de sécrétion des capsules surrénales, la nutrition des centres nerveux est profondément altérée, d'où suivent des états morbides organiques capables de causer la mort. »

« Nous nous sommes toujours étonnés que les

(1) M. Brown-Séquard donne ici un démenti aux recherches d'ALEZAIS et d'ARNAUD (*Annales de l'école de Marseille*, année 1891, p. 1)

chimistes n'aient pas fait des analyses du sang sortant de toutes les glandes et des autres principaux organes. Ils se sont bornés à faire des analyses comparatives du sang arrivant au foie, au rein, aux poumons, à la rate et à un ou deux autres organes, et du sang qui revient de ces parties, négligeant le reste de l'économie (organes ou tissus). »

« Il ressort clairement de ces analyses, quant à l'un au moins des viscères que nous avons nommés — le foie — qu'en outre de la sécrétion externe de cet organe, il produit une sécrétion interne très importante et dont l'absence doit être une des sources des manifestations morbides coexistant avec la jaunisse ; d'où il suit que dans cette affection il serait important d'injecter sous la peau du malade du liquide retiré du foie sain d'un animal et préparé comme le liquide testiculaire. »

« Legallois fils a essayé d'établir que le sang veineux varie dans les divers organes. »

« Sa démonstration est insuffisante, mais les faits qu'il a rapportés et d'autres qu'il ne connaissait pas et que nous mentionnerons dans un autre travail, ne laissent aucun doute sur l'existence d'une sécrétion interne spéciale à chacun des tissus de l'organisme. »

« La méthode thérapeutique nouvelle que nous proposons ne comprend pas seulement l'emploi de liquides retirés des diverses glandes, mais aussi de tous les tissus spéciaux non glandulaires. Nous savons aujourd'hui que les micro-organismes, qui ne sont au fond que des êtres monocellulaires très simples, agissent surtout par leurs produits solubles et avec une activité prodigieuse. La cellule vivante, quel que soit le tissu auquel elle appartienne, doit certainement, elle aussi, sécréter des produits dont l'activité peut n'être pas moindre. Ces produits solubles spéciaux pénètrent dans le sang et viennent influencer, par l'intermédiaire de ce liquide, les autres cellules ou éléments anatomiques de l'organisme. »

« Il en résulte que les diverses cellules de l'économie sont ainsi rendues solidaires les unes des autres par un mécanisme autre que par des actions du système nerveux. »

« Les sécrétions n'ont pas lieu seulement par les glandes (1). On sait parfaitement que le périoste sécrète les matériaux formateurs de l'os ; que le bout central d'un nerf coupé sécrète des éléments formateurs d'un nerf ; qu'un cristallin extirpé peut être remplacé par un neauveau cristallin sécrété par la membrane d'enveloppe de ce corps ; que nombre d'autres tissus peuvent, après altération ou extirpation partielle, être régénérés par les parties normales qui restent ; que l'ovule ou les parties de la muqueuse utérine où il s'implante

(1) J'ai déjà cité ce passage, dont l'importance ne saurait jamais être trop rappelée (voir chapitre I : *La sécrétion interne*).

sécrète les matériaux qui vont former le placenta, etc. Il est donc évident que les tissus non glandulaires peuvent fournir des sécrétions comme les glandes. »

« Une expérience ancienne de l'un de nous montre bien, dans un cas particulier (la reconstitution du sang après les hémorrhagies), le rôle sécréteur de certaines cellules (1). »

« Si on provoque chez le chien une hémorrhagie abondante et qu'on reprenne peu de temps après du sang à l'animal, on constate que ce sang reste fluide et donne à peine de la fibrine (pseudo-fibrine de Magendie) ; mais, en revanche, on y trouve beaucoup de peptones et une grande quantité de ferments divers, contrairement à ce qui a lieu dans le sang normal. Les cellules se sont hâtées de reconstituer la partie liquide du sang en produisant une sorte d'auto-digestion de tous les tissus, car le même phénomène a lieu si on ligature préalablement la veine porte de façon à empêcher la pénétration dans le sang des ferments venant des organes de la digestion. »

« Il y a tout lieu de croire que les parois des capillaires sont, elles aussi, des glandes à sécrétion interne, car, ainsi que l'a montré un de nous, les globules du sang se forment dans ces conduits, dans nombre de parties (poumons, reins, foie, membres, etc.), lorsqu'ils ne contiennent plus

(1) A. D'Arsonval, Sur la reconstitution du sang après les hémorrhagies (*Soc. de biolog.*, 14 février 1880).

trace de sang, après avoir été lavés complètement par une solution de sulfate de soude (1). »

« Les muscles, comme les autres organes, donnent par sécrétion interne des principes qui, certes, pourraient être utilisés. Les effets produits par le suc musculaire en injections sont radicalement différents, suivant que ce suc est employé à froid et aseptisé par l'acide carbonique, ou, au contraire, qu'il a été porté préalablement à l'ébullition. M. D'Arsonval a trouvé que, sous l'influence de l'extrait musculaire liquide de lapin, injecté après stérilisation à froid, chez des grenouilles, les muscles ont donné au myographe des contractions beaucoup plus fortes que celles obtenues après injection de ce même extrait bouilli, l'excitation électrique étant, bien entendu, de la même force dans les deux cas. »

La sécrétion interne du rein. — Il convient d'ouvrir une parenthèse et de parler d'expériences nouvelles.

Parmi les travaux les plus récents qui sont relatifs aux sécrétions rénales, il faut citer ici celui que MM. Brown-Séquard et d'Arsonval viennent de communiquer à la Société de biologie pendant l'impression de cet ouvrage (2).

(1) Brown-Séquard (*C. R. Soc. de biologie*, 1885, p. 287 et 387).

(2) Brown-Séquard et d'Arsonval, Sur les effets de l'injection des sucs organiques extraits des reins (*Soc. de biologie*, 3 juin 1893).

En voici la substance :

On sait que, dans certaines conditions, l'urémie complète peut persister pendant plusieurs jours sans manifestations symptomatiques violentes.

Ces conditions existent quand le tissu rénal est médiocrement altéré et conserve sa vitalité. Néanmoins, l'excrétion urinaire fait alors défaut et les substances toxiques que normalement le rein devrait éliminer sont retenues dans l'organisme et s'accumulent dans le sang.

Pourquoi, si les théories en cours sont exactes, les troubles pathologiques de l'urémie font-ils défaut ? MM. Brown-Séquard et d'Arsonval estiment que ce fait doit être attribué à l'intégrité d'une sécrétion interne d'origine rénale versant dans le sang un produit qui empêche les phénomènes morbides, en détruisant probablement les poisons ou en les empêchant de se former.

L'expérience suivante le démontre.

Ces deux physiologistes pratiquent l'ablation complète des deux reins sur un animal. Habituellement, on le sait, cette opération est suivie d'accidents urémiques.

Or, après cette néphrectomie totale, ils injectent sous la peau un extrait organique du rein. Point d'accidents urémiques; de plus, survie notable, dont la durée définitive n'est point encore déterminée avec précision.

D'où, ces conclusions provisoires et appelées, si elles se confirment, à un grand retentissement :

les accidents urémiques ne sont point le résultat nécessaire de l'accumulation dans le sang des substances résiduaires normalement éliminées par le rein, mais bien de la suppression d'une sécrétion interne rénale. Il n'y a point alors quelque chose de trop dans le sang, mais il y manque des substances qu'il devrait contenir.

Inutile de discuter la valeur de ces conclusions. On en mesure, à coup sûr, la portée clinique qui n'est point inférieure à leur importance physiologique et thérapeutique. C'est confirmer une fois de plus l'importance de la sécrétion interne et des notions qu'elles motivent en ajoutant ce fait tout récent à ceux plus anciens que je citais plus haut (1).

J'ouvre de nouveau la parenthèse et je continue de citer le mémoire fondamental de MM. Brown-Séquard et d'Arsonval.

Innocuité des injections de liquides organiques. — M. Brown-Séquard s'exprime ainsi de façon, on en conviendra, à calmer les scrupules des thérapeutistes désireux d'employer sa méthode.

« Nous laissons de côté tout ce qui concerne la puissance d'action des injections de liquide testiculaire et ovarique (2).

(1) Voir chapitre I : *La sécrétion interne.*

(2) « Il importe de dire cependant que, seules ou ensemble, chacun de nous a pu injecter d'énormes quantités de liquide testiculaire bien filtré et stérilisé chez de petits cobayes, sous la peau et dans la cavité abdominale, sans produire d'accidents fâcheux ». (Brown-Séquard.)

« Jusqu'ici les expériences ont été faites avec des liquides retirés du foie, du rein, du poumon, du pancréas, des capsules surrénales, de la rate, du thymus, du cerveau, de la moelle épinière, des muscles et de morceaux d'estomac.

« Il ne faudrait pas croire que l'injection sous la peau de liquides retirés de ces divers organes serait sans danger, si des précautions n'étaient pas prises. En effet, des expériences nous ont montré que des injections sous-cutanées, chez des cobayes ou des lapins, de l'extrait liquide provenant de la rate, des reins, du foie, des capsules surrénales, des poumons, etc., déterminaient presque toujours la mort, même à une dose qui n'était pas très considérable, au bout d'un temps variant entre huit ou dix heures et sept ou huit jours. Ces liquides étaient injectés sans antisepsie et après insuffisante filtration à travers un filtre en papier. »

« Dans presque aucun cas il n'y a eu de septicémie, d'où il résulte que la mort était due à des principes toxiques provenant de ces différents organes (1). C'est le liquide retiré des poumons qui tuait, en général, le plus vite et, après celui-là, le liquide fourni par le foie. Dans ces diverses expériences, comme dans toutes les autres, les vases,

(1) « Il en a été de même chez le chien, lorsque M. d'Arsonval a fait, par la jugulaire, l'injection de ce liquide préparé avec de l'eau distillée, additionnée de 5 à 10 p. 100 de chlorure de sodium. »

les instruments, les mains des expérimentateurs ont toujours été soumis aux règles les plus sévères de l'antisepsie. »

« Il importe de faire remarquer la différence radicale entre tous ces liquides et celui que l'on tire des testicules ou des ovaires. Des injections de liquides fournis par l'une ou par l'autre de ces glandes génitales, ont été faites en quantité très considérable chez des lapins, des cobayes et des chiens, assez souvent pour le liquide ovarique, et un nombre extrêmement grand de fois pour le liquide testiculaire. Tous les animaux ainsi ont survécu sans aucun mauvais effet persistant, malgré une filtration insuffisante et l'absence d'antisepsie. Les deux extrêmes, quant au danger et à l'innocuité d'injections sous-cutanées de liquides organiques, sont, d'une part, ceux fournis par les testicules et les ovaires; d'autre part, ceux extraits des poumons. »

« Après ce que nous venons de dire, il serait inutile de discuter la valeur des faits suivants, parce que les expérimentateurs qui les ont rapportés n'ont pas filtré suffisamment, ni stérilisé les liquides organiques qu'ils ont employés.

« Ewald a vu cinq chiens tomber dans un sommeil profond trois heures après une injection sous la peau de liquide thyroïdien (1). »

« Langendorff a trouvé aussi que des injections

(1) Ewald (*Revue des sciences méd.*, 1888, p. 477).

sous-cutanées de liquide du thymus et de la thyroïde de chiens, chez des lapins, ont causé une somnolence passagère. Les injections de faibles doses dans le sang ou de quantités considérables dans la cavité abdominale ont rapidement tué, après avoir produit du coma et des convulsions. On n'a pas trouvé de thromboses dans les vaisseaux. Ces phénomènes rappellent ceux que Fao et Pellacani ainsi que Wooldridge ont observés, après l'emploi d'extraits du testicule, du cerveau et des capsules surrénales, injectés dans le sang. Wooldridge a constaté qu'une solution de fibrinogène provenant du suc du thymus ou du testicule, injectée dans une veine chez le lapin, produit des coagulations étendues, d'où la mort de l'animal. »

« Grâce à la méthode que nous avons suivie nous avons pu, sans danger pour les animaux mis en expérience, faire de très nombreux essais d'injections d'extraits liquides provenant des parties diverses nommées ci-dessus. Des essais comparatifs ont été institués avec des liquides simplement filtrés au papier et stérilisés par la pression de CO^2 à 40 atmosphères, mais *non filtrés à la bougie poreuse spéciale* dont est muni le stérilisateur à acide carbonique. Les mêmes liquides, filtrés à la bougie spéciale, ont été injectés sur une deuxième série d'animaux. Dans la première série, l'injection a donné lieu, chez quelques animaux, à des abcès locaux, mais sans accidents septiques généraux. Ceux de la deuxième série n'ont jamais eu d'abcès quel que fût l'extrait injecté. Quelques animaux cependant sont morts de *quatre à six semaines* après l'injection, mais l'autopsie n'a révélé aucune lésion pouvant expliquer cette mort qui doit être accidentelle, attendu qu'il est mort dans le même espace de temps, au laboratoire, un nombre plus grand d'animaux témoins n'ayant reçu aucune injection.... »

« Les injections faites sur l'homme avec l'extrait de moelle épinière de lapin par M. Constantin Paul, à la Charité, celles par le liquide thyroïdien, par M. Merklen, ou celles par l'extrait de rate, par d'autres médecins, n'ont donné lieu à aucun accident, si petit fût-il, ni local, ni général. Une seule exception nous a frappé : il s'agit du liquide obtenu par macération de l'estomac du cobaye injecté au cobaye. Ces animaux sont morts (trois sur quatre) assez rapidement sans accidents locaux. »

« Il doit y avoir là quelque cause d'erreur qui nous aura échappé et qui est à rechercher. La seule différence que nous constatons dans ce cas, en consultant nos notes, c'est que la macération de l'estomac avait duré six jours dans de la glycérine qui n'était pas très concentrée, avant d'être soumise à la stérilisation par CO^2. Il est possible que, dans ces conditions, il se soit produit des ptomaïnes, ce qui expliquerait l'action nocive de ces dernières injections. L'expérience, en tout cas, doit être reprise dans les meilleures conditions. »

« Il résulte de l'ensemble de ces expériences que les extraits soumis à l'action du CO^2 à 40 atmosphères et filtrés à la bougie spéciale sont complètement aseptiques. La bougie employée dans nos filtres possède des qualités remarquables. Elle reste extrêmement poreuse puisqu'elle peut filtrer facilement *sans pression*, et malgré cela elle ne laisse passer aucun élément figuré, même les plus ténus. »

« La méthode des injections d'extraits liquides semble donc pouvoir être étendue sans aucun risque sérieux. Limitée d'abord au suc testiculaire, nous voyons à présent qu'on peut, sans danger d'accidents septiques ou autres, injecter les extraits provenant des différentes parties glandulaires ou autres de l'organisme ayant ou non une sécrétion externe. »

Quantité de liquide à injecter. — Cette question a été ainsi discutée par M. Brown-Séquard (1).

« .... Il est impossible de donner, dès à présent, des règles pour chacun des liquides organiques, à l'égard de la quantité et de la fréquence des injections. Dans la pratique, des tâtonnements ne pourront pas être évités. On devra commencer par des quantités assez faibles (un gramme par injection) et ne renouveler l'opération qu'après trente-six ou quarante-huit heures. »

(1) *Arch. de physiologie*, juillet 1891, p. 504.

« Selon toutes les probabilités, on pourra agir, pour tous ou presque tous les liquides organiques que l'on voudra employer, comme pour le liquide testiculaire. »

« Quant à celui-ci, nous pouvons dire, avec toute certitude maintenant, qu'avec un liquide préparé comme nous le disons dans un autre travail, on peut injecter, sans courir de risque, de 2 à 5 grammes (en plusieurs injections successives dans divers points) de ce liquide, qui contient de la glycérine avec de l'eau naphtolée ou boriquée (1) en proportion de 10, 15 ou 20 pour 1 de matière testiculaire ou spermatique. »

« Des liquides de cette composition sont sortis en très grande quantité de notre laboratoire depuis le mois d'octobre dernier, et si nous admettons que les trois quarts de chaque flacon ont été employés aux doses indiquées, il est évident que plus de quinze mille injections ont été faites par nos amis et par des médecins des hôpitaux de Paris et de quelques autres villes. »

« Le meilleur endroit pour les injections sous-cutanées est l'abdomen, et, après cette partie, l'espace interscapulaire.... »

« Chez quelques personnes, des injections de 4 à 5 grammes par jour de liquide testiculaire, même au vingtième ou au quinzième, causent de l'excitation et peuvent troubler le sommeil ; mais

(1) *Arch. de physiologie*, 1891, p. 498.

la plupart des personnes recevant cette quantité de liquide au dixième n'en éprouvent aucun mauvais effet. »

« Lorsqu'il s'agit de faire recouvrer promptement de la force, c'est le liquide testiculaire au dixième, en deux ou trois injections successives de 1 gramme et demi à 2 grammes chacune, qu'il faut employer. »

« Quant aux cas où il faut faire des injections pendant un temps très long — des mois, sinon des années — il ne faut en faire, après la première semaine, que tous les deux ou trois jours (4 grammes d'une solution au dixième ou au quinzième en deux ou trois injections). On devra peut-être injecter certains liquides organiques dans le sang et non sous la peau. »

« D'après les expériences de M. Gley, il en serait ainsi pour le suc thyroïdien. Nous ne sommes pas prêts à déclarer que l'on pourrait injecter impunément dans le sang tous ces liquides, ni même la plupart d'entre eux. Il y en a un surtout dont il faut se défier, c'est l'extrait liquide du pancréas. »

« *Vaudrait-il mieux employer du sang veineux des parties diverses de l'organisme que du suc extrait de ces parties?* — Il est possible que, dans certains cas, le sang des veines d'un organe vaudrait mieux que le liquide qu'on en extrait par les procédés que nous avons indiqués.

« Mais, dans l'immense majorité des cas, c'est ce liquide qu'il faudra préférer. Celui qu'on retire de certains organes contient davantage des principes que l'on désire injecter qu'une quantité même assez considérable de sang veineux. C'est le cas pour le testicule et le canal déférent, où ces principes se trouvent soit dans la sérosité qui baigne les éléments de la glande, soit dans la liqueur spermatique (1). »

Conclusions pour la physiologie et la thérapeutique. — Je termine cette longue citation par les conclusions qui sont, d'après M. Brown-Séquard, comme les bases de sa méthode.

« *Conclusions physiologiques.* — 1° Les injections sous-cutanées, chez des cobayes et des lapins, après filtration insuffisante et sans stérilisation, de sucs retirés par trituration ou écrasement des glandes ou autres organes importants, pris sur des mammifères, causent presque toujours la mort, après un temps variable, mais en moins de dix jours. Ce n'est que très rarement que cette mort est due à de la septicémie, d'où il résulte que des substances toxiques ou capables de le devenir sont fournies par les principaux organes de l'économie ;

(1) « Nous croyons devoir dire qu'il serait de la plus haute importance, dans tous les cas où l'on a à faire la transfusion du sang, de faire, avant cette opération, deux injections sous-cutanées de 2 grammes chaque de liquide testiculaire au dixième. Si l'on voulait employer du sang veineux d'animal dans une transfusion chez l'homme, il serait bien de se servir de sang défibriné des veines testiculaires d'un gros animal. » (Brown-Séquard.)

« 2° Les sucs extraits des glandes sexuelles (testicules, canaux déférents, ovaires) forment seuls des exceptions à la conclusion qui précède. Même mal filtrés et non stérilisés, ces sucs, en quantité considérable, ont pu être injectés sans danger, sous la peau.

« 3° Tous les extraits liquides de glandes ou d'autres organes (à l'exception peut-être de la paroi de l'estomac) qui ont été filtrés et stérilisés, semblent pouvoir être injectés sans danger, même en quantité considérable (par exemple, 4 grammes chez des cobayes de 3 à 400 grammes);

« 4° Tous les tissus (des glandes ou des autres organes) ont une sécrétion interne spéciale et donnent ainsi au sang autre chose que leurs produits de désassimilation nutritive. Les sécrétions internes, soit par une influence favorable directe, soit en empêchant des actions nuisibles de se produire, semblent être d'une grande utilité pour maintenir l'état normal dans l'organisme. »

« *Conclusion pour la thérapeutique.* — Les manifestations morbides qui dépendent, chez l'homme, de la sécrétion interne d'un des organes doivent être combattues par des injections d'extraits liquides retirés de cet organe pris chez un animal en bonne santé. »

Une vue physiologique d'ensemble. — Autres documents empruntés également à M. Brown-Séquard et qui précisent l'idée initiatrice et les principes de la méthode.

Dans l'un, M. Brown-Séquard rappelait que les glandes dites sanguines ont une sécrétion interne. Le rein en particulier le posséderait; de là une pathogénie inédite des phénomènes urémiques, et qui est confirmée par les expériences récentes que je cite plus haut (1).

« Ceux-ci dépendent non seulement de l'insuffisance de l'élimination de certains principes (2), mais aussi de trois causes, qui sont :

« 1° L'insuffisance ou l'absence d'une modification chimique du sang qu'exerce le rein normal;

« 2° L'existence de changements chimiques morbides du sang remplaçant la sécrétion interne normale;

« 3° Des influences provenant de l'irritation des nerfs du rein.

« Depuis lors, ajoutait-il, l'un de nous à Paris, l'autre à Nice, ont, chacun de son côté, fait des expériences qui démontrent que le rein a une sécrétion interne d'une grande utilité. »

« Chez des lapins et des cobayes ayant eu les deux reins enlevés, dont quelques-uns ont reçu des injections sous-cutanées de suc dilué des reins, nous avons trouvé que la survie était d'un à deux jours de plus pour ces derniers que pour ceux qui n'avaient pas eu d'injections. De plus, les phénomènes urémiques ont tardé à se montrer

(1) Voir à la p. 65 la confirmation récente de ces données.

(2) Brown-Séquard (*Comptes rend. de la Société de biologie*, juin 1889, p. 421 et 422.)

chez ceux qui ont eu une survie plus grande, grâce à l'injection du suc rénal dilué. »

Dans l'autre, M. Brown-Séquard confirme encore la notion féconde du rôle des internes glandulaires et non glandulaires dans les phénomènes de nutrition (1).

« Nous avons pensé, écrit-il (1), que les organes non glandulaires et que les diverses parties élémentaires distinctes dans l'organisme animal, sont, comme les glandes, des foyers de production de quelque chose d'utile, soit pour d'autres parties, soit pour l'être tout entier. »

« Nous avons ainsi été conduits à proposer d'employer, chez l'homme, en injections sous-cutanées, des liquides extraits de l'organe dont les actions sont altérées ou manquent plus ou moins complètement et pris chez des animaux en bonne santé. »

« Pour que cette méthode thérapeutique pût entrer dans la pratique, il est évident qu'il fallait, avant tout, s'assurer que les injections sous-cutanées ou intra-veineuses d'extraits liquides des divers organes peuvent être faites sans danger. A l'époque où nous avons commencé nos recherches, les faits connus semblaient montrer que nombre de ces extraits liquides causent la mort. »

« Nos propres expériences, avec des extraits de

(1) (Brown-Séquard et d'Arsonval, Des injections sous cutanées ou intra-veineuses d'extraits liquides de nombre d'organes comme méthode de thérapeutique (*Académie des Sciences*, 13 juin 1892).

poumons, de foie, de rein, de capsules surrénales, de rate, de muscles, de cerveau et d'autres parties encore, avaient d'abord presque toujours montré que la mort a lieu après des injections, non seulement dans les veines, mais aussi sous la peau. Deux organes seulement avaient toujours fait exception : les testicules et les ovaires. L'injection sous-cutanée même de quantités énormes d'extraits liquides de ces derniers organes n'a jamais causé la mort, bien que le nombre de nos expériences ait été extrêmement considérable. »

« Des expériences faites par Wooldridge, Ewald, Langendorff, Fao et Pellacani et aussi par M. Bouchard et, plus tard, par son élève, M. Roger, avaient aussi montré combien peuvent être dangereuses des injections intra-veineuses ou sous-cutanées d'extraits liquides de nombre d'organes. »

« Le danger, dans quelques-uns des cas, a été dû à l'eau employée. »

« L'eau de Seine, en particulier, si elle n'a pas été bouillie, est quelquefois meurtrière, même en quantité peu considérable, lorsqu'on l'injecte sous la peau. »

« En suivant toutes les règles de l'asepsie et faisant usage d'eau bouillie, le danger est souvent très grand encore si l'on se sert du filtre en papier. Avec de bons filtres de cette espèce, cependant, nous avons, le plus souvent, pu injecter impunément sous la peau des extraits liquides de presque tous les organes, et surtout de ceux qui peuvent être le plus utiles en thérapeutique. »

« En employant ce mode de filtration, nous avons injecté dans les veines, sans causer la mort, des quantités quelquefois très grandes de liquides retirés du pancréas et de quelques autres organes.

« Il était admis, cependant, que ces liquides déterminaient toujours la mort par la coagulation du sang, ce qui était une erreur, car les animaux qui sont morts après nos injections ont survécu beaucoup trop longtemps pour que des formations emboliques aient pu les tuer. Quoi qu'il en soit, la filtration est un point tellement important, qu'aujourd'hui nous pouvons déclarer qu'en nous servant de l'appareil à stérilisation par l'acide carbonique à haute pression, avec le filtre en alumine qui porte le nom de l'un de nous (M. d'Arsonval), tous les extraits liquides essayés jusqu'ici ont pu être injectés, sans danger, dans le sang. »

« Les extraits liquides de toutes les glandes, ceux des centres nerveux, des muscles, de nombre d'autres parties, sortant de cet appareil, ont pu être injectés sans aucun mauvais effet sous la peau de lapins et de cobayes. Ce point est absolument hors de question, même dans les cas où des injections de quantités d'extraits liquides, de vingt à trente fois plus considérables que celles qu'il faudrait injecter chez l'homme, ont été employées. »

« On peut donc, sans crainte aucune, employer en injections sous-cutanées chez l'homme tous les liquides organiques dont la physiologie ou la clinique peuvent montrer l'utilité. Nous en savons déjà assez, quant aux injections intra-veineuses, pour dire qu'il nous semble certain que nous pourrons bientôt déclarer qu'elles sont aussi d'une innocuité absolue; mais nous préférons attendre un peu pour faire cette affirmation. »

« Quant aux extraits liquides à employer, nous bornerons notre démonstration d'aujourd'hui à l'étude des liquides de la glande thyroïde et des capsules surrénales. »

« Les arguments sont maintenant surabondants et établissent que les glandes ont toutes une sécrétion interne par laquelle elles donnent quelque chose d'utile ou d'essentiel à l'organisme et que l'on peut, quand cette sécrétion fait défaut, la remplacer par des injections de sucs dilués, retirés d'organes similaires pris chez les animaux sains. »

« La démonstration est absolument complète, quant aux *testicules* et aux *ovaires*; mais, bien qu'il ne puisse y avoir de doutes à cet égard, nous n'en voyons pas moins assez souvent, beaucoup trop souvent, hélas! des femmes chez lesquelles les ovaires sont altérés ou ont été extirpés et dont la santé physique et morale est profondément troublée, alors qu'il serait si facile, en général, à l'aide d'injections sous-cutanées de suc d'ovaire dilué, de leur donner ce qui leur manque et de rétablir ainsi l'état normal! »

« La preuve de l'importance des injections sous-cutanées du suc dilué d'un organe, pris chez un animal sain, dans les cas où celui-ci est altéré ou manque chez l'homme, est donnée, aujourd'hui, en ce qui concerne la *glande thyroïde*, d'une manière aussi complète qu'à l'égard des glandes sexuelles. »

« Un médecin italien, M. G. Vassale, conduit par les mêmes idées générales qui avaient été exposées par l'un de nous au sujet de toutes les glandes, un an auparavant, a eu le mérite de faire les premières injections sous-cutanées ou intra-veineuses d'un liquide extrait de la thyroïde. »

« Depuis, M. Gley a rapporté des faits ayant une importance capitale sur le point qui nous occupe. On sait qu'après l'ablation de la glande thyroïde chez les chiens, un état morbide très complexe se montre rapidement et que la mort arrive bientôt. »

« Or si, comme l'a vu M. Gley, après avoir constaté sur un chien privé de thyroïde des symptômes très graves annonçant une mort prochaine, on fait une injection intra-veineuse d'un extrait très dilué de glande thyroïde (de chien ou de mouton), on voit disparaître, déjà au bout de quelques minutes, plusieurs des manifestations morbides. Les accès convulsifs diminuent d'intensité et bientôt cessent complètement, la respiration reprend son rythme ordinaire, l'animal se relève et bientôt marche bien. En d'autres termes, il revient promptement à l'état normal. »

« La démonstration est donc claire : ce que la glande donnait au sang et que l'animal ne recevait plus depuis l'ablation, est fourni par l'injection et la santé revient. »

« Des médecins anglais, guidés sans doute (bien qu'ils ne le disent pas) par la doctrine émise depuis trois ans par l'un de nous, ont fait chez l'homme, avec succès, des injections sous-cutanées de suc dilué de la thyroïde pour combattre une des plus affreuses maladies que nous connaissions, le myxœdème, affection causée par la perte des fonctions de la thyroïde. L'un de ces médecins, M. Murray, après avoir préparé, en suivant à peu près les règles que nous avions données, un extrait aqueux et glycériné de thyroïde de mouton, a obtenu des effets favorables extrêmement remarquables dans un cas très avancé de myxœdème. Un autre, M. Beatty, rapporte que, dans l'espace d'une semaine, il a obtenu, par des injections d'extrait aqueux de thyroïde de mouton, une amélioration considérable dans l'état d'une femme atteinte de myxœdème. Peu de temps après, la guérison était à bien peu près complète. »

« L'un de nous a vu, à l'hôpital de la Charité, deux malades dont le myxœdème s'est amélioré à tel point, dans l'espace de dix jours, qu'il ne reste plus que des vestiges de la maladie. C'est dans le service de M. Bouchard et sur sa demande que son élève, M. Charrin, a traité ces malades par des injections sous-cutanées de liquide thyroïdien provenant du mouton. »

« Voilà donc des faits absolument décisifs, démontrant la vérité du principe que nous soutenons, à savoir que les effets morbides dépendant de l'absence d'action d'une glande, chez l'homme, peuvent disparaître et même avec une merveilleuse rapidité sous l'influence du remplacement, dans le sang, d'éléments que lui fournissait la glande absente ou malade, par des éléments semblables qui proviennent du même organe pris chez un animal. »

« En 1856, l'un de nous avait trouvé que, chez les cobayes, les lapins et les chiens, la mort suit toujours et très rapidement l'ablation de deux petits organes, les *capsules surrénales*, que l'on considérait bien à tort comme ne servant à rien. La conclusion qu'il avait tirée de ces faits était que ces organes sont essentiels à la vie. »

« Cette conclusion semblait d'autant plus bien établie, que la mort, après leur ablation, avait lieu toujours en bien moins qu'une journée, tandis que l'extirpation des reins ne la cause qu'après plusieurs jours. »

« Quelques physiologistes, Philippeaux, Gratiolet (1) et d'autres montrèrent bientôt que si, au lieu de faire le même jour l'ablation des deux capsules, on les enlève successivement, laissant un intervalle d'un ou deux mois entre les deux opérations, les animaux survivent. Fallait-il donc

(1) Brown-Séquard (*Acad. des Sciences*, 1856 et 21 déc. 1857). — Philippeaux (*Acad. des Sciences*, 22 février 1888).

conclure des résultats si différents de nos expériences et de celles de ces physiologistes, que les fonctions de ces petits organes peuvent être complètement et pour toujours remplies par d'autres organes? »

« Il n'en est pas ainsi : dans ces dernières années, Tizzoni, et après lui un Alsacien, le docteur Stilling, ont montré que, chez les animaux qui survivent aux ablations successives des capsules surrénales, il survient lentement, mais sûrement, des altérations organiques des centres nerveux qui amènent fatalement la mort. »

« Ces petits organes sont donc essentiels à la vie, ce qu'on aurait pu, du reste, conclure aussi du fait bien connu que, dans la maladie, jusqu'ici incurable, qui porte le nom de son découvreur, Addison, les capsules surrénales sont presque toujours profondément altérées, sinon détruites. »

« Nous avons tout lieu d'espérer que cette maladie cessera désormais d'être toujours fatale, si l'on veut bien lui appliquer la méthode thérapeutique nouvelle que nous proposons et qui consiste à faire des injections sous-cutanées de l'extrait liquide de l'organe malade ou manquant. Dans la maladie d'Addison, lorsqu'elle est entièrement due à une lésion des capsules surrénales, nous avons les plus sérieuses raisons de croire que les phénomènes morbides disparaîtraient sous l'influence d'injections sous-cutanées de l'extrait liquide de capsules surrénales d'animaux. »

« Nos expériences, en effet, et celles un peu différentes, mais très variables aussi, de MM. Abelous et Langlois, ont donné des résultats très nets, montrant que, lorsque des animaux ayant perdu, par ablation, leurs capsules surrénales, vont mourir, on leur fait rapidement recouvrer à bien peu près leur état normal en leur injectant sous la peau de l'extrait liquide de ces organes. »

« Nous croyons donc que c'est un devoir impérieux pour les médecins ayant à traiter cette affection, toujours fatale jusqu'à présent, la maladie d'Addison, d'avoir recours aux injections sous-cutanées de cet extrait liquide. »

« *Conclusions.* — 1° Les extraits liquides de tous les viscères, des glandes et d'autres parties de l'organisme, passés au filtre en alumine de l'un de nous (M. d'Arsonval), peuvent être injectés sous la peau, même en quantité très considérable, en parfaite sécurité. »

« 2° Des faits expérimentaux, d'accord avec des faits cliniques, montrent la puissance curative d'injections sous-cutanées de liquide thyroïdien, dans des cas de grave maladie dépendant de l'absence d'action de la thyroïde, et donnent un appui considérable à la méthode térapeutique que nous avons depuis longtemps proposée. »

« 3° Il y a tout lieu de croire, d'après des faits expérimentaux que nous rapportons, que la mort, dans les maladies des capsules surrénales, pourrait être retardée, sinon absolument empêchée, par des injections de l'extrait liquide de ces glandes, pris sur des animaux en bonne santé. »

Je pourrais multiplier ces citations et rappeler d'autres mémoires. A quoi bon ?

Il faudrait répéter une fois de plus, et avec une plume moins autorisée que celle de mon vénéré et cher maître, M. Brown-Séquard, des faits aujourd'hui bien connus dont on lui doit la découverte.

Ce serait fatiguer inutilement la patience du lecteur.

Voilà les pièces des procès : je m'en tiens à celles-ci, et avec elles il est possible, le lecteur le pensera avec moi, d'attendre de pied ferme les objections, parfois agressives, de ceux qui nient l'évidence des faits quand ils auraient tout avantage de s'en tenir seulement à la discussion des théories.

Celles-ci passent, c'est un aphorisme vulgaire, ceux-là restent : le praticien auquel je m'adresse ici, retient les uns et s'empresse d'oublier les autres.

CHAPITRE CINQUIÈME

LA MÉDICATION ORCHITIQUE

DOCUMENTS CLINIQUES

L'auto-observation de M. Brown-Séquard. — *Premiers essais de contrôle.* — *Observations de neurasthénie* (d'Arsonval). — *D'ataxie* (Depoux, Kosturin, Variot). — *De tuberculose pulmonaire* (Dumontpallier, Hénocque, Lemoine, Variot, Cassanello). — *De maladies mentales et nerveuses* (Mairet, Waterhouse, Variot). — *Faits négatifs* (M. Féré). — *Le dernier bilan clinique de la médication orchitique.*

L'auto-observation de M. Brown-Séquard. — La communication du 1er juin 1889, qui eut dans la presse des deux mondes un retentissement si considérable et dont j'ai parlé plus haut, figure dans les Comptes rendus de la Société de biologie.

Les effets physiologiques, dans ce premier essai, furent si manifestes que M. Brown-Séquard entretint cette Société, au jour le jour pour ainsi dire, des incidents qu'il éprouvait.

On ne pouvait donc contester les résultats immédiats ainsi obtenus; on argumenta plutôt sur leur durée et leur caducité.

Les 23 et 30 mai 1892, trois années plus tard, après l'épreuve du temps, ce seul facteur dont les expérimentateurs ne disposent point et à la suite d'essais multipliés de divers côtés, il pouvait donner lecture à l'Académie des sciences de communications qui sont décisives (1) pour l'avenir thérapeutique des injections sous-cutanées ou intra-rectales des sucs orchitiques et ovariens.

En voici des extraits :

« Ces injections, disait-il, ont été, depuis trois ans que j'en ai proposé l'usage, employées dans presque toutes les parties du monde, et non sans succès, contre la faiblesse dépendant d'un âge avancé ou des maladies les plus variées. »

« Déjà, en 1869, dans un cours à la Faculté de médecine de Paris, j'avais émis l'idée que les glandes ont des sécrétions internes et fournissent au sang des principes utiles sinon essentiels. »

« Je croyais, dès lors, que la faiblesse chez les vieillards dépend non seulement de l'état sénile des organes, mais aussi de ce que les glandes sexuelles ne donnent plus au sang des principes qui, à l'âge adulte, contribuent largement à maintenir la vigueur propre à cet âge. Il était donc tout naturel de songer à trouver un moyen de donner au sang des vieillards affaiblis les principes que les glandes sexuelles ne lui fournissent plus. »

« C'est ce qui m'a conduit à proposer l'emploi d'injections sous-cutanées d'un liquide extrait de ces glandes. »

(1) BROWN-SÉQUARD, Effets physiologiques d'un liquide extrait des glandes surrénales et surtout des testicules (*Académie des Sciences*, 23 mai 1892).

« Les testicules et les ovaires ont au moins trois grands usages distincts, consistant :

« Le premier, dans leur rôle bien connu dans la génération ;

« Le second, dans l'influence aussi très connue qu'exercent les principes résorbés dans ces glandes sur les centres nerveux et qui donnent à l'homme et à la femme les caractères physiques, moraux et intellectuels qui appartiennent en propre à l'un et à l'autre ;

« Le troisième, dans une action tonifiante spéciale qui augmente certaines puissances d'action de la moelle épinière et du cerveau. »

« C'est ce dernier point qui fait l'objet de ce travail. J'y ai surtout été conduit par les faits bien connus que, chez les individus des deux sexes privés, dans la première enfance, des testicules ou des ovaires, de même que chez ceux qui s'épuisent par la masturbation ou des excès sexuels, les centres nerveux perdent considérablement de leur puissance. On sait aussi que, chez ceux qui, naturellement vigoureux, se privent absolument de relations sexuelles, les puissances de la moelle épinière et du cerveau s'exagèrent jusqu'à atteindre souvent un état morbide.

« Après m'être assuré chez des animaux de l'influence tonifiante d'injections d'extrait liquide de testicules et de l'innocuité de cette opération faite avec certaines précautions, j'ai fait, en 1889, sur un savant bien connu, âgé de soixante-douze ans, des injections dont les résultats ont dépassé tout ce que j'en espérais. Je n'indiquerai ici que les principaux de ces résultats. »

« Depuis mars 1860, où ce savant a commencé, à l'aide du dynamomètre, à mesurer la *force des muscles* fléchisseurs, à son avant-bras droit, cette force avait graduellement diminué jusqu'en mai 1889, où les premières injections ont été faites. »

« Le poids maximum, d'après les indications de l'index, a été, en 1860, de 50 kilogrammes. En 1863, il était de 46 kilogrammes et, en 1882 (du 5 au 15 mai), de 37 kilogrammes. La moyenne d'un très grand nombre d'essais durant les dix jours qui ont précédé la première injection, faite le 15 mai, a été de 34^k,5 de (32 à 37 kilogrammes).

« Dès le lendemain de cette injection, cette moyenne s'était élevée à 41 kilogrammes (de 39 à 44 kilogrammes). Il y avait donc eu un gain très évident de force (de 34^k,5 à 41 kilogrammes). »

« Le maximum de force marqué par le dynamomètre, en 1863, avait été de 46 kilogrammes. Ce chiffre a été presque atteint vingt-six ans après, puisque le maximum en 1889, après les injections, a été de 44 kilogrammes, chiffre bien plus considérable que celui qui avait été observé avant la première injection, lequel, au maximum, n'avait été que de 37 kilogrammes. Le sujet de l'expérience, âgé aujourd'hui de soixante-quinze ans, a pu, en présence de plusieurs membres de l'Académie, mouvoir encore 44 kilogrammes (1). »

« Le sujet de l'expérience avait notablement perdu de ses forces durant les dix ou douze années qui l'avaient précédée. »

« Avant le 15 mai 1889, il était si faible qu'il lui fallait toujours s'asseoir après avoir travaillé debout, une demi-heure, au laboratoire. Même en restant assis, il était épuisé après trois ou quatre heures d'expérimentation, et quelquefois même après deux heures seulement. »

« Très fréquemment, depuis plus de dix ans, l'épuisement était tel, le soir, lorsqu'il quittait le laboratoire, qu'il était obligé de se mettre au lit, où le sommeil lui faisait défaut à cause de l'excès de fatigue. »

« Dès le lendemain du jour de la première injection, mais plus encore les jours suivants (cinq injections avaient été faites en trois jours, les 15, 16 et 17 mai), un changement radical avait eu lieu en lui et il avait recouvré autant de force que nombre d'années avant (1). »

« Au grand étonnement de ses assistants, MM. d'Arsonval et Hénocque, il était devenu capable de faire des expériences pendant plusieurs

(1) Du 15 mai au 1er juin, on pratiqua huit injections de chacune un centimètre cube de suc testiculaire de chien d'abord, de cobaye ensuite. Ce suc était dilué. De plus, M. d'Arsonval avait auparavant, sur la demande de M. Brown-Séquard, fait une vingtaine d'injections sous-cutanées orchitiques à un vieux chien, sans nuls inconvénients (Brown-Séquard, *Soc. de biologie*, 1er juin 1889).

heures, en se tenant debout, sans ressentir le besoin de s'asseoir. En rentrant du laboratoire, il était si peu fatigué qu'il était devenu capable de s'occuper longtemps de la rédaction de mémoires sur des sujets difficiles, ce qu'il n'avait pu faire depuis un très grand nombre d'années. »

« Le jet de son urine, mesuré avec grand soin dans les dix jours qui ont précédé et les vingt jours qui ont suivi sa première injection, a montré un gain de plus d'un quart. »

« Je n'ai pas besoin de dire que les circonstances étaient les mêmes, dans tous les cas, avant et après cette injection : les émissions avaient lieu à la même heure, après un repas se composant d'aliments semblables et de la même quantité de boisson. Ici, comme pour la force des membres, on a la preuve que la puissance de sa moelle épinière était considérablement augmentée. »

« Il en a été de même à l'égard de la défécation qui, chez lui, était devenue extrêmement laborieuse et même quelquefois impossible sans moyens artificiels. Dans les quinze jours qui ont suivi la première injection, un changement radical est survenu chez lui : l'acte réflexe de la défécation avait repris son état normal (1).

(1) « Le sujet de l'expérimen[illegible]n, le 28 octobre dernier, se disposant à partir pour Nice, où il devait passer six mois, a eu à rester debout ou à marcher pendant plus de seize heures, surveillant l'emballage de livres, de manuscrits, d'instruments, etc. ; il est arrivé à Nice le lendemain

« Enfin, le travail intellectuel, qui était devenu très pénible, est redevenu facile dès après les premières injections. »

« Ceux qui connaissent la puissance des auto-suggestions se demanderont si tous les effets montrant une augmentation de force, chez le vieillard dont j'ai donné l'histoire, n'ont pas été produits par une simple influence du moral sur le physique. Que cette influence ait eu une part dans la production de ces effets, ce n'est pas moi qui le nierai. »

« Mais des faits extrêmement nombreux et absolument décisifs se sont accumulés depuis trois ans, montrant que c'est bien à une action physique et directe du liquide testiculaire sur le centre cérébro-rachidien et surtout sur la moelle épinière qu'il faut attribuer, dans l'immense majorité des cas, les augmentations de force qu'on observe après l'injection sous-cutanée de ce liquide. »

« Une expérience de M. Variot en a donné la preuve pour la première fois. Dans un service d'hôpital où nombre de vieillards avaient réacquis de la force après l'injection du liquide testiculaire, on annonça à un vieillard très affaibli qu'on allait lui donner de la force comme aux autres et par le même moyen ; mais sans qu'il le sût, au lieu du liquide tonifiant, on lui injecta de l'eau pendant

soir, ayant à peine dormi, et néanmoins « il ne ressentait aucune fatigue ». Il était à ce moment âgé de soixante-quatorze ans et huit mois. »

nombre de jours, sans qu'il y eût chez lui la moindre apparence d'augmentation de force. A l'improviste et sans que le malade pût savoir qu'on avait fait un changement, on fit une injection de liquide testiculaire. Dès le lendemain, la vigueur générale avait augmenté et elle continua à croître après d'autres injections de ce liquide. Je connais un grand nombre de faits plus ou moins analogues à celui-là, et nombre d'autres d'un caractère bien différent, mais conduisant à la même conclusion. »

« Ainsi des individus affaiblis par l'âge ou la maladie et qui étaient soumis à des injections de morphine ou de strychnine ou d'atropine, sans changement dans leur vigueur, ont eu, sans en avoir le moindre soupçon, des injections de liquide testiculaire après lesquelles la force leur est revenue à un très notable degré. »

« De plus, chez des centaines de malades affaiblis par les causes les plus variées, qui avaient un très grand espoir d'acquérir de la force par des injections de liquide testiculaire, le retour de la vigueur n'est venu qu'après plusieurs et même un grand nombre d'injections et souvent avec lenteur. Très fréquemment donc, l'auto-suggestion ne joue aucun rôle dans la production des effets des injections de liquide testiculaire, et ces effets doivent être attribués surtout ou entièrement à une influence dynamogénique ou tonifiante de ce liquide, s'exerçant sur les centres nerveux. »

« La *durée* des effets produits par le liquide testiculaire chez les vieillards est considérable quelquefois. Pour abréger, je me bornerai à dire que la vigueur de la moelle épinière montrée par la force des membres peut durer un mois et même plus après la cessation des injections, et que la force de la vessie et du rectum peut persister encore davantage. »

« Je crois devoir montrer, par quelques cas remarquables, combien est grande l'influence dynamogéniante du liquide testiculaire. »

« Un vieillard de quatre-vingt-neuf ans était affaibli à un tel degré qu'il pouvait à peine monter ou descendre l'escalier de sa maison, bien qu'il demeurât au premier étage. Après un certain nombre d'injections de liquide testiculaire, faites par M. le Dr Variot, il avait recouvré tant de force qu'il pouvait faire de longues promenades à cheval sans fatigue. Ce retour à la vigueur persistait encore après deux ans, pendant lesquels M. le Dr Variot n'avait pourtant pas fait un très grand nombre d'injections. »

« Chez un vieillard mourant de cachexie paludéenne, ne pouvant plus même ouvrir les yeux, une injection de liquide testiculaire de singe, faite par le Dr Laurent, de Port-Louis (île Maurice), a eu un tel effet que le malade a pu, le lendemain, se lever seul, après avoir été plusieurs années confiné au lit. »

« Dans une lettre qui m'a été communiquée par

M. le Dr Tholozan, ami du malade, celui-ci, après plusieurs injections de liquide testiculaire de cobaye et de singe, déclare qu'il est « complètement rétabli et plus fort qu'il y a trois ans ».

« Un physiologiste de grand mérite, plusieurs fois lauréat de l'Académie, M. E. Gley, m'a fourni l'histoire d'une jeune malade, femme d'un médecin de Paris, qui a été tirée quatre fois, dans l'espace de quatre ou cinq mois, d'un état de profonde anémie consécutif à de profuses hémorrhagies pulmonaires, à l'aide d'injections de liquide séminal. La première fois, en juillet 1889, la faiblesse était telle que la malade ne pouvait plus dire que quelques mots et à voix basse. Quelques heures après une seule injection du liquide spécial qui était employé (1), l'état adynamique avait disparu, et déjà, les jours suivants, la malade avait pu supporter sans fatigue des excursions à la campagne et des visites prolongées à l'Exposition. »

« L'expérimentateur sur lequel les premières recherches sur le liquide testiculaire ont été faites, a été très malade à Nice, en janvier 1891. Bien que soigné par notre éminent confrère, M. Bouchard, il était arrivé presque à l'agonie. »

« Affaibli d'abord par une entérite extrêmement intense, qui avait résisté à un traitement très énergique pendant plus de dix jours et qui s'était montrée chez lui au quinzième mois d'une coque-

(1) *Archives de physiologie*, 1890, p. 611.

luche violente, il avait été atteint de contracture rhumatismale des muscles du thorax (intercostaux et autres) et parfois aussi du diaphragme. »

« De plus, l'état morbide du bulbe, dû à la coqueluche, après avoir causé du hoquet d'une manière presque non interrompue pendant deux ou trois jours, déterminait parfois du spasme de la glotte et d'autres fois, simultanément : »

« 1° De l'arrêt des échanges entre les tissus et le sang, montré par le fait que le sang était rouge dans les veines, malgré une cessation complète de tout mouvement respiratoire (durant souvent plus de deux minutes) ; »

« 2° Une diminution considérable (en force et en vitesse) de l'action cardiaque. »

« M. Bouchard ayant été obligé de le quitter, il était soigné par M. le Dr Frémy, qui, le trouvant mourant, voulut bien lui faire une injection de 2 grammes d'un liquide testiculaire très fort, préparé tout exprès quelques jours avant par M. d'Arsonval. »

« Deux heures après l'injection, tous les phénomènes morbides dépendant de l'état du bulbe, ainsi que les contractures rhumatismales des muscles respiratoires, disparurent complètement et ne se sont plus rencontrés depuis lors. Quant à la faiblesse qui, avant l'injection, était telle que le malade ne pouvait soulever sa tête, qu'il ne pouvait se tourner dans son lit et encore moins en descendre et y remonter, elle avait cessé à ce point que tous ces actes étaient devenus faciles. »

« En présence d'un fait si remarquable, il y a lieu de se demander si c'est vraiment l'injection qui a fait disparaître si rapidement les manifestations des états morbides divers qui existaient. Je ne puis pas l'affirmer, mais ce qui est certain, c'est que la faiblesse, si considérable, qui avait envahi depuis nombre de jours presque toutes les parties du corps et atteint depuis vingt-quatre heures le degré d'une paralysie à peu près complète, a promptement cessé sous l'influence tonifiante du liquide injecté. »

« Les faits que j'ai rapportés et un très grand nombre d'autres montrent clairement la puissance du liquide extrait des testicules pour augmenter les forces d'action des centres nerveux. Mais la question reste de savoir par quel mécanisme ce liquide agit pour produire cet effet, après son entrée dans le sang, par absorption. Je suis obligé, aujourd'hui, de me borner à affirmer que ce liquide n'agit pas comme un excitant, comme un stimulant, mettant en jeu les forces qui préexistent et amenant nécessairement par là un épuisement plus ou moins grand. Jamais l'emploi du liquide testiculaire n'a été, après un temps plus ou moins long, suivi de la déperdition de forces que l'on peut constater après l'usage de certains stimulants. Ce qui a lieu, c'est une augmentation de ces transformations de forces auxquelles nous devons les puissances diverses de la moelle épinière et du cerveau.

Premiers essais de contrôle. — Plus tard, devant la même Compagnie, M. Brown-Séquard continuait ainsi, donnant un aperçu général des résultats obtenus par la méthode orchitique (1).

« Aussitôt après mes premières publications, relatives à l'influence d'injections du liquide testiculaire, des médecins ont pensé qu'un liquide aussi puissant pourrait être utile dans un grand nombre de maladies. »

« Je n'étais pas, quant à moi, sans espérer que, dans le cas où il existe de la faiblesse, on pourrait avec profit faire usage de ce mode de traitement. »

« Ce qui a été obtenu a dépassé de beaucoup mes espérances et mes prévisions. C'est ce que je vais montrer par des faits relatifs à plusieurs maladies, en commençant par la tuberculose pulmonaire. »

« Les cas de *tuberculose* pulmonaire observés et traités par des injections de liquide testiculaire, sous les yeux de ces médecins, ont donné les importants résultats généraux qui suivent : diminution presque immédiate des sueurs nocturnes, cessation de la fièvre, diminution notable ou cessation complète de la toux, retour de l'appétit et augmentation très notable des forces. »

(1) Brown-Séquard, Effets produits sur de nombreux états morbides par des injections sous-cutanées d'un extrait liquide retiré des testicules (*Académie des Sciences*, 30 mai 1892).

« Malheureusement, la plupart de ces malades, se croyant guéris, ont voulu sortir des hôpitaux et ont ainsi empêché la continuation du traitement. Ces preuves d'amélioration ont été notées, chez quatre malades du service de M. Cornil, par M. Hénocque, qui a recueilli avec le plus grand soin leur histoire; chez sept malades sur neuf du service de M. Lemoine, chez quatre malades de M. Variot, chez cinq de M. Dumontpallier (1). »

« Nombre d'autres médecins, surtout en Russie, ont obtenu des résultats analogues; je me bornerai à en nommer un, M. Victoroff (de Moscou), auteur d'un ouvrage très remarquable sur les injections du liquide testiculaire. »

« La seconde maladie dont je me propose de parler est l'*ataxie locomotrice*, causée, comme on sait, par une sclérose d'une partie de la moelle épinière. »

« D'après des publications russes, américaines et autres; d'après des lettres que j'ai reçues de médecins étrangers et d'après des faits observés à Paris ou au Havre, il est évident qu'aucun mode de traitement de cette affection n'a donné jusqu'ici des résultats aussi favorables que celui des injections qui portent mon nom. »

« Nombre de cas de guérison complète ou d'amélioration telle qu'il ne reste plus que fort peu de chose de la maladie, sont venus à ma connaissance.

(1) Voir plus loin le résumé de ces observations aux pages 107 et suivantes.

Des faits d'une authenticité que personne ne peut mettre en doute ont été observés par M. le Dr Depoux, auquel nous devons l'un des meilleurs cas de guérison complète. »

« Un médecin anglais de quatre-vingt-trois ans, que j'ai adressé il y a cinq ou six semaines, au Dr Depoux, pour une ataxie qui n'était pas très grave, s'est rapidement amélioré sous l'influence du traitement. »

« Une lettre du docteur Gibert (du Havre) m'apprend qu'il a eu un succès considérable chez un ataxique très sérieusement atteint. Il en a été ainsi dans nombre de cas de MM. Brainaerd, Owspensky, Victoroff, Kosturin et d'autres médecins. »

« Il ne faudrait pas conclure de l'extrême fréquence des bons effets des injections du liquide testiculaire contre l'ataxie que ce mode de traitement doit toujours réussir. Il est malheureusement presque certain qu'on a surtout fait connaître et qu'on a surtout publié les faits favorables, négligeant les insuccès. Je connais sept cas où le traitement n'a rien produit, sur plus de trente-cinq cas où il a été employé. »

« Je vais dire quelques mots maintenant d'une maladie au moins aussi terrible que celles dont j'ai parlé : il s'agit de la *lèpre*. Un médecin de mérite, qui a été mon élève et qui eut l'honneur d'être aussi l'élève de notre illustre confrère, M. Pasteur, le Dr Suzor a vu, dans cinq cas, sous l'influence d'injections du liquide testiculaire, disparaître ou diminuer presque tous les symptômes de cette affreuse affection. J'ai eu la satisfaction, chez un lépreux soigné par le Dr Frémy, à Nice, de voir aussi s'améliorer rapidement l'état de contracture ou de paralysie, ainsi que d'autres symptômes. »

« Les belles recherches faites par M. le Dr Mairet (de Montpellier) sur le traitement de certaines formes d'*aliénation mentale*, celles de MM. Victoroff, Zsikszay, Kosturin, Variot, Waterhouse, Loomis, Crivelli, Brainaerd, Lemoine, et d'un nombre extrêmement considérable d'autres médecins, ont montré que les maladies les plus variées, purement fonctionnelles ou de cause organique, ont pu s'améliorer ou même guérir sous l'influence d'injections de liquide testiculaire. »

« Comment s'expliquer, comment même comprendre en partie le mode d'action du liquide testiculaire, lorsqu'il détermine des effets favorables dans des cas si profondément variés que ceux des maladies si différentes qui ont été traitées par ce liquide ? »

« Je vais en donner quelques explications, dont l'une, qui est incontestablement vraie et semble bien démontrée, s'applique à tous les cas où il y a de la faiblesse, et dont l'autre, qui n'est jusqu'ici qu'une hypothèse, pourrait bien être cependant fort importante. »

Je vais d'abord parler de la première de ces explications et ne dirai qu'un mot de la seconde. »

« L'influence tonifiante du liquide des glandes séminales est assurément bien établie. Il est donc tout simple que de la force soit donnée dans les cas d'injections de ce liquide, et pour exprimer cette notion en d'autres termes, il est tout naturel que la faiblesse soit combattue avec quelque efficacité par de telles injections.

« *A priori*, il aurait été imprudent de supposer et surtout d'affirmer que, quelles que soient les causes organiques ou fonctionnelles de la faiblesse, celle-ci pourrait être modifiée et diminuer ou disparaître sous l'influence de ces injections. Mais, à l'heure qu'il est, le témoignage donné par l'observation des cas les plus variés, est unanime à établir que la faiblesse cesse ou diminue sous cette influence. »

« Mais comment comprendre qu'en outre d'une augmentation de force il y ait disparition de symptômes autres qu'une simple faiblesse? »

« L'explication paraît facile à donner. Si nous prenons, par exemple, les manifestations symptomatiques de la tuberculose pulmonaire, nous pouvons sans peine nous rendre compte de ce qui se passe. »

« Tout le monde sait que les individus affaiblis par l'âge, par les maladies ou une perte de sang, peuvent avoir des soubresauts au moindre bruit soudain ou d'autres réactions réflexes sous l'influence de causes presque insignifiantes. J'ai établi par des faits nombreux, publiés il y a plus de trente-cinq ans, que la facilité de mise en jeu de la faculté réflexe est en raison inverse de la puissance des centres nerveux. Tout le monde admet maintenant l'exactitude de cette loi. »

« Or, les symptômes de la tuberculose pulmonaire sont surtout des effets réflexes provenant de l'irritation des nerfs du viscère malade ; il en est ainsi de la toux, des sueurs nocturnes, de la fièvre, des troubles gastro-intestinaux, etc. On peut donc comprendre aisément que, si la force revient dans les centres nerveux des tuberculeux, les actions réflexes morbides symptomatiques de l'irritation pulmonaire disparaissent, bien que celle-ci persiste encore, jusqu'à ce qu'une meilleure nutrition, due à l'augmentation de puissance des centres nerveux, la fasse diminuer. »

« Dans l'ataxie, dans la lèpre, dans le diabète, dans les paralysies et les contractures dues à des lésions organiques des centres nerveux, c'est l'augmentation de puissance de ces centres et, par suite, la cessation des actes réflexes morbides et l'amélioration de la nutrition qui font disparaître l'état symptomatique, malgré la persistance des lésions organiques. »

« On sait que Westphal a trouvé toutes les lésions médullaires de l'ataxie, chez un malade mort de pneumonie, après guérison de toutes les manifestations du tabes ataxique. »

« C'est donc, je le répète, la puissance tonifiante spéciale du liquide testiculaire, qui fait de cet agent thérapeutique naturel un moyen si excellent dans tant d'affections diverses. »

La seconde explication n'étant jusqu'à présent qu'une simple supposition applicable seulement à certains cas, je me bornerai à dire qu'elle consiste à admettre que, soit directement, soit indirectement et par l'influence de la nutrition, des microbes, qui produisent les états morbides que l'on combat, sont tués ou modifiés d'une façon favorable. »

« Je n'ai rien dit du liquide ovarique qui a été employé avec succès sur quarante-six vieilles femmes, par une dame américaine, Mme Brown, médecin diplômée de Paris. Ce liquide agit comme le liquide testiculaire sur les deux sexes, mais avec moins de puissance. »

« A l'aide d'un des deux appareils, si ingénieux et si simples, que M. d'Arsonval a proposés pour la filtration ou la stérilisation des divers liquides organiques, tout médecin peut aisément obtenir un liquide absolument exempt de microbes. On est sûr alors de ce que l'on emploie et l'on peut aussi en faire usage dès les premiers jours de la préparation, période où il est plus puissant que plus tard. »

« *Conclusions.* — 1° Chez les vieillards, dont les glandes spermatiques ont notablement perdu de leurs fonctions, des injections de liquide testiculaire peuvent fournir ce qui manque quant à la puissance des centres nerveux. »

« 2° Dans toutes les maladies, la faiblesse peut être combattue avantageusement par des injections de liquide testiculaire. Les cas dans lesquels l'emploi de ce liquide a le plus d'efficacité sont ceux de tuberculose pulmonaire, d'ataxie locomotrice, de lèpre, d'anémie, de paralysie, etc. »

Voici les observations sur lesquelles ces conclusions ont été fondées; et d'abord celles de M. d'Arsonval (1) qui donnent le résultat d'injections pratiquées avec un extrait orchitique glycériné, préparé sans addition d'aucun agent antiseptique et par conséquent d'une grande activité.

Observations de neurasthénie de M. d'Arsonval. — Celles-ci, au nombre de quatre, ont une valeur exceptionnelle en raison de l'extrait employé, de l'autorité de l'observateur, qui les a résumées ainsi dans un court mémoire et de la nature de l'affection, la *neurasthénie*.

« J'ai traité au laboratoire un certain nombre de personnes par les injections de suc testiculaire dilué. Le suc provenait du cobaye et était préparé suivant le procédé à l'acide carbonique. Ce suc ne contenait aucun antiseptique et l'extrait était fait dans la glycérine au *quart*. »

(1) D'Arsonval, Observations sur les effets des injections de liquide testiculaire (*Archives de phys.*, 1891, n° 10, p. 816.)

OBS. I. — « M. P..., trente-cinq ans, savant éminent, a vu sa santé s'altérer graduellement à la suite de travaux considérables et de veilles prolongées. Le travail cérébral était devenu fort pénible, les digestions mauvaises, les nuits sans sommeil. Le moindre effort musculaire amenait un épuisement rapide, la marche était difficile. Il y avait paresse du sphincter vésical et emission inconsciente d'urine. Rachialgie et accès de fièvre intermittente, alternant avec des frissons et une sensation de froid presque continue, surtout aux extrémités.

« Injections quotidiennes de 1 gramme de liquide au vingtième. Dès la troisième injection, la tonicité du sphincter vésical avait reparu, suppression également des accès de fièvre et de la sensation de froid (1).

« Au bout d'une semaine, la capacité de travail cérébral était normale et la marche était devenue assurée sans un reste de fatigue. Le malade est revenu à la santé au bout d'un mois.

« Depuis huit mois, les injections ont été régulièrement continuées et toujours avec le même résultat. Le sujet peut suspendre son traitement pendant dix à douze jours, mais au bout de ce laps de temps, il est obligé d'y revenir. »

OBS. II. — « Dr L..., cinquante ans, praticien ayant une clientèle très chargée, arrive au laboratoire en

(1) Ce malade avait été traité antérieurement avec succès par le liquide orchitique. Il abandonna le traitement, les symptômes reparurent : c'était donc une récidive.

janvier complètement épuisé et demande à essayer les injections.

« Constipation opiniâtre, anorexie, vertiges, insomnie ; en somme, neurasthénie complète. Je lui remets du liquide et il se fait chaque jour deux injections de 1 gramme chaque de liquide au vingtième. Dès le second jour, la constipation disparaît à la grande joie du malade, et ne se montre plus. M. L... continue le traitement en espaçant les piqûres et peut vaquer depuis, sans fatigue, à ses nombreuses occupations. »

Obs. III. — « M. X..., trente ans, membre de l'enseignement, attaché à un de nos principaux laboratoires, est adressé au laboratoire par son chef : neurasthénie complète, travail intellectuel impossible, vertiges à chaque instant avec sifflement d'oreilles, névralgies erratiques violentes et céphalie presque continue, troubles gastriques et constipation opiniâtre.

« Il commence en mai 1891 les injections, 1 gramme de liquide au vingtième chaque jour.

« A la cinquième injection, la constipation, la céphalie et les vertiges ont disparu. Vers la fin du mois, le malade avait recouvré une parfaite santé et n'a pas eu de rechute jusqu'à la fin de juillet, où j'ai cessé de le voir. »

Obs. IV. — « J'ai pu constater sur moi-même et à plusieurs reprises les effets toniques si puissants des injections testiculaires.

« Le résultat a été surtout remarquable au point de vue de la résistance à la fatigue corporelle et intellectuelle. Dans mon cas, les injections ayant d'abord été faites le soir au moment du coucher, produisirent de l'agitation et de l'insomnie. Le même effet m'a été signalé par des amis qui s'étaient soumis au traitement. On évite ce léger inconvénient en faisant, comme je l'ai toujours fait depuis, les injections avant le déjeuner. »

M. D'Arsonval ajoute qu'il pourrait rapporter d'autres observations semblables; il cite de préférence celles-ci parce qu'elles ont été faites sur des personnes n'ayant « aucun parti pris et habituées d'autre part, à l'observation attentive des faits et à la rigueur expérimentale ».

Pour ce double motif, on ne saurait trop en signaler la valeur, au moment où on prétend encore, assertion gratuite, que les injections de liquide cérébral possèdent une supériorité sur celles de liquide orchitique. On soupçonne ce que valent ces assertions et le désintéressement de ceux qui les professent. Il me semble que ces faits rapportés par M. d'Arsonval sont décisifs et jugent la question.

Voici maintenant d'autres faits qui ont été analysés par M. Brown-Séquard (1) dans le but d'établir l'*influence du système nerveux sur la nutrition*

(1) Brown-Séquard, Faits montrant combien est grande et vraie l'influence du système nerveux sur la nutrition et les sécrétions (influence curative du liquide testiculaire dans un grand nombre d'affections locales ou générales, organiques ou fonctionnelles (*Arch. de physiologie*, oct. 1891, p. 747).

et les sécrétions et qui en même temps démontrent l'action thérapeutique du liquide orchitique. Inutile de s'arrêter à l'utilité immédiate de cette démonstration et sur sa signification physiologique et thérapeutique.

Observations d'ataxie de MM. Depoux, Kosturin, Varlot, etc. — Elles démontrent le *retour de l'état normal dans l'ataxie locomotrice sous l'influence d'injections du liquide testiculaire.*

Le Dr Depoux qui depuis deux ans a employé avec succès le liquide testiculaire dans diverses affections a montré à la Société de Biologie, un ex-sergent maître d'armes qui a été guéri radicalement de l'ataxie locomotrice à l'aide de ce liquide.

« L'histoire complète de ce cas si remarquable, — ce sont les termes dans lesquels M. Brown-Séquard s'exprime, — montre que la maladie était une ataxie locomotrice arrivée à un tel degré que la marche était devenue impossible, bien qu'il n'y eût point de paralysie. »

« Le Dr Du Cazal, professeur distingué à l'École de médecine militaire du Val-de-Grâce, avait constaté l'existence de cette affection, et, après de vains essais de traitement, avait fait réformer ce militaire, le considérant comme incurable.

Obs. I. — « Du 1er au 21 mai 1890, le malade a reçu

(1) Depoux (*Société de biologie*, 5 juin 1891).

une injection de liquide deux fois par semaine ; du 22 mai à la fin de juillet, une injection trois fois par semaine.

« Une heure après chaque injection, le malade se trouvait toujours plus fort. A la fin de juin, il commençait à pouvoir se baisser, se *fendre* et à *bêcher*. Il pouvait se promener une heure. Le 14 juillet, il a pu, sans s'arrêter, marcher pendant cinq heures.

« Du 1er septembre au 20 octobre, une injection tous les deux jours.

« A la fin d'octobre, il a commencé à donner des leçons d'armes. Tous les jours, il travaillait à la salle d'armes. En décembre, il a pris part à un assaut public.

« Bien que le traitement ait cessé le 20 octobre, époque où il n'était pas encore complètement guéri, l'amélioration qui était alors extrêmement considérable, a continué, et en mai 1891 il se trouvait aussi fort et aussi bien portant qu'avant d'être atteint d'ataxie. Il a pu faire récemment jusqu'à huit, dix et même douze assauts d'armes en un jour. »

Un professeur éminent du Val-de-Grâce, M. le Dr Levras, qui avait vu le malade à l'hôpital, a remis à la Société de biologie une note de M. Du Cazal confirmant tout ce qu'avait dit M. Depoux sur l'état de santé de ce maître d'armes avant le traitement.

« J'ai fait remarquer (1) que ce fait si décisif

(1) Brown-Séquard (*C. rendus de la Société de biologie*, 1891, p. 401).

n'était pas le premier cas de guérison de l'ataxie locomotrice par les injections de liquide testiculaire..... »

« J'ai vu et examiné avec soin le maître d'armes qui a été présenté à la Société. Il n'y a plus trace d'ataxie; la sensibilité est revenue, et même, — ce qui n'est pas rare après de l'anesthésie, — il y a eu un peu d'hypéresthésie tactile aux membres inférieurs.

« Le sens musculaire, dans tous ses modes, est parfait dans tous les membres. La puissance sexuelle, qui avait été complètement perdue, est maintenant à l'état normal.

« Les muscles des membres inférieurs qui avaient été un peu atrophiés sont maintenant énormes et d'une fermeté considérable, comme avant la maladie. Ils sont tout aussi vigoureux que dans l'état antérieur de santé de cet individu.

« La vision est parfaite, et il ne reste de la maladie qu'une insignifiante diminution du réflexe rotulien. Je dois ajouter qu'il n'y a pas eu et qu'il n'y a point trace de névropathie chez ce maître d'armes. »

M. Brown-Séquard se demande si ce malade, maintenant guéri, est encore en puissance de « la lésion que l'on sait être liée à l'ataxie tabétique? »

Il répond à cette question en rappelant, par analogie, le tabétique de Westphal, guéri par l'élongation du nerf sciatique, malgré la persistance de la lésion de tabès ataxique qui fut constatée par l'autopsie. »

« Il serait donc possible, ajoute l'éminent professeur du Collège de France, que chez le malade de M. Depoux, les injections testiculaires aient modifié l'*état dynamique* de la moelle épinière et fait ainsi cesser les manifestations morbides sans faire disparaître l'*altération organique* de ce centre nerveux. C'est là ce que nous voyons souvent pour d'autres lésions de la moelle épinière ou de l'encéphale, et surtout après celles qui produisent de l'anesthésie, qui, on le sait, peut disparaître complètement, malgré la persistance intégrale de la lésion qui l'avait produite. »

On rapprochera de ce fait le cas du tabétique de M. Gibert (du Havre) qui guérit de son ataxie sous l'influence de la médication orchitique et les six cas, dans une série de sept, où M. Kosturin obtint les mêmes bénéfices (1).

Voici le résumé que M. Brown-Séquard donne de l'un d'eux :

Obs. II. — « Homme, cinquante-six ans, malade de tabès depuis vingt ans. Douleurs fulgurantes, surtout aux lombes, contractions spasmodiques, tremblement des mains et des pieds. Il pouvait à peine marcher dans l'obscurité ; pupilles contractées, peu mobiles, mains et doigts anesthésiques. Signes de Romberg

(1) Kosturin (*Œster ungar Centr. f. d. Med. Woch.*, 21 mai 1890, p. 146 ; *Arch. de phys.*, oct. 1891, p. 749).

et de Westphal très évidents. Il peut à peine écrire ni porter un verre à ses lèvres. Sommeil et appétit mauvais.

« Déjà, après la première injection et surtout après la seconde, amélioration marquée.

« La marche devient moins désordonnée, plus sûre, le malade devient capable de se tenir debout les yeux fermés, tenant ses pieds l'un contre l'autre, et de faire trois ou quatre pas les yeux clos.

« Les mains tremblent moins et il peut écrire assez bien, surtout avec un crayon ; les douleurs disparurent, tête libre, sentiment de force. La sensibilité revient aux mains.

« Il importe de faire remarquer que le malade ne savait rien des injections qu'on lui faisait. Il a continué de s'améliorer pendant les trois mois qui ont précédé la publication de son histoire. »

Avec M. Brown-Séquard, on cite encore, comme un cas favorable, celui que M. Variot observa à l'Hôtel-Dieu :

Obs. III. — « Homme de quarante-deux ans, ataxie locomotrice, l'incoordination des mouvements rendant la marche presque impossible.

« Le 22 janvier, injection de deux centimètres cubes de liquide testiculaire. Dès le lendemain, le malade accuse une notable amélioration. La force revient, dit-il, dans ses jambes, la marche paraît un peu meilleure. Il est moins sensible au froid ; il est très satisfait, son sommeil est meilleur ; il a des selles naturelles, ce qui ne lui arrivait pas ; il éprouve aussi plus de souplesse dans ses membres, sa vue s'est améliorée. Il n'a eu que huit injections. »

A ces cas favorables M. Brown-Séquard oppose ceux moins heureux de Waterhouse (ataxie syphilitique, trente injections); et de Lemoine (ataxie ancienne, douze injections).

En faisant la part de l'insuffisance des doses, il déclare en outre que malgré « la valeur des faits on se tromperait de beaucoup si l'on s'imaginait que tous les ataxiques ou tabétiques guériraient ou obtiendraient une amélioration très considérable par l'emploi des injections sous-cutanées de liquide testiculaire (1). »

Observations de tuberculose de Dumontpallier, Hénocque, Lemoine, Variot. — « Ces faits, écrit M. Brown-Séquard, sont maintenant assez nombreux pour que l'on puisse considérer comme démontré que le liquide testiculaire peut, en augmentant la puissance d'action des centres nerveux, produire une amélioration de la nutrition, et en partie modifier favorablement l'état morbide des personnes atteintes de tuberculose. »

Observations de M. Dumontpallier. — Elles ont été recueillies avec le plus grand soin à l'Hôtel-Dieu.

« Le liquide provenait de testicule de cobayes

(1) *Arch. de phys.*, oct. 1891, p. 751.

et dès les premiers jours des injections — c'est M. Dumontpallier qui le déclare — les malades se trouvaient mieux, leur appétit était augmenté, l'expectoration diminuait de quantité et la toux de fréquence. Les sueurs nocturnes étaient moins abondantes; le sommeil était meilleur et les malades réclamaient l'usage régulier des injections. Ils disaient se sentir plus forts et en général ils demandaient leur sortie de l'hôpital cinq à six semaines après le début du traitement et ayant eu 59, 57 ou 60 injections.

« Il est regrettable que l'examen bacillaire des crachats n'ait pas été pratiqué et que le poids du corps n'ait pas été pris au commencement et à la fin du traitement. Quoi qu'il en soit, il convient de tenir compte de l'amélioration que les malades accusaient dans l'état général de leur santé.

« Cela est d'autant plus remarquable qu'aucun traitement autre que les injections n'était prescrit et que le régime alimentaire seulement et le repos pouvaient avoir leur part dans le mieux constaté.

« Ces faits établissent que, pendant toute la durée du traitement uniquement par les injections (le retour de l'appétit ayant permis d'alimenter les malades), *un mieux bien appréciable a été constaté par toutes les personnes qui observaient les malades.* »

M. Dumontpallier note que durant tout le traitement la température rectale n'a jamais été supérieure à 38°; le plus souvent elle oscillait entre 37° et 37° 6.

Observations de M. Hénocque. — Ces quatre observations ont une importance capitale, en raison de la sagacité bien connue de celui qui les a recueillies et des indications qu'elles donnent sur les modifications qualitatives et quantitatives de l'oxyhémoglobine pendant le traitement (1).

Elles ont été recueillies sur des malades du service de M. Cornil.

Obs. I. — « Homme atteint de pneumophymie au premier degré. Du 16 au 20 mars, on injecta 14 centimètres cubes de liquide testiculaire.

L'état général du malade s'améliora très rapidement. Il gagna 1 kilog., 5 en neuf jours. La quantité d'oxyhémoglobine qui était de 9,3 s'éleva à 11 p. 100. Pendant les cinq jours d'injection, la température oscilla entre 36° 6 et 37° 8. Le dynamomètre montra une augmentation de force. Les sueurs diminuèrent dès la seconde injection; malheureusement le malade sortit de l'hôpital. »

Obs. II. — « Homme de vingt-huit ans. Phtisie au deuxième degré. Trente et une injections de 3 centimètres cubes de liquide testiculaire du 11 avril au 23 mai 1891.

(1) A. Hénocque, Des modifications de la quantité d'oxyhémoglobine et de l'activité de la réduction de l'oxyhémoglobine chez des phtisiques traités par les injections de liquide testiculaire (*Arch. de phys.*, janvier 1892, n° 1, p. 45).

« Il y a eu chez ce malade : amélioration de l'état général qui s'est montré par une augmentation de poids et de la quantité d'oxyhémoglobine ; absence de fièvre, régularisation de la température, relèvement des forces qui a été très prononcé. L'état organique des poumons s'est amélioré à gauche et il est stationnaire à droite... En mars, le malade a eu une fièvre vive. En avril, avant les injections, il allait mieux, mais il avait encore de la fièvre. Le jour où on a commencé les injections, le 11 avril, le thermomètre a marqué 38° 6 ; mais le lendemain matin, il n'était qu'à 37°, et à partir de ce jour-là jusqu'au 28 mai, il est resté presque constamment entre 37° et 37° 8, température normale du rectum. »

Obs. III. — « Homme atteint de phthisie au premier degré, compliquée de glycosurie. Faiblesse considérable, température élevée, 39° 2 le matin, 28° 2 le soir. Sucre urinaire de 4 à 10 grammes par jour.

« On fit vingt-trois injections de 3 centimètres cubes chacun.

« Pendant la période des injections, la température a oscillé de 36° à 38° 2. Poids augmenté de 1 kilogramme. Amélioration des forces, rapide d'abord, puis progressive.

« La quantité d'oxyhémoglobine qui était de 9 p. 100 le jour de la première injection, après des oscillations, a atteint 11 p. 100 quatre jours après la dernière injection. L'activité des échanges s'est élevée de 0,48 à 1,10.

Obs. IV. — « Homme de trente-deux ans. Pneumophymie, phtisie laryngée, période ultime. Il mangeait et dormait à peine depuis plusieurs semaines ; toux incessante, aphonie complète ; plus de 2 litres d'expectoration purulente par jour, état cachectique extrême.

« Malgré ces très mauvaises circonstances, les injections testiculaires pendant une vingtaine de jours produisirent une amélioration évidente, l'expectoration diminua, le malade prit de la nourriture. Il put parler ; la température rectale tomba de 38° 8 à 37° 5 dans les trois premiers jours des injections, et du 25 mars au 30 avril, elle resta entre 37 et 38°.

« Il y a eu arrêt de la perte de poids. Cependant l'état organique s'est aggravé et le malade est mort une semaine après la suspension du traitement. »

Il faut appeler surtout l'attention sur la deuxième et la quatrième de ces remarquables observations.

Observations de M. G. Lemoine. — Les suivantes méritent d'après M. Brown-Séquard d'être retenues parmi celles plus nombreuses que notre confrère lillois a communiquées au laboratoire du Collège de France.

Obs. I. — « Femme, dix-huit ans. Tuberculose pulmonaire au premier degré. État général mauvais, appétit presque nul. Point de règles depuis trois mois.

« A partir du 14 février, injection quotidienne de 1 centimètre cube de liquide testiculaire. Le 16, malgré un peu de fièvre (36,9 le soir), elle est plus alerte et mange un peu mieux.

« Le 17, point de fièvre hier au soir, rachialgie violente et bon appétit.

« Le 19, les règles sont venues. État général meilleur, la gaieté et la vigueur reviennent. Rachialgie diminuée, appétit très grand.

« Le 21, suractivité et pétulance notoires ; excitation sexuelle assez vive.

« Le 10 mars, les injections ont été suspendues depuis quelques jours ; cependant l'amélioration continue, les joues se colorent.

« Le 12 mars, état général excellent. Toutes les fonctions sont normales (menstruation, digestion, sommeil, etc.).

« Le 17 mars, l'amélioration s'est continuée ; de l'excitation génitale.

« Le 31 mars, se voyant absolument guérie, la malade sort de l'hôpital. Du 14 février au 31 mars, son poids s'est augmenté de 2 kilogrammes ; la lésion pulmonaire est stationnaire, mais la malade tousse et ne crache point. »

Obs. II. — « Jeune homme de dix-huit ans. Tuberculose pulmonaire au premier degré.

« Le 14 février 1891, on commence les injections de liquide testiculaire et on en fait une chaque jour ensuite (1 centimètre cube chaque fois) ; point de fièvre.

« Le 15, le malade se sent plus fort ; érections répétées hier après midi et dans la nuit ; complète apyrexie.

« Le 16, érections fréquentes.

« Le 18, état général excellent ; vif appétit, grand besoin de se mouvoir. Dans la nuit, rêve et émission abondante de sperme.

« Le 21, le mieux-être s'accentue ; toux moins fréquente ; l'enrouement disparaît.

« Le 23, se croyant guéri, le malade quitte l'hôpital. L'état des poumons n'avait pas changé. »

Obs. III. — « Homme de trente et un ans. Bronchite généralisée et tuberculose pulmonaire au 1er degré. A partir du 16 février, on injecte chaque jour 1 centimètre cube de liquide testiculaire.

« Le 17, pas de fièvre ; érections la nuit précédente.

« Le 18, l'appétit qui était perdu, revient. Le malade se sent plus fort. Il tousse moins ; la bronchite diminue. Érections répétées.

« Le 19, l'amélioration s'accentue ; la toux est beaucoup moins fréquente. Les signes de bronchite disparaissent. Appétit excellent. Érections répétées.

« Le 20, il sort très amélioré. Son poids est à peu près le même qu'au début. »

Obs. IV. — « Femme de vingt ans. Congestion et induration du poumon gauche ou tuberculose au deuxième degré au sommet. Asthénie musculaire et nerveuse très marquée, appétit nul et anémie.

« 16 mars : à partir de ce jour une injection quotidienne (1 centimètre cube) de liquide orchitique jusqu'au 1er avril.

« Le 19, la malade éprouve le besoin de se mouvoir, se sent plus forte, l'appétit se montre.

« Le 20, l'activité et l'appétit augmentent.

« Le 24, l'état satisfaisant s'accentue ; la vigueur et la pétulance sont notoires, très grand appétit.

« Le 27, la malade reprend des forces et des couleurs à vue d'œil, grande gaieté.

« Le 31, le mieux-être s'accroît ; toutes les fonctions sont plus actives.

« 6 avril : on a cessé les injections depuis six jours, on les reprend. L'état général est excellent.

« Le 20, la malade veut s'en aller ; ses forces sont revenues. Au poumon, les lésions ont peu changé, il semble pourtant que l'air y circule plus librement et que la congestion ait diminué. Au sommet gauche, toujours quelques craquements. Le poids de la malade, pris à cinq reprises du 24 mars au 20 avril, est graduellement monté de 44kil,200 à 46 kilogrammes.

« Le 24 avril, elle quitte l'hôpital en excellent état, ne toussant plus, ne crachant plus. Elle se croit complètement guérie. »

OBS. V. — « Adolescente de treize ans. Pneumothorax suivi d'hydropneumo-thorax ; suppuration indiquée par les oscillations thermométriques, rétraction du thorax. Dépérissement et amaigrissement rapides. Poids 32 kilogrammes. »

« On commence le 14 avril une injection quotidienne du liquide, à raison de 1 centimètre cube. »

« Le 16, appétit meilleur. La malade devient gaie et se croit plus vigoureuse.

« Le 17, grand appétit.

« Le 20, poids 32^{kil},100 ; la malade reprend vie et couleurs. Ses forces reviennent.

« Le 28, appétit considérable. La malade digère très bien et engraisse. La respiration est bonne autant que les lésions le permettent.

« Avant le traitement, elle était toujours couchée ; depuis, elle s'est levée et s'est promenée beaucoup. Elle se sent si bien qu'elle quitte l'hôpital. »

« Le Dr Lemoine rapporte, ajoute M. Brown-Séquard, quatre autres cas dont deux terminés par la mort, malgré une amélioration très marquée due au liquide testiculaire. Un d'eux était un cas de phtisie galopante, dans l'autre la mort a été causée par une hémorrhagie pulmonaire. Dans un autre cas les injections de liquide testiculaire semblent n'avoir produit qu'une amélioration très légère et transitoire.

« Enfin, chez un phtisique au 2e degré, les injections ont produit tous les bons effets des observations ci-dessus; mais on a suspendu le traitement à cause de l'apparition de la variole. »

Observations de MM. Variot et Cassenello. — Voici les principaux cas observés par M. Variot.

Obs. I. — « Homme de trente-deux ans. Vaste excavation tuberculeuse sous la clavicule droite.

« Le 18 janvier, injection de 2 grammes de liquide testiculaire. L'appétit augmente, le malade est très satisfait du traitement, le sommeil est meilleur la nuit suivante.

« Le 19, l'expectoration devient presque nulle.

« Le 22, disparition absolue des sueurs nocturnes, appétence génitale.

« Le 24, l'amélioration continue. Le sommeil est très calme et sans quintes de toux. »

Obs. II. — « Homme de trente-deux ans. Lésion cavitaire circonscrite au sommet du poumon droit. Nutrition générale encore bonne ; c'est un tuberculeux et non un phtisique, mais il a d'abondantes sueurs et des crachements de sang.

« Le malade prétend avoir dormi la nuit qui suivit la première injection (2 centimètres cubes de liquide), et mieux que depuis trois ans.

« Après quatre autres injections quotidiennes, les sueurs ont complètement cessé. Au bout de trois semaines, le malade se trouve assez bien du traitement, il sort de l'hôpital. Les signes cavitaires persistent. »

Obs. III. — « Homme de vingt-quatre ans. Infiltration tuberculeuse et limitée du sommet des deux poumons; tuberculisation intestinale; congestion à la base des poumons. Forme fébrile.

« Le 19 janvier, on commence des injections quotidiennes de 2 centimètres cubes du liquide. Chute de la température.

« Le 20, élévation thermique le soir ; nuit suivante mauvaise; appétit diminué.

« Le 21, léger abaissement thermique ; les sueurs nocturnes ont disparu.

« Le 22, le sommeil devient meilleur, les sueurs n'ont pas reparu. La diarrhée diminue, mais la toux persiste et l'expectoration est aussi abondante.

« Le 23, les sueurs ont un peu reparu. On continue les injections, en tout quatorze, après lesquelles on ne constate aucun changement. »

Obs. IV. — « Homme de vingt-neuf ans; tuberculose pulmonaire et intestinale. Diarrhée, fièvre, amaigrissement, etc., etc.

« Injections de 2 centimètres cubes de liquide quotidiennement pendant une semaine, sans amélioration, mais les sueurs, qui étaient très abondantes, ont été à peu près supprimées. »

M. Variot a vu deux autres tuberculeux au deuxième degré qui, après sept ou huit injections, eurent le sommeil et l'appétit meilleurs, leurs sueurs diminuèrent ou disparurent.

Autre observation communiquée à M. Brown-Séquard par le Dr Cassanello (de Tunis).

Obs. I. — « Mlle X..., dix-huit ans. Depuis deux mois, toux avec crachats purulents, contenant des bacilles de Koch. Perte d'appétit, fièvre tous les soirs; sueurs nocturnes abondantes, amaigrissement considérable; faiblesse telle qu'elle peut à peine marcher; enfin, signes caractéristiques de tubercules au sommet du poumon gauche.

« Dès après les premières injections, les règles disparues depuis quatre mois sont revenues. Retour de l'appétit. La malade peut faire de grandes courses à pied.

« Après huit injections, la fièvre et les sueurs nocturnes ont cessé. Diminution considérable de la toux et de l'expectoration ; absence des bacilles de Koch. La malade se croyant guérie est partie pour la campagne. »

M. Brown-Séquard donne l'appréciation suivante de ces faits : « Dans tous les cas, même celui d'un malade qui devait nécessairement mourir (Obs. IV de M. Hénocque), et dans les deux améliorations de tuberculose pulmonaire compliquée de tuberculose intestinale (Obs. III et IV de M. Variot), une amélioration incontestable a été observée.

« Dans les vingt-deux cas mentionnés ci-dessus, il y a eu plusieurs ou l'une au moins des améliorations suivantes : diminution ou cessation de la toux et de l'expectoration : l'appétit disparu est complètement revenu, la digestion est devenue bonne, la diarrhée et l'aphonie (phtisie laryngée) ont cessé ; les bacilles ont disparu des crachats, les sueurs nocturnes ont diminué ou complètement cessé, dès les premiers jours du traitement ; pendant toute la période des injections, il n'y a pas eu de fièvre, la température rectale était en moyenne de 37,5 ; le sommeil est devenu bon, une grande activité physique et morale s'est montrée. Les forces perdues ou diminuées sont revenues; les menstrues qui avaient cessé depuis nombre de mois se sont de nouveau montrées; enfin, le pouls des malades s'est augmenté.

« Ainsi qu'on devait nécessairement s'y attendre, l'état organique des poumons ne s'est pas amélioré simultanément avec les symptômes. Dans quatre ou cinq cas seulement, on a noté une amélioration des signes fournis par l'auscultation et le poumon.

« C'est à l'état du système nerveux, qui s'est favorablement modifié, que sont dues les diverses améliorations qui ont été observées. »

Observations de maladies mentales et nerveuses. — Il s'agit des *améliorations d'affections nerveuses ou neuro-rhumatismales* que M. Brown-Séquard réunit dans un même groupe.

Observations de M. Mairet. — On a vu dans des chapitres précédents quelle est l'action des injections orchitiques contre l'aliénation mentale (Cullère, Mairet). A titre d'exemple, M. Brown-Séquard rapporte le cas type suivant emprunté à M. Mairet (1).

Obs. I. — « Il s'agit d'une femme de cinquante ans, ayant mené une conduite irrégulière et qui depuis quelque temps était dans un état de dépression intellectuelle et physique considérable.

« Elle mouillait et salissait sous elle; elle restait

(1) *Arch. de physiologie*, oct. 1891, p. 758.

inerte sur une chaise dans un extrême état d'hébétement. Sa démarche était mal assurée; bref, l'ensemble de son état physique et intellectuel faisait penser à l'existence d'une de ces paralysies générales bâtardes, comme on en rencontre dans les asiles.

« J'instituai chez elle le traitement par le liquide testiculaire et j'eus la bonne fortune de voir sous son influence le système musculaire reprendre sa tonicité, l'état d'hébétude intellectuelle disparaître et la malade reprendre son animation ordinaire... L'affaiblissement intellectuel persiste, peu marqué mais réel... L'amélioration produite a été telle, que cette femme a pu sortir de l'asile et reprendre sa vie au dehors, restant seulement légèrement tarée dans son intelligence.

« Dans ce cas, l'action du liquide testiculaire a été manifeste ; je ne suis arrivé à ce résultat qu'après trois séries d'injections séparées l'une de l'autre par un intervalle de trois semaines à un mois environ, et chaque série a produit un progrès dans la marche de l'amélioration. D'ailleurs, la malade elle-même reconnaissait le bien que lui faisaient les injections, et lors de la troisième série, alors que déjà son intelligence était très raffermie... bien qu'elle craignît beaucoup les piqûres, elle demandait de nouvelles injections. »

Observations de M. Waterhouse. — Ce médecin de Londres a recueilli quelques observations intéressantes, parmi lesquelles M. Brown-Séquard en cite six.

Obs. I. — « Mme X..., soixante-quatre ans. Contracture du bras et des muscles, du thorax et des jambes, à droite après une attaque d'hémiplégie remontant à trois années.

« Retour de la motilité des bras et des muscles thoraciques après quatorze injections. »

Obs. II. — « Mme X..., soixante-dix-sept ans. Contracture de la main et du bras gauche après une attaque d'hémiplégie, il y a cinq ans.

« Motilité complètement revenue après quinze injections en trois semaines. »

Obs. III. — « Mlle X..., quarante-cinq ans. Arthrite rhumatismale chronique depuis cinq ans. Elle n'a pu mouvoir ni les mains, ni les bras depuis plus d'une année.

« Elle peut maintenant porter ses mains à sa tête. Quinze injections en trois semaines. »

Obs. IV. — « Mlle X..., quarante-deux ans. Arthrite rhumatismale chronique depuis quatre ans; contracture des muscles du cou, de la partie dorsale du rachis, des mains et des bras. Doigts ankylosés.

« Amélioration aux bras et aux mains, retour de la motilité au cou et aux épaules après quinze injections en trois semaines. »

Obs. V. — « Mlle X..., cinquante-cinq ans. Attaque hémiplégique datant de quinze jours.

« En quatre semaines, seize injections. Pendant ce temps elle devint capable de marcher et gagne une puissance considérable à la main. »

Obs. VI. — « M. X..., quarante-huit ans. Dépression

mentale et débilité nerveuse; incapacité de s'occuper d'affaires. On accuse l'influenza.

« Symptômes nerveux guéris après trois injections. Point de retour de la vigueur générale. »

OBSERVATIONS DE M. VARIOT. — Les deux observations que M. Brown-Séquard cite ensuite lui ont été communiquées par M. Variot.

OBS. I. — « Homme de quarante-sept ans. Paralysie agitante. Ne peut se tenir debout ni lever les jambes au-dessus du plan du lit.

« Il n'y a eu d'amélioration manifeste qu'après la quatrième injection de 2 centimètres cubes. Le malade a pu lever la jambe droite (la plus faible des deux), à plusieurs reprises à 25 centimètres au-dessus du plan du lit. Il peut marcher un peu (quelques pas). Malheureusement, on n'a pu lui faire que huit injections. »

OBS. II. — « Homme de soixante-quatre ans. Hémiplégie gauche; contracture du bras, réflexes exagérés. Après quelques injections de 2 centimètres cubes (il y en a eu douze), l'appétit augmente, les forces reviennent en partie, moins de torpeur, le bras paraît moins rigide et la sensibilité moins obtuse. »

M. Brown-Séquard conclut ainsi : « C'est sur le système nerveux, et spécialement sur le centre cérébro-rachidien, qu'agit le liquide testiculaire. Il nous faut admettre que les effets de ce liquide sur la nutrition, sur la chaleur animale et sur les sécrétions proviennent d'actions du système nerveux.

« Il en résulte que, de même que le système nerveux est capable, comme on le voit, de déterminer des troubles excessivement variés de la nutrition, de même il a la puissance de ramener à l'état normal des parties dont la nutrition, les sécrétions, les propriétés ou les fonctions sont profondément troublées. »

Faits négatifs de M. Féré. — Cette conclusion de l'éminent physiologiste n'a point convaincu, malgré sa modération, les adversaires de la médication orchitique; M. Féré, qui s'élevait contre elle dès le premier jour, vient de la condamner encore dans une des dernières séances de la Société de biologie.

Après les faits positifs, les faits négatifs dont il est le rapporteur. J'obéis à un sentiment de systématique impartialité en les reproduisant.

Notre distingué confrère, médecin de l'hôpital de Bicêtre, a pratiqué les injections orchitiques sur neuf malades : un hystérique et huit épileptiques, épuisés et affaiblis. Le traitement était dirigé contre les débilités, mais non point contre la maladie principale.

« Mes expériences, dit-il, ont commencé le 29 octobre 1892 et ont pris fin le 9 février 1893.

« Chaque malade reçut régulièrement, un mois

durant, une injection biquotidienne, suivant les préceptes de M. Brown-Séquard. Point de douleurs, point d'élévation thermique : donc innocuité des injections.

« Quels ont été les résultats thérapeutiques? Il va sans dire que ni l'hystérie, ni l'épilepsie n'ont été modifiées, mais la faiblesse n'a point été diminuée, les malades pesés régulièrement ont tous, un seul excepté, perdu du poids (1). Il n'y a donc pas eu d'effets dynamogéniques, et les injections testiculaires ont complètement échoué entre mes mains. »

Voilà les faits au moyen desquels M. Féré essaye actuellement de nier l'utilité de la méthode de M. Brown-Séquard.

La réponse de ce dernier est celle-ci : « On dirait vraiment que M. Féré a choisi des cas mauvais à dessein. J'ai dit et j'ai publié que dans l'épilepsie, les injections de liquide testiculaire échouaient toujours. J'ai fait voir que l'hystérie était très rebelle à cet agent thérapeutique, j'ai ajouté que l'épuisement nerveux qui résulte de ces deux névroses n'était point justiciable de ma méthode (2).

« Et M. Féré, quand il veut expérimenter le liquide testiculaire, choisit des épileptiques et une hystérique épuisés! Il s'est donc volontairement

(1) Féré, Sur la valeur thérapeutique de la méthode de Brown-Séquard (*Société de biologie*, 3 juin 1893).
(2) Brown-Séquard (*Eodem loco*).

placé dans les meilleures conditions pour éprouver un revers, ce à quoi il a parfaitement réussi. »

On voit par ce débat ce que valent les objections que souvent on élève contre la méthode de M. Brown-Séquard. Un expérimentateur habile et impartial n'a jamais passé, je pense, pour être celui qui se place dans les conditions suffisantes et nécessaires pour obtenir un échec.

Le dernier bilan clinique de la médication orchitique. — On le trouve dans une récente communication de M. Brown-Séquard à l'Académie des sciences. C'est la dernière en date, elle résume en quelque sorte les précédentes et donne la note exacte de l'opinion actuelle de nombreux observateurs sur la méthode générale de thérapeutique par les extraits d'organes (1).

A la connaissance de M. Brown-Séquard, des vérifications expérimentales ont été faites par plus de douze cents médecins, auxquels le laboratoire du Collège de France a fourni un liquide orchitique.

« Nous devons dire, c'est ainsi que M. Brown-Séquard s'exprime dans ce mémoire, que les résultats ont dépassé de beaucoup les espérances que les faits connus, il y a un an, nous donnaient le droit d'avoir.

« Non seulement les maladies qui avaient été signalées comme cédant souvent à l'influence phy-

(1) Brown-Séquard et d'Arsonval, Effets physiologiques et thérapeutiques d'un liquide extrait de la glande sexuelle mâle (*Académie des Sciences*, 24 avril 1893).

siologique exercée par le liquide y ont cédé plus fréquemment et plus rapidement qu'avant le mois de mai dernier, mais nombre d'autres maladies, que nous ne pouvions guère supposer capables de s'améliorer ou de disparaître sous cette influence, ont été aussi l'objet des plus favorables changements.

« Les maladies qui ont été traitées avec succès par le liquide orchitique ne l'auraient peut-être jamais été sans la foi des malades qui, ayant appris les résultats obtenus par cet agent physiologiquement thérapeutique, ont insisté énergiquement auprès de médecins incrédules pour qu'on leur fît des injections de ce liquide. Nous mentionnons ce fait pour montrer que les médecins auxquels nous avons eu affaire ont été des témoins de faits qu'ils ne tenaient guère à constater et que leurs assertions à l'égard des améliorations produites sont plutôt au-dessous qu'au-dessus de la vérité.

« Voici maintenant la liste des faits, en commençant par les maladies qui ont été le plus fréquemment traitées.

« L'affection qui nous fournit à la fois et le plus de cas et la plus grande proportion de guérisons est l'ataxie locomotrice, qui dépend, comme on le sait, d'une sclérose de certaines parties des cordons postérieurs de la moelle épinière. Nous proposant d'en parler spécialement dans une communication subséquente, nous nous bornerons à dire aujourd'hui qu'en ne prenant, sur les quatre cent cinq cas qui nous ont été fournis, que les trois cent quarante-deux qui ne peuvent laisser aucun doute quant au diagnostic, nous trouvons que plus de trois cent quatorze ont été considérablement améliorés ou complètement guéris, ce qui donne une proportion de 91 à 92 p. 100. Même la maladie de Friedreich, ataxie locomotrice héréditaire, s'améliore considérablement, comme le montrent les deux seuls cas traités jusqu'ici.

« Les autres cas de *sclérose* de la moelle épinière : sclérose en plaques, sclérose des cordons latéraux ou des antérieurs, sclérose diffuse de la moelle, sur les cent dix-neuf cas dont le diagnostic est certain, ont donné aussi une proportion de 8 à 9 p. 10 de guérison ou d'amélioration notable.

« Le nombre de cas de *tuberculose pulmonaire* n'a pas dépassé soixante-sept, dans les quatre cinquièmes desquels, ainsi que nous le montrerons ailleurs, des améliorations considérables ont été obtenues comme dans les faits observés par MM. Cornil, Dumontpallier, Variot, Lemoine et Hénocque. Les sueurs nocturnes, la toux, la faiblesse, les troubles digestifs, l'insomnie, la fièvre ont cessé. Ces résultats montrent combien il serait important que des recherches sérieuses, et sur une grande échelle, fussent faites à cet égard.

« Dans une communication faite à l'Académie par l'un de nous (1), il a montré combien peut être

(1) *Académie des Sciences*, 1892, p. 375.

heureuse l'influence du liquide orchitique sur les *cancéreux*. L'espoir que la connaissance de ce fait a créé chez un nombre très considérable de malades a conduit près de cent médecins à faire l'essai de ce mode de traitement. Dans une séance subséquente, nous montrerons que sur cent trois malades atteints de cancer superficiel et dont le diagnostic ne pouvait, conséquemment, donner lieu à aucun doute, les améliorations suivantes ont été presque toujours observées : disparition de la teinte jaune-paille et de l'état cachectique, augmentation des forces, cessation des douleurs, des ulcères et des hémorragies chez les malades qui en avaient, c'est-à-dire un retour à l'état normal, dans la plupart des cas, à part l'existence des tumeurs qui persistent, mais n'étant plus que ce que serait un simple corps étranger chez un individu sain.

« Nous ne croyons pas avoir besoin de dire que, quelquefois, malgré presque toutes ces améliorations, des malades qui allaient mourir ou qui avaient des lésions organiques devant inévitablement causer la mort, sont morts, mais après une lutte plus prolongée qu'on ne l'avait cru.

« Parmi les affections organiques fréquentes qui ont encore donné des preuves de l'influence heureuse du liquide orchitique, nous indiquerons les *maladies* diverses *du cœur*, *du cerveau*, *du rein* et la *myélite*.

« Une maladie presque incurable et dont le siège

organique n'est certes pas établi, la *paralysie agitante*, a fourni des résultats vraiment étonnants. Sur 27 cas, 25 ont été considérablement améliorés et, l'amélioration continuant, il est probable que quelques-uns au moins de ces malades seront bientôt guéris. Jusqu'ici, cependant, un seul cas de guérison parfaite a été obtenu : il s'agit d'un avocat traité à Toulon par M. le Dr Manoel.

« Les diverses formes de *diabète sucré* ou la *simple polyurie* rentrant dans le groupe des affections que M. Bouchard a justement considérées comme liées à un trouble de nutrition, reçoivent, comme les *anémies* et les *asthénies*, l'influence la plus heureuse des injections de liquide orchitique.

« Même le *diabète maigre*, celui qui est lié à une affection ou à la destruction du pancréas, s'améliore aussi sous l'influence de ce liquide, employé seul ou avec de l'extrait liquide de pancréas.

« L'artério-sclérose, la *sclérose du cœur*, les *albuminuries* liées ou non à la sclérose du rein, les contractures et les *paralysies* de causes organiques diverses (maladies du cerveau, du bulbe, de la moelle, des nerfs), les paralysies réflexes, les névrites, les maladies des poumons autres que la tuberculose, y compris même la gangrène (ce que montrent deux cas), la *maladie d'Addison*, le goître exophtalmique, les maladies organiques du foie, de l'estomac, de l'intestin, de l'utérus (y compris les tumeurs fibreuses de cet organe), les atrophies et nombre d'autres états morbides organiques se sont améliorés, le plus souvent d'une manière inespérée. Il en est de même de la névrite optique, liée ou non à l'ataxie locomotrice.

« Nous n'avons peut-être pas besoin de dire que, dans un très grand nombre de cas, la *débilité* due à l'âge ou à des maladies diverses, et spécialement à l'influenza, s'est très notablement améliorée ou a même disparu complètement sous l'influence des injections de liquide orchitique.

« *L'hystérie*, la *chorée*, les *névralgies*, la *migraine*, certaines formes de *rhumatisme*, la *goutte*, les *fièvres paludéennes* ont aussi bénéficié de ces injections. D'autres affections encore sont dans le même cas : je ne nommerai que l'*agoraphobie* et la *paralysie* pseudo-hypertrophique.

« A notre grande surprise, une affection à la mode (et qui, si elle n'existe pas aussi souvent qu'on le croit, est néanmoins très fréquente), la *neurasthénie*, dont plus de quatre-vingts cas ont été traités par notre procédé, n'a pas donné, à beaucoup près, autant de cas de guérison ou d'amélioration notable que des cas d'affection organique tels que les diverses scléroses de la moelle. En effet, la proportion des cas décidément heureux de traitement de la neurasthénie, n'a été que de 50 à 60 p. 100.

« Ainsi que le montrent les faits mentionnés dans ce travail, il n'est guère de maladie dont les effets n'aient été combattus avec un succès plus ou moins grand à l'aide des injections dont nous nous occupons.

« C'est à l'action tonifiante énergique que produit le liquide orchitique sur les centres nerveux qu'est surtout due l'influence de ce liquide.

« Ceux qui savent que le système nerveux peut produire les altérations les plus variées dans l'état dynamique et dans l'état organique des différents tissus comprendront aisément que la puissance des centres nerveux, étant augmentée, devienne capable de faire l'inverse et de ramener graduellement et même rapidement à son type normal l'état dynamique des divers tissus.

« Quant à l'état organique de ces tissus, nous avons de très nombreuses preuves des modifications heureuses qu'il peut présenter. Ainsi, par exemple, les tumeurs fibreuses de l'utérus, les ulcères de la lèpre ou du cancer peuvent disparaître sous l'influence du liquide orchitique agissant sur les centres nerveux, après absorption. Il n'y a pourtant guère lieu de croire à la possibilité d'une action locale directe du liquide orchitique qui, étant délayé dans la masse du sang, ne peut passer qu'en quantité excessivement minime dans les vaisseaux des parties lésées et surtout dans les tissus ulcérés.

« Mais l'idée d'une action locale directe est contredite par une expérience que nous avons souvent faite : nous avons lavé, huit ou dix fois par jour, des plaies faites sur des cobayes, avec du liquide orchitique extrêmement dilué, et nous n'avons pas vu la cicatrisation s'y faire plus rapidement que sur des plaies, absolument semblables, qui n'avaient pas été soumises à l'action du liquide.

« Nous croyons avoir bien établi ailleurs que ce liquide fournit au sang des éléments formateurs de nouvelles cellules. L'action rénovatrice de ce liquide, dans les cas d'affection organique, ne semble être due à la fois à l'entrée de ces éléments dans le sang et à l'augmentation d'énergie des puissances des centres nerveux.

« Des faits expérimentaux, qu'il nous faut étudier encore, viennent tout à fait à l'appui des arguments qui conduisent à admettre les deux modes distincts d'action du liquide orchitique, à savoir l'introduction dans le sang d'éléments organiques rénovateurs et une influence tonifiante spéciale.

« Nous croyons que ceux-là perdraient leur temps qui chercheraient à trouver dans le liquide orchitique un ou plusieurs principes chimiques capables de produire les deux actions que nous venons de désigner. Il en serait de cette recherche comme de celle que l'on pourrait tenter aussi de faire en essayant de découvrir dans le spermatozoïde ou dans l'ovule le principe chimique qui doit former le foie ou celui qui doit former le cerveau, la rate, le rein ou un organe quelconque.

« *Conclusions.* — 1° Bien que le liquide orchitique ne possède aucune influence curative directe sur les divers états morbides de l'organisme, il peut, après injection sous la peau, guérir ou améliorer considérablement les affections organiques ou non les plus variées, ou tout au moins en faire disparaître les effets.

« 2° Ces actions du liquide orchitique sont dues à deux espèces d'influence.

« Par l'une, le système nerveux gagnant en force devient capable d'améliorer l'état adynamique ou organique des parties malades. Par l'autre, qui dépend de l'entrée dans le sang de matériaux nouveaux, ce liquide contribue à la guérison d'états morbides par la formation de nouvelles cellules ou d'autres éléments anatomiques. »

CHAPITRE SIXIÈME

LA MÉDICATION ORCHITIQUE

SES APPLICATIONS THÉRAPEUTIQUES. — INDICATIONS ET CONTRE-INDICATIONS DANS LES AFFECTIONS DU SYSTÈME NERVEUX

Causes des succès et des insuccès. — Indications dans la débilité sénile (Villeneuve, Loomis, Putnam). — *La neurasthénie* (D'Arsonval, Pempoukis). — *L'aliénation mentale* (Mairet, Vito Copriati, Marino et Rivero, Bayroff. — *La paralysie agitante et la paralysie générale* (Variot, F. Roux). — *Les hémiplégies et les paralysies* (Waterhouse, Pempoukis). — *La sclérose en plaques* (Brown-Séquard, Massalongo). — *La chorée.* — *L'incontinence nocturne des urines* (Deydren, d'Arsonval). — *L'ataxie locomotrice* (Depoux, Brenaert, Kostuzin, Owspenski, Decoud, Lemoine, Waterhouse, Dujardin-Beaumetz, Hirschberg, Marciguey, etc.).

Causes des succès et des insuccès thérapeutiques. — La question se complique en passant du domaine de la physiologie dans celui de la thérapeutique : c'est l'usage. Dès les premiers jours, dans un mouvement d'enthousiasme compromettant, il y eut des observateurs qui un peu rapidement voulurent franchir cette distance.

Ils demandèrent, avec un zèle intempestif, à tous les tuberculeux, névrosiques et tabétiques de guérir. A la même épreuve thérapeutique, on soumit la paralysie générale, la fièvre typhoïde, la diphtérie, le choléra, la lèpre, les anémies post-hémorrhagiques, etc., etc. Cette nomenclature de guérisons surprenantes devint compromettante; elle était trop à l'image d'un prospectus.

Ce motif n'est-il point celui pour lequel, après quatre années, les praticiens, louable scrupule, hésitent à ordonner la médication orchitique?

Ont-ils tort? Ont-ils raison? Le meilleur moyen de répondre à cette embarrassante question est de s'attacher médiocrement aux statistiques, mais à la discussion impartiale des nombreux faits déjà connus. On arrive, par cette voie, à déterminer moins inexactement les indications du traitement.

Où et comment peut-on prescrire la médication orchitique? Quand doit-on en prohiber l'emploi?

Débilité sénile. — Cet état plus physiologique que morbide semble, surtout après l'observation fondamentale de M. Brown-Séquard, justiciable des injections testiculaires.

MM. Villeneuve (de Marseille) et Loomis (de New-York) ont traité par ce moyen, l'un onze et l'autre dix vieillards. Ils obtinrent, celui-ci, neuf améliorations, celui-là une invigoration et six insuccès.

Ces insuccès ont été notés sur des vieillards d'un âge avancé — soixante-douze à quatre-vingt-sept ans — et sur un idiot.

M. James Putnam est plus heureux. Il applique le traitement à un membre de l'Institut. La seconde injection est suivie d'une telle diminution de la faiblesse, que ce vieillard peut écrire à M. Brown-Séquard : « Je me sens plus fort, mais connaissant l'influence de l'imagination, j'ai attendu avant de me prononcer (1). »

En prescrivant les injections testiculaires aux vieillards, on devra tenir compte de l'âge, de l'état de décrépitude bien différent de la sénilité et du degré relatif de conservation des fonctions cérébrales. La conservation partielle de l'énergie cérébrale et organique est une indication d'intervenir non point pour tenter ce qu'ironiquement on a nommé un rajeunissement, mais pour stimuler l'activité des centres nerveux.

La décrépitude et la déchéance des diverses fonctions constituent la contre-indication du traitement.

Quant au réveil des fonctions génitales je suis de l'avis de Villeneuve (de Marseille), c'est une « réhabilitation » dont le médecin digne de ce nom n'a point à s'occuper.

Neurasthénie. — L'idée pathogénique que l'on se fait actuellement de cet état morbide justifie en partie l'essai de cette médication pour la combattre.

Qu'il s'agisse — ce dont on discute — d'un trouble intime de la nutrition des éléments ner-

(1) Brown-Séquard (*Archiv. de phys.*, janvier 1892, p. 182).

veux (théorie de Erb), d'un défaut d'équilibration entre l'usure et la réparation du tissu nerveux (théorie de Beard), ou bien d'une diminution de la vitalité propre des éléments nerveux, par épuisement consécutif à l'excès ou au défaut d'excitation (théorie de Féré); peu importe, les effets eutrophiques, toniques et régulateurs des diverses fonctions produites par la médication testiculaire répondent aux indications symptomatiques du traitement.

En pratique, que de difficultés dans son application! La faire systématique? Quelle erreur! La détermination des formes symptomatiques de l'état neurasthénique est indécise. Ses modalités varient beaucoup. Et les faits cliniques étiquetés sous la rubrique « de neurasthénie » et combattus par l'extrait testiculaire, sont incomplets.

On a évalué ces succès à 50 p. 100, c'est beaucoup.

M. D'Arsonval a publié l'histoire abrégée de quatre cas dans lesquels cet état pathologique était assurément manifeste. Il a obtenu quatre succès caractérisés par la disparition de l'anorexie, de la constipation, des troubles digestifs, des vertiges, de l'insomnie, des névralgies et par une augmentation de résistance à la fatigue, et de la capacité de travail cérébral (1). Il s'agissait de

(1) Voir au chapitre précédent et d'ARSONVAL, Observations sur les effets des injections de liquide testiculaire (*Arch. de phys.*, juillet 1890, p. 617 et octobre 1891, p. 816).

neurasthénie gastrique et de neurasthénie complète. Pouvait-on invoquer la suggestion? « Ces observations ont été faites sur des personnes n'ayant aucun parti pris, et habituées à l'observation attentive des faits et à la rigueur expérimentale » (D'Arsonval).

A rapprocher de ces observations les cas de M. Pempoukis.

La valeur de ces observations est indiscutable; j'en conclus à l'utilité des injections testiculaires comme médication d'épreuve dans la neurasthénie. Influence réelle ou non du moral sur le physique, ou, comme l'on dit aujourd'hui, — influences suggestives, — peu importe; on doit, si on le peut, modifier l'état neurasthénique, ce terrain commun des névroses. L'expectation n'est-elle pas toujours une faute? Ici, comme Kovalewskï le disait, le médecin ne doit jamais s'abstenir et « perdre l'espoir de voir guérir tel ou tel malade ».

Aliénation mentale. — Une forme de psychopathie semble surtout justiciable d'un traitement symptomatique par les injections orchitiques: c'est la *stupeur*, caractérisée par la lenteur des conceptions intellectuelles, l'inertie musculaire, le retard des perceptions sensitives et ces symptômes dont l'ensemble est en quelque sorte l'inverse des phénomènes physiologiques provoqués par l'extrait testiculaire.

M. Mairet eut l'idée fort naturelle de combattre cette psychopathie chez quatre malades.

Comme résultats immédiats, excitation du système nerveux portant sur l'intelligence, la sensibilité et la motilité (1). C'était une excitation passagère, cessant avec l'usage des injections. En fait, médiocre résultat thérapeutique.

Autres effets plus durables : régularisation de la circulation et de la température, amélioration de la nutrition, action tonique sur le système nerveux, « directe peut-être », consécutive plus vraisemblablement à la régularisation de la circulation et de la nutrition.

M. Vito Copriati a combattu cette opinion en essayant le traitement sur quatre malades atteints d'*aliénation mentale* et hospitalisés à l'Institut psychiatrique de Naples. Il nota le réveil des facultés intellectuelles, le renforcement de l'impulsion cardiaque et de la tonicité des petits vaisseaux, effets d'ailleurs fugaces, débutant une heure après l'injection, cessant subitement par l'interruption du traitement et n'amenant point une amélioration de la nutrition. Leur cause, ajoutait-il, est la stimulation de l'activité des centres nerveux.

Eutrophique pour M. Mairet, tonique du système nerveux pour M. Vito Copriati; il y a désaccord.

Troisième série de faits; autres opinions.

(1) MAIRET, Applications thérapeutiques des injections de liquide testiculaire (*Bulletin médical*, 12 février 1890, p. 141).

Effets toniques, passagers mais douteux obtenus par MM. Marino et Rivero dans le cas de quatre aliénés en asthénie, et par MM. Ventra et Fronda sur trente aliénés, les uns en *stupeur* avec déchéance physique, les autres en *démence*. Enfin, effets nuls et, de plus, diminution du poids du corps sur quinze aliénés du service de M. Bayroff (1).

En résumé, désaccord entre les résultats obtenus et les interprétations destinées à les expliquer, et comme conclusion pratique, l'impossibilité de formuler une indication formelle de l'emploi de l'extrait testiculaire dans l'aliénation mentale, même contre ses formes asthéniques. La médication testiculaire de l'aliénation mentale n'a donc d'autre valeur que celle d'un traitement d'épreuve.

Paralysie agitante. — Mêmes réserves, à mon avis du moins, vis-à-vis de son emploi dans la *paralysie agitante* et la *paralysie générale*. M. Variot a constaté l'amélioration, après huit injections, d'un cas de la première, M. Mairet la guérison d'une paralysie générale, après trois séries d'injections séparées par un intervalle de trois semaines ; — particularité à retenir : la maladie était de forme bâtarde, avec dépression intellectuelle, hébétement, inertie générale, paresse des sphincters, etc., etc.

Ce sont là des faits encourageants ; mais *testis*

(1) Marino et Rivero (*Annale de freniatria*, mars 1890, p. 160). — Ventra et Fronda (*Il Manicomio moderno*, an. VI, nos 1 et 2). — Bayroff (*Vratch*, 1891, n° 9).

unus, testis nullus. On peut leur opposer des insuccès réels, ceux de notre distingué confrère, M. F. Roux (1).

Hémiplégies et paraplégies. — Mêmes conclusions. Des améliorations ont été signalées, elles sont d'ailleurs en petit nombre : tels les faits rapportés par M. Waterhouse (de Londres) : retour des mouvements chez une femme hémiplégique du côté droit avec contracture du membre supérieur et disparition des troubles de la marche chez une paraplégique de vingt-sept ans. A ces succès, on oppose des échecs entre les mains de Pempoukis (2), dans deux cas de *paraplégie*, dans deux cas d'*hémiplégie* et dans un cas de *paralysie hystérique.* Inutile de s'arrêter à ce dernier ; quand il s'agit d'hystérie : tout guérit, on le sait, et rien ne guérit.

Sclérose en plaques. — Jusqu'ici on était désarmé contre cette affection. Le traitement testiculaire en a procuré l'amélioration. Brown-Séquard en annonce dans sa dernière statistique la guérison dans huit à neuf cas sur cent. Il s'agit certainement de retours de fonctions sous l'influence de remède dynamogéniant. M. Massalongo a vu la force musculaire augmenter (3). L'impuis-

(1) F. Roux : Communication orale.

(2) Pempoukis (*Société de médecine d'Athènes*, mai 1892, et *Revue méd. de l'armée hellénique*, 1892).

(3) Massalongo, Le iniezioni di liquido testiculare (*Riforma medica*, 4 février 1893).

sance des traitements classiques autorise à pratiquer ici l'essai des injections orchitiques. Donc impossibilité de conclure.

Chorée. — Maladie infectieuse, comme on commence à l'admettre, ou névrose, comme on la déclarait autrefois, cette affection, paraît-il, dans quelques cas, bénéficie du traitement testiculaire.

Le nombre des tentatives est restreint jusqu'ici. M. Deydren a traité ainsi cinq cas de chorée du type classique de Sydenham : résultats, quatre améliorations, un insuccès. Les injections ont été répétées dix-huit fois. Voilà des expériences thérapeutiques d'un réel intérêt, mais dont le contrôle est nécessaire (1).

Incontinence nocturne des urines. — Du même observateur : trois cas avec trois guérisons. Celles-ci sont-elles l'œuvre des injections testiculaires? Question à discuter avant de la résoudre. En effet, sur un de ces petits malades, qui tous d'ailleurs étaient jeunes enfants, la suggestion émotive et la peur semblent avoir joué un grand rôle.

M. Pempoukis a deux fois encore, écrit-il, guéri l'incontinence urinaire. Donc, ici encore, tentatives thérapeutiques à renouveler.

Ataxie locomotrice. — Les données statistiques et cliniques sur le traitement orchitique de cette affection sont moins incomplètes et plus exactes.

(1) Deydren, Traitement de la chorée et de l'incontinence d'urine par les injections testiculaires (*Lyon méd.*, 16 avril 1893).

Le 21 avril dernier, M. Brown-Séquard évaluait les guérisons ou les améliorations rapides à trois cent quatorze sur trois cent quarante-deux cas d'ataxie avérée. C'est l'ensemble des faits dont la connaissance lui était parvenue à cette date récente (1).

Le 19 juin 1891, M. Depoux présentait à la Société de biologie, — cette observation fait époque, — un maître d'escrime réformé du service militaire et qui, admis à l'hôpital du Val-de-Grâce, y avait été soumis sans succès aux diverses médications classiques.

Cet ataxique rebelle reçut chaque semaine, du 1er au 21 mai, deux injections de 1 centimètre cube de suc testiculaire ; du 22 mai au 3 juillet, trois injections; puis tous les deux jours, du 1er septembre au 20 octobre, une injection. Au total, sauf quelques interruptions, le traitement dure quatre mois et demi.

Le malade retrouve la vigueur et la précision musculaires. Il reprend sa profession (2).

Un an après, la guérison persistait.

Même succès chez un second malade de M. Depoux, un adjudant de cavalerie, ataxique depuis une année. Après cinq mois de traitement, il reprend comme auparavant l'exercice du cheval.

(1) Brown-Séquard (*Académie des sciences*, 24 avril 1893. Voir le chapitre précédent.

(2) Depoux (*Comptes rendus de la Société de biologie*, 4 juin 1892, n° 19, p. 397 et chapitre précédent).

Résultats analogues entre les mains de MM. Gilbert (du Havre), Brenaert, d'Arsonval, Kosturin (de Vienne), Owspenski, D. Decoud, Bouffé, etc.

Les améliorations consistent dans la disparition des douleurs fulgurantes, le retour du sens musculaire dans ses divers modes, la possibilité de se diriger même dans l'obscurité, le retour de la puissance génitale, de la miction et de la défécation, enfin la disparition de l'atrophie (1).

M. Owspenski a évalué les cas améliorés à trois sur quatre et la moyenne des injections nécessaires à vingt-cinq ou trente.

Moins heureux, M. Variot estime leur nombre seulement à un sur trois. La statistique précitée de M. Brown-Séquard est plus favorable.

D'autres, MM. Lemoine, Waterhouse, Pempoukis, enregistrent l'échec de leurs essais. Dans d'autres cas, et j'en ai été le témoin, l'injection a été suivie de surexcitation nerveuse avec exagération des douleurs fulgurantes. On doit alors discontinuer le traitement.

Ces accidents sont comparables aux états fébriles postopératoires des ataxiques avancés

(1) Brenaert (*Med. Word*, oct. 1890). — Kosturin, (*Oester Ungar Cent. f. d. med. Woch.*, 21 mars 1890, p. 145). — Owspenski (*Société d'hygiène de Saint-Pétersbourg*, 1er déc. 1890). — D. Decoud, Le iniezioni de extracto testiculare (*Anales del Circulo med. Argentino*, mars, 1893). — Bouffé, Résultats cliniques des injections de liquide testiculaire d'après la méthode de Brown-Séquard (*Société de méd. et de chir. prat. de Paris*, 23 février 1893).

observés par M. Dujardin-Beaumetz et aux exacerbations de symptômes locaux, signalées par M. Hirschberg sur les neurasthéniques (1). C'est ainsi qu'un malade de M. D. Decond accusa, cinq minutes après l'injection, des douleurs fulgurantes, une élévation thermique à 38° et du tremblement, phénomènes qui persistèrent pendant deux heures. Un médecin habile, notre cher confrère, M. le Dr Marciguey (2), a été témoin de semblables exacerbations. Je n'insiste pas sur les statistiques. La thérapeutique médicale n'est point habituée à enregistrer de si nombreux succès.

Cependant, une objection : elle n'est point désobligeante pour les thérapeutistes heureux qui l'ont produite. Le tabès des syphilitiques est connu, on le sait, depuis les belles recherches de M. Fournier. Le traitement testiculaire serait-il arrivé à cette heure opportune où la dépression consécutive à l'administration des iodures et du mercure va cesser et où l'excitation lui succède? Dans ce cas, un scrupule est venu à l'esprit et on s'est demandé si, avec une satisfaction trop hâtive, les statisticiens n'ont pas mis à l'actif des injections orchitiques, un peu indûment, n'est-ce point, les bénéfices d'un traitement spécifique antérieur?

Affirmer la légitimité de l'objection, serait suspecter les faits. Loin de moi cette pensée; et,

(1) Hirschberg (*Bull. de thérapeutique*, 15 oct. 1892).
(2) Marciguey : Communication orale.

quoique le doute soit parfois, dit-on, le commencement de la sagesse, l'*indication* de mettre la médication à l'essai me paraît formelle. Si la foi scientifique est hésitante, l'humanité le commande contre une affection réfractaire, la plupart du temps, à la bonne volonté du médecin.

Je sais bien aussi que chaque traitement inédit de l'ataxie -- est-ce en raison de sa nouveauté ? — s'annonce par des succès, provoque les mêmes dénégations et conduit à des jugements prématurés. Le traitement par la suspension éprouva ces vicissitudes. On perdit beaucoup de tabétiques ; on énuméra les cas heureux ; a-t-on parlé autant de ceux qui ne le furent point ?

Les guérisons observées par la médication testiculaire sont celles de tabétiques, au début sans doute ; sont-elles définitives ? Les faits cités par M. Depoux permettent de l'espérer.

On a vu les douleurs fulgurantes s'atténuer, l'incoordination motrice disparaître, bref, un amendement des troubles fonctionnels. Est-on en droit d'affirmer leur disparition acquise ou prochaine, et la réalité de tous les succès ?

Chaque traitement nouveau, ou soi-disant tel, de l'ataxie a suscité des engouements, des critiques et des erreurs semblables. On se souvient de l'enthousiasme caduc que nombre de médications motivèrent.

Ces insuccès veulent dire que tous les tabétiques et tous les ataxiques ne s'améliorent pas par la médication testiculaire. Rien de plus, rien de moins. Les améliorations observées sont celles de tabétiques au début, elles consistent dans l'atténuation des douleurs fulgurantes, de l'incoordination motrice, somme toute, dans une amélioration des troubles fonctionnels.

Les guérisons, s'il en existe qu'une observation suffisamment longue ait justifiées, ne sauraient être définitives, à moins d'admettre, justification qui fait défaut, une modification des altérations anatomiques, c'est-à-dire de sclérose des cordons postérieures et des névrites.

Je conclus : comme *indications cliniques* du traitement, phase initiale de la maladie, conservation partielle des fonctions, étendue limitée des lésions anatomiques. Dans ces conditions on comprend les succès, « les pertes de fonctions dans les affections organiques du système nerveux dépendant en partie d'un acte inhibitoire » (1), et cet acte provoquant, dans les circonstances favorables, le retour des fonctions disparues malgré la persistance des lésions organiques.

Comme *contre-indications cliniques* : l'éréthisme nerveux, les phénomènes d'excitation, l'hypéresthésie cutanée, etc., etc.

(1) Brown-Séquard (*Arch. de phys.*, 1889, p. 681-737 ; 1890, p. 201, 443, 451), et Exposé de faits nouveaux montrant la puissance du liquide testiculaire contre l'affaiblissement de certaines maladies (*Arch. de phys.*, 1892, p. 224).

Comme *indication thérapeutique :* la persévérance dans le traitement, s'il est toléré ; le renouvellement des injections par séries avec des interruptions par intervalle, dans le but de provoquer par la répétition des effets dynamogènes, les modifications trophiques durables.

On complétera le traitement par l'association judicieuse des médications classiques, iodures, hydrothérapie, etc., etc.

Rationnelle, la médication testiculaire de l'ataxie doit de plus, pour rendre quelques services, être un traitement de longue haleine.

C'est ma conclusion : elle s'applique au traitement orchitique de toutes les affections du système nerveux contre lesquelles on en a fait usage.

CHAPITRE SEPTIÈME

LA MÉDICATION ORCHITIQUE

SES APPLICATIONS THÉRAPEUTIQUES. — INDICATIONS ET CONTRE-INDICATIONS DANS LES MALADIES PAR NUTRITION RETARDANTE ET LES INFECTIONS

Indications dans la cachexie tuberculeuse (Goizet, Hénocque, Cornil, Dumontpallier, Variot, Lemoine, Cassanello, Espagne, Pourquier. — *La cachexie cancéreuse et les fibrômes* (Brown-Séquard, Decoud, Labrosse). — *La cachexie palustre* (Decoud, Laurent). — *La lèpre* (Frémy, Suzor). — *L'anémie posthémorrhagique* (Gley). — *Les états morbides divers.* — *Conclusions thérapeutiques.*

Cachexie tuberculeuse. — La découverte des propriétés de l'extrait testiculaire coïncida avec l'introduction fameuse et bruyante de la tuberculine dans le traitement de la tuberculose pulmonaire et aussi avec ses échecs.

Quelque bonne volonté que l'on y mette — et on en a mis — on ne saurait cependant les comparer.

La tuberculine, kochine, selon l'expression de M. [illegible]ail, est une substance pyrétogène. Il fallait oublier tous les enseignements de la clinique pour imiter Koch et l'administrer à des individus débilités. On risquait, et ce risque a été couru, d'accélérer la consomption.

Agent dynamogène, l'extrait orchitique peut la retarder par ses vertus eutrophiques. Il était donc et il est clinique d'en faire l'essai contre la cachexie tuberculeuse. On le fit : M. Goizet, Hénocque, Cornil, Dumontpallier, Variot, G. Lemoine (1), Cassanello, Owspensky, etc., etc., ont publié, les résultats de leurs essais.

Les améliorations consistaient dans la diminution rapide des sueurs nocturnes, de la fièvre et de la toux, le réveil de l'appétit, le retour du sommeil, l'augmentation des forces, du pouls (Lemoine), et de l'activité des échanges avec élévation de l'oxyhémoglobine dans le sang, constatée par l'hémato-spectroscopie (Hénocque).

Dans ces diverses observations, la température rectale moyenne restait de 37°,5. Chez une malade de MM. Espagne et Pourquier, elle descendit, après l'injection, de 38°,6 à 35, et le pouls de 124 à 116. Dans la majorité des cas, point d'élévation thermique, mais aussi point de changement dans les lésions pulmonaires.

Les améliorations ont été notées trois fois par M. Goizet (phtisie au deuxième degré) ; cinq fois par M. Dumontpallier, dont les malades ne suivaient aucune autre médication pendant le traitement testiculaire ; quatre fois par Hénocque

(1) GOIZET (*Société de biologie*, oct. 1890). — HÉNOCQUE (*Eodem loco*, 21 oct. 1891).

dans le service de M. Cornil; cinq fois par M. Lemoine, quatre fois par M. Variot et une fois par M. Cassanello.

M. Owspenski traite 36 phtisiques, compte 9 insuccès (phtisie à la dernière période) et 27 améliorations (13 tuberculoses aiguës, 21 tuberculoses pulmonaires chroniques).

M. Diogène Decoud pratique hebdomadairement pendant trois mois une injection orchitique de 1 à 3 centimètres cubes à un phtisique; pendant deux autres mois il emploie une dose de 1 centimètre cube et interrompt le traitement de temps en temps pendant quatre à huit jours. Le résultat fut nul. Cette tuberculose pulmonaire était du troisième degré.

C'est donc contre la phtisie au premier et au second degré que la médication rend quelques services.

On observe alors, dans les cas favorables, le retour de la température à la normale, et celui de l'appétit. La digestion et l'assimilation s'améliorent : il y a augmentation du poids du corps : les sueurs se tarissent et l'expectoration se raréfie.

A une période avancée, au troisième degré, et dans les formes aiguës, rien ou peu à espérer.

L'extrait testiculaire n'est donc point un spécifique de la tuberculose. Il est utile de l'écrire au moment où tant de prospectus vantent des mérites qu'il n'est point seul à ne pas posséder.

Il a pour action thérapeutique de soutenir

l'état général, la respiration et les mouvements du cœur. C'est un médicament de soutien. Il régularise la chaleur animale et stimule les fonctions de nutrition. C'est un tonique.

Les expériences de Nourry et Michel et celles de Owspensky démontrent que s'il intervient contre le bacille, c'est indirectement, en augmentant la résistance de l'organisme à l'infection. On observe donc, pendant le traitement testiculaire des phtisiques, ce qui se passe chez les animaux bien nourris, en bon état de propreté et suffisamment soignés qui deviennent réfractaires à l'inoculation tuberculeuse (Brown-Séquard).

La seule *indication clinique* à formuler est celle-ci : éviter la médication chez les phtisiques avancés, en éréthisme nerveux ou en état fébrile et l'associer aux traitements rationnels de cette maladie par l'antisepsie, la suralimentation, etc. La première est l'adjuvant des seconds.

Cachexie cancéreuse et fibromes. — De toutes les applications thérapeutiques de l'extrait orchitique, celle-ci motive le plus l'étonnement; cela se comprend.

La dernière statistique de M. Brown-Séquard mentionne 103 cancéreux qui ont été améliorés. Chez eux, le teint jaune paille, les hémorrhagies et les douleurs disparurent. L'œdème et, quand elle existait, la suppuration diminuaient (Labrosse, de Mustapha).

Dans une observation de M. Decoud (cancer

utérin), il y eut pendant la première semaine du traitement une élévation thermique de forme intermittente. Elle précéda l'amélioration de l'état général.

Il s'agissait, dans la plupart des cas, de cancers de l'utérus. Mêmes résultats contre les fibrômes du même organe (1).

Comment expliquer ces résultats thérapeutiques ? « Par un coup de fouet donné au système nerveux » (Brown-Séquard) et des modifications profondes, de la nutrition. Une expérience toute récente de M. Mégnin (2) est instructive; sur un chien atteint de sarcomatose généralisée, cet expérimentateur distingué injecte du liquide orchitique. L'amélioration de l'état général est rapide; l'animal reprend de l'embonpoint, de la gaieté et de l'appétit. Il meurt d'une indigestion : on constate par l'autopsie l'incrustation fibro-calcaire des tumeurs.

Faut-il attribuer ce résultat aux injections? Ce serait trop dire, je pense; en tout cas, fait indéniable, les injections avaient produit l'amélioration de l'état général et la guérison de la cachexie. Voilà ce qu'on doit retenir.

L'innocuité de ces injections autorise, sans nul doute, à poursuivre ces tentatives contre une affection aussi incurable. Si la suppression des

(1) Brown-Séquard, (*Soc. de biologie*, 29 oct. 1892 et *Acad. des sciences*, 29 avril 1893).
(2) Mégnin (*Société de biologie*, 13 nov. 1893).

hémorrhagies en est l'unique bénéfice, il suffit seul pour engager à les faire.

Cependant comment concilier ces effets hémostatiques avec l'action emménagogue que M. Lallemant attribue au même traitement (1) ?

Cachexie palustre. — C'est toujours à titre de tonique qu'il a été prescrit contre la cachexie paludéenne.

Dans un cas cité par M. Brown-Séquard, un paludique en cachexie extrême reçoit sous la peau une injection d'extrait frais de testicule de mouton. Dès le lendemain, moindre faiblesse. On continue les injections, amélioration progressive.

Une réflexion : paludique il était et resta sans doute, l'extrait testiculaire ne guérit point la malaria. Cachectique, il avait cessé de l'être, c'était un résultat.

M. Diogène Decoud (2) traite un enfant de sept ans, malarique, pendant quinze jours, par des injections testiculaires quotidiennes, de un centimètre cube, dose relativement élevée à cet âge. Il provoque le réveil de l'appétit, l'augmentation de la force musculaire et des effets toniques, etc.

Autre succès : c'est le troisième dans cette série. Il a été obtenu par M. Laurent (de Port-Louis, île Maurice) au moyen des extraits orchitiques de singe et de cobaye, et sur un vieillard

(1) LALLEMANT (*Société de biologie*, 10 déc. 1892).
(2) D. DECOUD (*Loc. cit.*, p. 89).

arrivé au dernier degré d'une cachexie paludéenne ancienne et rebelle.

Lèpre. — A coup sûr, ici encore, les améliorations qui ont été signalées étaient la conséquence de semblables effets toniques. Dans l'observation de M. Fremy (de Nice), c'est un lépreux dont la contracture, la paralysie disparaissent par le traitement. Dans les cinq cas cités par M. Suzor, ce sont des modifications trophiques si profondes que les symptômes de la lèpre s'atténuent.

Anémie posthémorrhagique. — Malgré la multiplicité de leurs causes pathogènes, toutes les anémies seraient-elles justiciables du traitement orchitique? L'affirmer paraîtrait, je crois, téméraire. Se refuser, dans les cas extrêmes, à des essais thérapeutiques de ce genre, ne me le paraît pas être moins.

On cite deux observations d'*anémie posthémorrhagique* dans lesquelles les résultats ont été fort encourageants. Elles sont presque classiques maintenant d'ailleurs. Pour mémoire, je les résume.

Une jeune femme, d'après M. Gley, est épuisée par des hémoptysies profuses. En juillet 1889, faiblesse extrême, voix éteinte : on injecte du liquide spermatique. Quelques heures après, disparition de l'état adynamique. Guérison en quatre ou cinq mois.

Second fait rapporté par M. Brown-Séquard. Un médecin injecte par la voie hypodermique à sa femme, épuisée par une métrorrhagie, un centimètre cube de sa propre liqueur animale; l'état général s'améliore. La métrorrhagie se renouvelle : plusieurs fois on répète le traitement avec le même succès.

L'emploi des injections sous-cutanées de sperme est cependant une pratique thérapeutique téméraire. Ce liquide est septique : il peut provoquer des accidents.

Quant aux résultats obtenus, on ne saurait les mettre en doute. Doit-on les considérer comme des surprises thérapeutiques heureuses? Ou bien, ne faut-il pas plutôt en comparer les bénéfices à ceux non moins heureux et non moins surprenants, on l'a vu plus haut, de l'emploi plus rationnel et sans nul danger de l'extrait testiculaire contre les pertes de sang des cancéreux?

États morbides divers. — Il est oiseux d'énumérer les états morbides contre lesquels le traitement orchitique a été mis à l'essai : *choléra* (Owspenski : 10 cas, 2 guérisons, 8 morts, malgré l'élévation des doses de 8 et 10 grammes); *rhumatisme articulaire* (Waterhouse); *lumbago*, *dyspepsie nerveuse* ou *simple* (D. Decond); *cérébrosthénie* (2), *palpitations cardiaques* (3), *impuissance sexuelle*, *spermatorrhée*, *épuisement ner-*

(1) Owspenski, (*Soc. de biologie*, 5 nov. 1892).
(2) Erberti, Luigi, Enrico, Prime ricerche sperimentale sulli iniezione de succo tuberculare, Naples, 1890
(3) Pempoukis (*Le Galien*, 24 juillet 1892).

veux, *faiblesse générale* (1), *tricophytie* (2), etc.

On le voit, l'expérimentation se poursuit sur une vaste échelle. L'épreuve thérapeutique a porté ici sur des maladies bien catégorisées dans le cadre nosologique, là sur des troubles fonctionnels extrêmement variés, mais d'un diagnostic indécis. Tout cela démontre la multiplicité des applications de ce traitement ; tout cela prouve l'ampleur des considérations physiologiques qui le motivent ; tout cela établit-il, à un degré égal, la légitimité de tous les essais?

Conclusions thérapeutiques. — Celles qui actuellement s'imposent, se résument, à mon avis, dans l'aphorisme que voici : l'*extrait orchitique* est un *médicament de symptôme;* il n'est jamais un *remède spécifique*.

L'erreur des enthousiastes a été de le considérer comme celui-ci; la faute des sceptiques est de ne point le reconnaître pour celui-là.

Il faut donc être sobre de conclusions. Douze cents médecins ont communiqué à M. Brown-Séquard les résultats de leurs essais. Deux cent mille injections ont été pratiquées (3). Dans nombre de cas on a reconnu l'action tonique du

(1) Ajevola (*Giornale de l'Associazione neapolitana de med. e nat.*, 1891, p. 4).

(2) Augagneur (*Société des sciences méd. de Lyon*, mars, 1893).

(3) Brown-Séquard (*Académie des sciences*, 21 avril 1893).

traitement sur le système nerveux. Celui-ci a « gagné en force » et l'activité des échanges a été augmentée au grand bénéfice de la nutrition. De plus, l'hyperexcitabilité réflexe a été diminuée en proportion inverse de l'accroissement en énergie et en force du système nerveux central. Il en a été ainsi chez des anémiques, des cachectiques, des convalescents, des débilités et des vieillards. Ces faits cliniques sont conformes aux données déjà anciennes de la physiologie (1) : on ne discute ni sur des faits cliniques, ni sur des notions physiologiques bien acquises.

Les uns et les autres s'imposent. Sans professer un enthousiasme, toujours fâcheux sur le terrain de la pure science, — *volens aut nolens*, — comme l'on dit, il faut les enregistrer.

C'est un hommage à la vérité : cela suffit.

Inutile après cela de perdre son temps à calmer les scrupules de M. Sacor (de Jassy) (2) et de ceux qui voient dans cette médication un retour en arrière et à la pharmacopée excrémentitielle en honneur au XVe et au XVIe siècle!

On ne saurait jamais trop rappeler les opinions d'un maître vénéré : je conclus donc en répétant une fois encore M. Brown-Séquard.

(1) Brown-Séquard (*Arch. de phys.*, janvier 1893, p. 181).

(2) Cité par un distingué confrère de Reims, M. le Dr Colleville : Quelques remarques sur les injections séquardiennes (*Union méd. du Nord-Est*, avril et mai 1893).

« Comment s'expliquer, dit-il, comment même comprendre en partie le mode d'action du liquide testiculaire?.... Je vais en donner quelques explications, dont l'une, qui est incontestablement vraie et semble bien démontrée, s'applique à tous les cas où il y a eu de la faiblesse, et dont l'autre, qui n'est jusqu'ici qu'une hypothèse, pourrait cependant être fort importante.

» L'influence tonifiante du liquide des glandes séminales est assurément établie. Il est donc tout simple que de la force soit donnée dans les cas d'injection de ce liquide et, pour exprimer cette notion par d'autres termes, il est tout naturel que la faiblesse soit combattue avec quelque efficacité par ces injections.

» A priori, il aurait été imprudent de supposer et surtout d'affirmer que, quelles que soient les causes organiques ou fonctionnelles de la faiblesse, celle-ci pourrait être modifiée et diminuée, ou disparaître sous l'influence de ces injections. Mais, à l'heure qu'il est, le témoignage donné par l'observation des cas les plus variés est unanime à établir que la faiblesse cède ou diminue sous cette influence.

» Mais comment comprendre qu'en outre d'une augmentation de force, il y ait disparition des symptômes autres qu'une simple faiblesse?

» L'explication paraît facile à donner.

» Si nous prenons, par exemple, les manifestations symptomatiques de la tuberculose pulmonaire, nous pouvons sans peine nous rendre compte de ce qui se passe. Tout le monde sait que les individus affaiblis par l'âge, par les maladies ou une perte de sang, peuvent avoir des soubresauts au moindre bruit soudain ou d'autres réactions réflexes sous l'influence de causes presque insignifiantes.

» J'ai établi par des faits nombreux, publiés il y a plus de trente-cinq ans, que la faiblesse de mise en jeu de la faculté réflexe est en raison inverse de la puissance des centres nerveux. Tout le monde admet aujourd'hui l'exactitude de cette loi.

» Or, les symptômes de la tuberculose pulmonaire ont surtout des effets réflexes provenant de l'irritation des nerfs du viscère malade : il en est ainsi de la toux, des sueurs nocturnes, de la fièvre, des troubles gastro-intestinaux, etc. (1). On peut donc comprendre aisément que si la force revient dans les centres nerveux des tuberculeux, les réactions réflexes morbides, symptomatiques de l'irritation pulmonaire, disparaissent, bien que celle-ci persiste encore jusqu'à ce qu'une meil-

(1) Certains de ces symptômes ont vraisemblablement un autre origine : l'action des toxines sécrétées par le microbe spécifique, l'empoisonnement de l'organisme par ces produits, l'intervention de substances pyrétogènes, etc., etc. La question est complexe et ne saurait être uniquement résolue par une théorie de l'irritabilité réflexe, quelque ingénieuse et quelque fondée qu'elle paraisse être. (Ch. Eloy.)

leure nutrition, due à l'augmentation de puissance des centres nerveux, la fasse diminuer.

» Dans l'ataxie, dans la lèpre, dans le diabète, les paralysies et les contractures dues à des lésions organiques des centres nerveux, c'est l'augmentation de puissance de ces centres et, par suite, la cessation des actions réflexes morbides et l'amélioration de la nutrition qui font disparaître l'état symptomatique, malgré la persistance des lésions organiques. On sait que Westphal a trouvé toutes les lésions médullaires de l'ataxie chez un malade mort de pneumonie, après guérison des manifestations du tabès ataxique.

» C'est donc, je le répète, la puissance tonifiante spéciale du liquide testiculaire qui fait de cet agent thérapeutique naturel un moyen si puissant contre tant d'affections diverses.

» La seconde explication n'étant, jusqu'à présent, qu'une simple supposition applicable seulement à certains cas, je me bornerai à dire qu'elle consiste à admettre que, soit directement, soit indirectement et par l'influence de la nutrition, des microbes qui produisent les états morbides que l'on combat sont tués ou mortifiés d'une façon favorable. »

CHAPITRE HUITIÈME

LA MÉDICATION ORCHITIQUE

PRÉPARATION DES EXTRAITS D'ORGANES

Premiers essais. — Procédé de laboratoire. — Filtration et stérilisation. — Procédé simplifié. — Qualités des extraits d'organes bien préparés.

Premiers essais. — Au début, la préparation de l'extrait testiculaire était simple. Le procédé variait peu.

On prenait un cobaye vigoureux et jeune, de préférence à un lapin (Brown-Séquard, d'Arsonval, Variot, etc., etc.). On prenait encore les testicules d'un chien (Villeneuve). On tuait l'animal par la section du cou ou par le chloroforme ; on pratiquait la castration testiculaire, et dans d'autres expériences moins nombreuses, la castration ovarienne. Les glandes broyées au mortier et avec de l'eau distillée donnaient une émulsion et finalement, après filtration au papier joseph, un liquide rosé. Parfois même, on omit de filtrer et on administra le liquide injectable par la voie sous-cutanée ou par la voie rectale.

Ce procédé primitif et suffisant pour l'expérimentation sur les animaux, était de médiocre sécurité :

les thérapeutistes ne pouvaient s'en contenter.

En lavement, ce liquide causait de l'irritation rectale; sous la peau, il provoquait de la *douleur*, des phlegmons, des abcès, des lymphangites, des congestions. Il lui manquait, par son mode de préparation et d'administration, l'*asepticité*. De là tous ces inconvénients et les accidents.

Les perfectionnements qui ont permis de les éviter sont l'œuvre originale de M. d'Arsonval.

Par leur ensemble, ces découvertes constituent la méthode générale pour la préparation d'extraits de tous les tissus de l'organisme.

Cette fabrication tend à devenir industrielle et courante (1). Les procédés ingénieux de M. d'Arsonval ont permis de les obtenir dans des conditions de bonne asepsie (2). Le médecin qui prescrit ces produits et le malade auquel il les administre ont donc un égal intérêt à ce qu'ils possèdent les qualités suivantes :

Un suc testiculaire *trop concentré* irrite les tissus sous-cutanés. Il faut donc qu'il soit *titré* et *dilué*.

Préparé à l'eau pure, il est *douloureux*. On le mélangera dans l'eau salée chargée de 1 ou 1,5 p. 100 de sel marin (Brown-Séquard et d'Arsonval), quand on devra l'injecter dans les veines.

(1) Ch. Éloy, Technique des injections par la méthode de Brown-Séquard (*Revue générale de clinique et de thérapeutique*, mai 1893).

(2) *Arch. de physiologie*, 1893, p. 399.

Pour l'injection sous-cutanée, le dissolvant de choix est la glycérine coupée de deux ou trois fois son volume d'eau. Plus concentré, à moitié par exemple, ce dissolvant provoquerait la douleur et des nodosités durables sous la peau.

Ce liquide sera *aseptique*. L'antiseptiser par des agents parasiticides forts, est une erreur. Furbringer voulut lui ajouter du thymol; il échoua dans ses expériences. Les agents antiseptiques forts neutralisent les substances, ferments ou autres, contenues dans les extraits organiques.

Dans les cas, toutefois, où on ne peut conserver par le froid et dans la glace un extrait organique, il est utile et souvent essentiel (Brown-Séquard et d'Arsonval) de le préparer avec de l'eau bouillie et saturée à froid de naphtol β, ou bien additionnée de trois à quatre millièmes d'acide borique. Ce sont là des expédients, car le liquide perd toujours de sa puissance.

Ce problème est heureusement résolu par l'emploi de la glycérine comme dissolvant et de l'acide carbonique comme agent parasiticide. En raison de son affinité pour l'eau et de ses propriétés déshydratantes, la glycérine extrait rapidement, hors des tissus qu'elle durcit, les ferments solubles. Médiocrement concentrée, elle les conserve sans les altérer, à preuve : la virulence de la pulpe vaccinale glycérinée et du vaccin conservé par le liquide.

L'acide carbonique sous pression est un puissant parasiticide (1); par contre, il ne détruit point les ferments. N'est-il pas en quelque sorte le milieu naturel où vivent les éléments de nos tissus? La lymphe, milieu intérieur de tout organisme pluri-cellulaire, si pauvre en oxygène, n'est-elle point... comme saturée de cet acide? D'où, la conception bien physiologique de d'Arsonval, utilisant cet acide qui n'altère point les humeurs pour la stérilisation des extraits d'organe.

L'acide carbonique respecte les ferments, détruit les microbes; voilà des titres sérieux de recommandation.

Enfin la filtration des liquides à travers des bougies en alumine gélatineuse, qui arrêtent les microorganismes les plus ténus (Strauss, Gamaleia), éloigne complètement le danger de l'inoculation des germes (2).

Donc, dissolution par la glycérine, stérilisation par l'acide carbonique sous pression, filtration à travers la bougie poreuse : voilà les trois opérations destinées à assurer l'asepticité du liquide, sa richesse en ferments et sa conservation.

Deux procédés réalisent ces conditions : le *procédé de laboratoire* qui nécessite un outillage spécial, mais donne des produits irréprochables, et le *procédé simplifié*, permettant d'opérer sans installation encombrante ou dispendieuse.

(1) *Arch. de physiologie*, juillet 1891, p. 594.
(2) *Archives de physiologie*, 1891, p. 385 et 502.

Il importe au médecin de connaître en détail la provenance et la préparation des extraits d'organes (1), dans un but de légitime curiosité, et plus encore dans l'intérêt humanitaire de la sécurité des malades.

Procédé de laboratoire. — Voici la marche des opérations d'après la pratique en usage au Collège de France.

1° *Préparation de l'extrait testiculaire.* — Après avoir employé les testicules de divers animaux (lapin, cobaye, chien, etc., etc.), on s'adresse actuellement à ceux du bélier ou du taureau. A des détails près, même préparation de l'extrait testiculaire.

L'extrait testiculaire du taureau ou du bélier est retiré des glandes d'un animal fraîchement abattu. Avant de détacher celles-ci on doit, quand il est possible de le faire, ligaturer le cordon en masse, le plus haut possible, pour que l'organe reste gorgé de sang (1). On dépouille les testicules de leurs enveloppes et de leur graisse, en conservant les plexus veineux. Cette opération se pratique avec des ciseaux flambés, après un lavage avec la liqueur de Van Swieten et sous un filet d'eau récemment bouillie et phéniquée au centième. On divise chacun d'eux avec un couteau stérilisé en quatre ou cinq rondelles, on les met macérer aseptiquement dans la

(1) *Arch. de phys.*, 1891, p. 382, 593, 602; *Société de biologie*, 9 mai 1891.

glycérine à 30 degrés; il faut un litre de ce liquide pour un kilogramme de testicules, avec le sang des veines qui les accompagne. La macération dure vingt-quatre heures : on ajoute, après ce délai, 500 centimètres cubes d'une solution à 5 p. 100 de sel marin dans l'eau bouillie. On fait macérer durant une heure, et on filtre au papier, après lavage de l'entonnoir et du filtre à l'eau bouillante.

Pour la préparation de l'*extrait testiculaire du cobaye*, on choisira des animaux sains et vigoureux. On préfère le cobaye au lapin, en raison de sa résistance aux maladies parasitaires. L'animal est tué par la section du cou : on enlève les deux testicules avec les canaux déférents et les plexus veineux, mais en les séparant de l'atmosphère graisseuse environnante. On divise la masse en morceaux d'un centimètre de côté environ, qui sont mis en macération pendant vingt-quatre heures, dans trois fois leur poids de glycérine officinale à 28 degrés et préalablement chauffée à 140 degrés. Cette macération doit se faire, cela va de soi, aseptiquement et dans des flacons bouchés à l'émeri et stérilisés.

La diminution du volume des fragments de l'organe et la crispation des tissus indiquent que la macération est suffisante. La solution glycérinique contient tous les ferments. On l'étend de trois fois son volume d'eau bouillie et refroidie. On agite; on filtre au papier Laurent.

On obtient un liquide qui est prêt à subir la seconde opération : filtration sous pression et stérilisation carbonique.

2° *Stérilisation et filtration par l'acide carbonique.* — Les extraits non filtrés et non aseptisés possèdent une activité intense; leur maniement n'est pas exempt de dangers. Les appareils de M. d'Arsonval, aujourd'hui d'un usage courant, permettent d'éviter ces dangers au moyen de la *stérilisation chimique* par l'*acide carbonique seul*, ou de la *stérilisation* à la fois *physique et chimique*, par la réunion du filtre et de l'autoclave dans le *stérilisateur-filtre*.

Filtration et stérilisation. — En principe, il s'agit de faire passer les extraits d'organes à travers un filtre (bougie d'alumine) jouant vis-à-vis d'eux le rôle de la bougie en porcelaine du filtre Pasteur, sous une pression considérable obtenue par la gazéification de l'acide carbonique liquéfié, dans une atmosphère physiologiquement neutre pour ces extraits, et constituée par le même gaz. De là, trois procédés, dont le plus parfait est celui du stérilisateur-filtre, et le plus simple, la filtration à la bougie.

Le *stérilisateur-filtre* se compose de deux parties (1) : une bouteille d'acier, c'est le réservoir

(1) D'Arsonval, (*Arch. de physiologie*, avril 1891, p. 382 ; juillet 1891, p. 394, et janvier 1893, p. 181). — Stérilisation à froid des liquides organiques par l'acide carbonique (*Arch. de phys.*, avril 1892, p. 375).

à acide carbonique, et un tube métallique, c'est le filtre stérilisateur (fig. 1).

Ce réservoir à acide carbonique B contient 500 grammes d'acide carbonique liquide, représentant 250 litres de gaz. Un robinet de bronze étanche et à pointe d'acier le termine et porte un ajutage latéral sur lequel le tube stérilisateur se visse par un joint hermétique constitué par une rondelle de cuir graissé E,E'.

Le filtre stérilisateur a la forme d'un tube vertical métallique et sans soudure, essayé à 200 atmosphères, fermé à ses deux extrémités par des bouchons métalliques et se vissant par un ressort latéral, on l'a vu plus haut, avec le réservoir à acide carbonique F.

Le bouchon supérieur peut être muni d'un manomètre indicateur de la pression jusqu'à 30 atmosphères M. Il porte une vis à pointe d'acier destinée à laisser à volonté échapper l'acide carbonique et tomber la pression dans l'appareil V.

Sur le bouchon inférieur est fixée la bougie filtrante *b* au moyen d'une douille et d'un bracelet de caoutchouc formant, sous la pression du gaz, une fermeture absolument hermétique P. Un robinet à vis et un tube permettent l'écoulement du liquide filtré dans une éprouvette stérilisée V'. La bougie est en terre spéciale et sa porosité différente suivant la viscosité ou la nature des extraits. Une bougie en porcelaine ordinaire s'écraserait sous la pression du gaz; on évitera donc l'emploi des

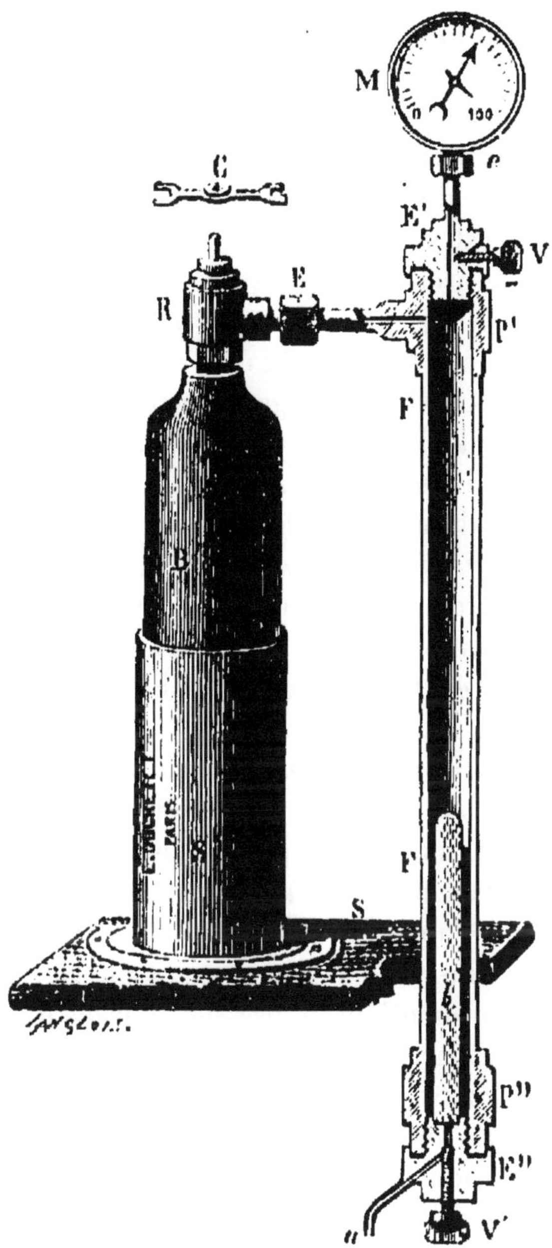

Fig. 1. — Stérilisateur, filtre de d'Arsonval

bougies du filtre Pasteur. Enfin, disposition ingénieuse : tous les cuivres de l'appareil sont commandés par une clef unique C, celle du réservoir à acide carbonique.

Voilà les dispositions générales de l'appareil. Quelle en est la *manœuvre ?*

Elle comprend cinq temps :

1° *Fixation d'une bougie* neuve et flambée préalablement (le chauffage au rouge sur le charbon de bois et le brossage suffisent pour la nettoyer quand elle a servi); vissage du cylindre-stérilisateur sur le réservoir; serrage des cuirs; fermeture du robinet inférieur.

2° *Introduction du liquide filtré* par l'orifice supérieur (environ 300 grammes de ce liquide); vissage du bouchon obturant cet orifice et du manomètre.

3° *Mise en pression* en ouvrant le robinet du réservoir.

4° *Stérilisation chimique* par la pression de l'acide carbonique qui se gazéifie et se mélange au liquide, mélange qu'un mouvement de bascule de l'appareil permet d'assurer. On vérifie l'étanchéité de l'appareil en fermant la clef du réservoir : si elle est parfaite, le manomètre ne varie point. On maintient la pression durant un quart d'heure, espace de temps suffisant pour assurer la stérilisation chimique.

5° *Filtration*, c'est-à-dire *stérilisation physique* sous pression gazeuse de 20 à 30 atmosphères : c'est le dernier temps de l'opération. On ouvre alors le robinet inférieur et on reçoit le liquide filtré dans un vase préalablement stérilisé par

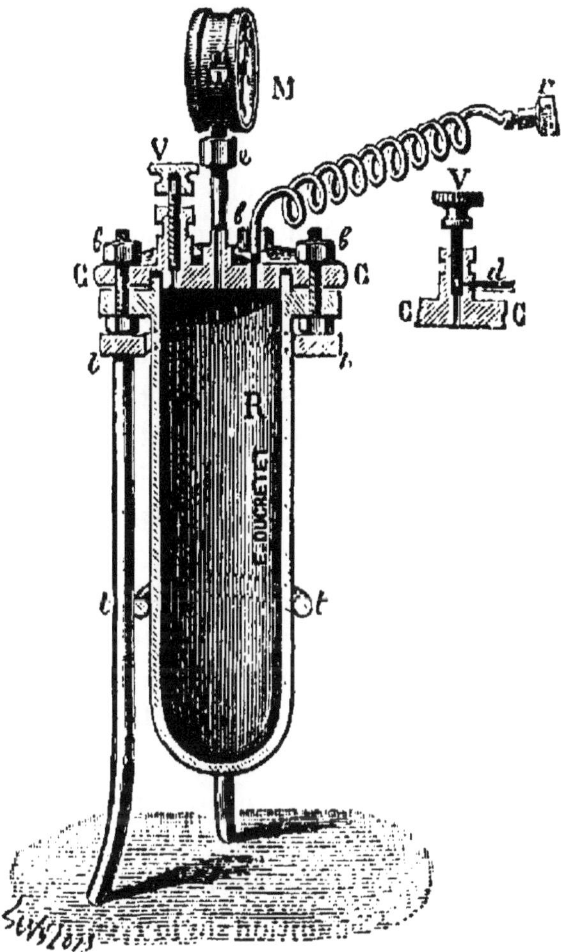

Fig. 2. — Autoclave de d'Arsonval.

l'eau bouillante. Le sifflement de l'acide carbonique s'échappe par le robinet inférieur annonce que l'écoulement du liquide est terminé.

La *stérilisation par l'acide carbonique* seul permet d'éviter l'emploi de la bougie dont les pores retiennent certains corps colloïdes. Elle suffit pour l'extrait testiculaire et s'obtient avec l'autoclave à acide carbonique de d'Arsonval.

Cet autoclave consiste en un récipient de cuivre rouge éprouvé à 120 atmosphères, et fermé d'un couvercle étanche qui est muni d'un robinet d'échappement à pointe d'acier, d'un manomètre et d'un tube de raccord s'adaptant au réservoir à acide carbonique liquide (fig. 2).

La manœuvre consiste à introduire dans l'autoclave des tubes ouverts contenant le liquide testiculaire filtré au papier. On met l'appareil en pression : celle-ci est de 30 atmosphères à la température ambiante de 15 degrés. On maintient la pression pendant deux heures. Au besoin même, par l'immersion de l'autoclave dans un bain-marie à 42 degrés, on l'élève jusqu'à 90 atmosphères. Aucun germe vivant ne résiste à ces pressions qui cependant n'altèrent point les substances albuminoïdes.

Qu'il sorte de l'autoclave ou du stérilisateur-filtre, le liquide est transparent, exempt d'éléments figurés et susceptible de conservation durant cinq ou six semaines, à condition de le recevoir immédiatement dans des flacons de petite capacité, stérilisés, hermétiquement clos et maintenus à une température inférieure à 15 degrés centigrades.

Procédé simplifié. — A coup sûr inférieur

au précédent, il a le grand avantage de mettre la préparation du suc testiculaire à la portée de tous les thérapeutistes. Il ne saurait donc remplacer le premier, mais il donne une sécurité assez grande encore contre l'inoculation des germes par la filtration à la bougie poreuse.

En voici la technique :

1° La *préparation de l'extrait* est obtenue, comme on l'a vu plus haut, par division du testicule en petits fragments, par leur marcération durant vingt-quatre heures dans la glycérine, la dilution du suc glycériné avec trois fois son volume d'eau bouillie et additionnée 6 p. 100 de sel marin ; enfin par filtration au papier Laurent après agitation répétée.

2° La *filtration à la bougie d'alumine dans le vide sans acide carbonique* et au moyen du petit appareil suivant (fig. 3) :

Une bougie poreuse B, un flacon en verre mince à goulot assez large V et à tubulure latérale A, un tube de caoutchouc à parois épaisses T et une pompe à vide P, celle d'un aspirateur de Potain : tels en sont les éléments (1).

Sur le goulot on fixe la bougie poreuse qui porte un bracelet de caoutchouc; sur la tubulure on monte le tube de caoutchouc raccordé avec la

(1) BROWN-SÉQUARD et D'ARSONVAL, Nouveaux modes de préparation du liquide testiculaire (*Arch. de phys.*, janvier 1892, p. 181) et DAURIAC (*Gaz. des hôpitaux*, 2 juillet 1892).

pompe, et quand, après essai, on constate que le vide se fait, on stérilise l'appareil par l'eau bouillante, et on manœuvre ainsi :

1° Verser au besoin avec un entonnoir de verre E, dans la cavité de la bougie, le liquide déjà filtré au papier.

2° Faire le vide par le fonctionnement rapide de la pompe; la filtration ainsi pratiquée demande

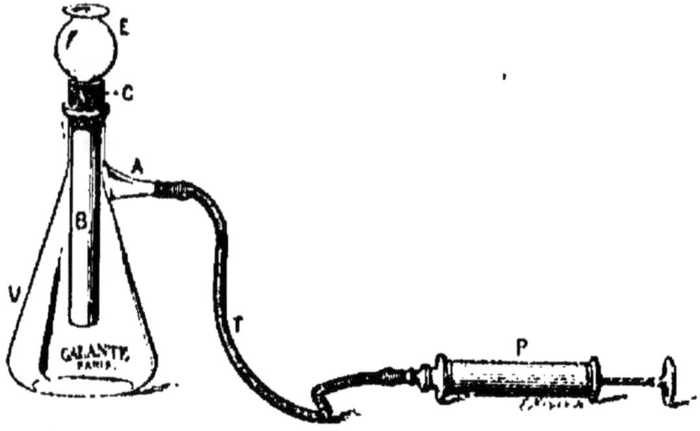

Fig. 3. — Appareil de Galante.

quelques minutes (cinq minutes pour 50 cent. de liquide).

La rapidité, voilà donc le principal avantage du procédé simplifié et de l'appareil de Galante.

Qualités d'un extrait d'organes bien préparé. — La préparation de l'extrait testiculaire est une opération relativement simple; néanmoins elle doit toujours, quelle que soit la technique adoptée, être pratiquée aseptiquement. Voilà un motif majeur, à mon avis, pour préférer les extraits obtenus par les procédés de laboratoire à ceux que l'on prépare rapidement par les procédés simplifiés.

Au moment où leur fabrication tend à devenir industrielle, n'est-il pas utile de résumer, en manière de conclusion, les règles dont on a le droit, dans l'intérêt du malade et de sa sécurité, d'exiger l'observation.

Dans le *choix* des animaux, on préférera les plus jeunes, les plus robustes. L'espèce animale importe peu : taureau, bélier, cobaye ; on adoptera l'une ou l'autre selon la nécessité d'obtenir un rendement plus ou moins abondant d'extrait. Les testicules avec les plexus veineux, et, s'il s'agit de cobayes, les canaux déférents, proviendront d'animaux récemment sacrifiés. On divisera ces tissus en morceaux du volume d'une noix ou en rondelles, le tout antiseptiquement.

Leur *macération* dans la glycérine à 30 degrés, à raison de un kilogramme de cette menstrue par kilogramme de testicule, sera prolongée durant vingt-quatre heures.

Le *suc glycériné* sera mélangé d'eau salée à 5 p. 100, dans le rapport d'un demi-litre de la seconde pour un litre du premier. On agitera plusieurs fois ce mélange pendant une demi-heure.

La *filtration* du suc glycériné et ainsi dilué

sera pratiquée avec le papier Laurent n° 8. Sa *stérilisation physique* et sa *stérilisation chimique*, mais de préférence l'une et l'autre à la fois, seront réalisées dans le filtre stérilisateur de d'Arsonval dans l'autoclave à acide carbonique et, à défaut de ces appareils, mais à leur défaut seulement, par la bougie d'alumine filtrant dans le vide.

On assurera la *conservation* de l'extrait stérilisé par une addition de glycérine jusqu'au titre de 15° Baumé, par son embouteillage dans des vases de petite capacité (flacons de 15 à 30 centimètres cubes ou ampoules) passés à l'eau bouillante et hermétiquement bouchés au liège, ou par soudure ou chalumeau, enfin par leur séjour dans un endroit frais à l'abri d'une vive lumière.

CHAPITRE NEUVIÈME

LA MÉDICATION ORCHITIQUE

TECHNIQUE ET MODE D'ADMINISTRATION

Le mode d'administration de choix. — Injections sous-cutanées orchitiques. — Lavements invigorants.

Le mode d'administration de choix. — Je commence par une sentence... tout comme le bachelier de Molière : « Le succès d'une médication dépend autant du mode d'administration que des vertus du remède employé. » Imprimée dans tous les livres, rencontrée à tous les carrefours de la thérapeutique, cette vérité est de circonstance, quand il s'agit de remèdes aussi délicats à préparer, à conserver et à manier, que les extraits d'organes.

Je répète ce que j'avais déjà écrit ailleurs, avant de répondre à cette question toute pratique et très générale : *comment pratiquer une injection dans les médications par les extraits d'organes ?* Il s'agit ici de l'emploi de l'extrait orchitique ; les précautions et la technique sont les mêmes quand on fait usage des extraits d'autres organes.

Quelles sont les voies d'administration des extraits organiques en général et du liquide orchitique en particulier.

Dans la pratique courante, celle de choix est la voie sous-cutanée. On en comprend aisément les avantages : simplicité, sécurité, innocuité.

Les *injections intra-veineuses* n'ont point été, cela se comprend, l'objet d'essais thérapeutiques. On connaît la puissance et la rapidité de l'absorption dans ce procédé ; on en connaît aussi les dangers. Jusqu'à plus ample informé, elles resteront au laboratoire comme un procédé rapide et commode d'expérimentation physiologique.

Quant aux *injections rectales*, elles semblent exemptes d'inconvénients sérieux. M. Brown-Séquard a prouvé leur efficacité. Elles n'en sont pas moins un procédé d'exception. C'est donc les injections hypodermiques qui, dans l'immense majorité des cas, sont préférées et sont préférables. Leur technique exige cependant des soins. Les instructions rédigées par le laboratoire du Collège de France et adressés aux médecins à l'époque où ce laboratoire leur distribuait des extraits d'organes, en ont indiqué quelques-uns. Je les complète par ceux que la pratique suggère.

Injections sous-cutanées orchitiques. — Au point de vue clinique, la question est celle-ci : *où et comment administrer la médication orchitique ?*

Adoptera-t-on comme *instrument* un appareil parfaitement stérilisable : par exemple, une seringue à aspiration capillaire de la capacité de un à deux grammes (1)?

Quelques médecins ont employé la seringue classique de Pravaz, cet instrument est un pis aller. Son piston de cuir et sa monture relativement compliquée ne sont guère aseptiques, même après une désinfection attentive dans l'eau bouillante ou par une solution phéniquée chaude.

On préférera les seringues à piston d'amiante, désinfectables par flambage avant et après chaque opération, avec un déclanchement facilitant le démontage, à cylindre de verre aseptisable par l'ébullition dans l'eau et à aiguille en platine à pointes iridiées, stérilisables par leur exposition, sans détérioration, à la température du rouges, cerise.

Pour *lieu d'élection*, une région aux téguments mobiles, de préférence les côtés de l'abdomen, la fesse et le dos entre les deux épaules. Cela est classique.

Asepsie du champ opératoire. — On la réalisera, précaution nécessaire *avant* l'injection, d'abord en détergeant la surface cutanée de ses enduits sébacés par un savonnage à la brosse et des frictions avec un tampon d'ouate hydrophile imbibé

(1) CH. ELOY. Comment pratiquer une injection orchitique dans la méthode de Brown-Sequard? (*Revue gén. de clinique et de thérap.*, 10 mai 1893.

d'alcool à 90 degrés; ensuite par un lavage à l'eau phéniquée à 2 p. 100.

Après l'injection, nouveau lavage avec le même liquide.

De plus, *antisepsie des mains* de l'opérateur et de ses aides.

L'extrait testiculaire ne sera pas injecté pur. Autrement, douloureux et irritant, il provoquerait de la lymphangite et des phlegmons.

On procédera ainsi au *remplissage de la seringue.* On la remplira par aspiration à moitié de sa capacité avec de l'eau froide et préalablement bouillie; ensuite on complétera avec l'extrait organique.

Pendant le remplissage, on évitera d'introduire de l'eau dans le flacon renfermant l'extrait organique, de tenir ce vase longtemps ouvert et d'omettre sa clôture hermétique après cette manœuvre. Il n'est, en effet, petite précaution à négliger.

La *technique* de la piqûre diffère quelque peu, par les précautions qu'elle exige, de l'injection classique de morphine. En voici les divers temps : faire un pli de la peau, conduire l'aiguille sous cette dernière, puis la diriger parallèlement à la surface pour assurer la pénétration de la canule tout entière sous le derme, presser enfin le piston lentement et posément.

Une question incidente : faut-il préalablement pratiquer l'*analgésie du champ opératoire?* On a conseillé de le faire, avec un jet de chlorure d'éthyle. Avec l'extrait orchitique, dans la majorité des cas, c'est là précaution inutile : les malades acceptent volontiers les injections orchitiques et les tolèrent d'ordinaire fort bien.

Quels seront le *nombre* et la *dose* des injections? *Quotidiennement*, au nombre de une à six de chacune — il faut bien s'entendre sur ce point — représentant deux grammes d'extrait additionné d'eau par moitié. C'est une dose absolue, correspondant à un demi-centimètre cube au minima et à trois centimètres cubes au maxima d'extrait au titre normal et non dilué.

Si, pour un motif quelconque, on ne peut administrer la médication chaque jour, on pratiquera des *injections bi-hebdomadaires*, à raison de 4 à 8 grammes par séance, qu'on administrera soit en plusieurs fois, soit massivement.

En tout cas, la durée de la médication, à moins d'intolérance invincible, ne sera pas inférieure à trois semaines. Après le délai écoulé, on suspendra le traitement pour le reprendre après quelques jours, si les effets ont été positifs, mais définitivement s'ils ont été négatifs.

Les *accidents consécutifs* à ces piqûres sont nuls dans l'immense majorité des cas. Trop concentré, l'extrait glycériné pur peut provoquer une irritation locale et des nodosités.

Des foyers septiques, phlegmons, traînées de lymphangites, etc., etc., auraient pour origine certaine une faute contre l'asepsie de la peau des malades ou des instruments, la désinfection incomplète des mains de l'opérateur et la non-stérilisation physique ou chimique de l'extrait organique.

Parfois, tout en observant ces conditions de préparation et de dilution du liquide, la *piqûre est douloureuse.* C'est l'exception. Cet inconvénient ne motivera jamais la cessation du traitement, mais seulement la dilution plus grande de l'extrait organique dans deux volumes d'eau au lieu d'un seul.

Au demeurant, peu ou point d'accidents après les injections, pourvu que l'extrait organique soit transparent, limpide, septique, non altéré, et tolérance de l'organisme quand on se conforme à la technique que je viens d'indiquer.

Voilà les conditions où, en sécurité, on pratiquera ces injections.

Lavements invigorants. — Un mot sur la technique des *injections rectales d'extrait orchitique.* On a vu plus haut que leur emploi est motivé par exception seulement.

Elles ont rendu quelques services, bien que leur puissance dynamogéniante soit inférieure à celle des injections.

Comment les préparer? MM. Brown-Séquard et d'Arsonval ont exposé ainsi la *technique* de ces *lavements invigorants* (1).

(1) Brown-Séquard et d'Arsonval, Règles relatives à l'emploi du liquide testiculaire (*Arch. de phys.*, janvier 1893, p. 192).

On écrase les deux testicules d'un cobaye jeune et vigoureux, on exprime tout le liquide que ces glandes peuvent donner. Au suc obtenu par pression, on ajoute six fois d'eau en plus du poids de ces organes. Filtration au papier. Le lavement est administré après une irrigation préalable du rectum.

L'absorption se produit dans l'espace d'un quart d'heure à une demi-heure. On répète ces injections tous les deux ou trois jours.

Dans le cas de ténesme, de douleurs, d'irritation et d'écoulement de mucus après le lavement, le liquide est irritant et trop concentré. On augmentera sa dilution et on obtiendra la tolérance par une plus grande addition d'eau.

CHAPITRE DIXIÈME

LA MÉDICATION ORCHITIQUE

SUCCÉDANÉS DE L'EXTRAIT TESTICULAIRE

Extrait ovarique ou ovairine. — Spermine et pipérazine. — Nucléine.

Extrait ovarique ou ovairine. — Comme toute autre, la médication orchitique subit la loi vulgaire de la concurrence. C'est un usage thérapeutique.

L'extrait testiculaire aurait des succédanés : on le dit et on en propose. Il faudrait être néophobe pour admettre que l'on n'en inventera point d'autres encore.

Parmi ces succédanés, les uns, de la famille médicamenteuse des extraits organiques, sont de ceux que la méthode de M. Brown-Séquard revendique comme ses agents : tels le liquide cérébral employé dans la transfusion dite nerveuse et l'extrait ovarique. Parmi les autres, on a placé les solutions salines concentrées, les sérums artificiels, comme l'ont dit MM. Crocq, J. Chéron et autres. C'est à tort : ce sont des agents de la médication sous-cutanée classique. Leur origine, leurs propriétés physiologiques, leur mode d'emploi différent de ceux des extraits organiques. Quelle que soit leur importance thérapeutique, ils n'ont donc point place à côté de ceux-ci. Reste la spermine. On verra plus loin quelle valeur il faut accorder à ses mérites.

L'idée physiologique d'employer l'extrait ovarique, à l'instar de l'extrait testiculaire, était trop naturelle pour qu'il soit nécessaire de la justifier. Les essais thérapeutiques dont il a été l'objet sont peu nombreux.

Ils démontrent cependant l'identité de ses propriétés dynamogéniantes avec celle de l'extrait testiculaire; s'il augmente les activités des centres nerveux, c'est à un moindre degré.

On a donc eu la pensée de le prescrire contre les troubles nerveux consécutifs à l'ovariotomie, à l'hystérectomie et à l'oophorectomie (Gouilloud, Debove) (1). Dans un cas de contracture hystérique, chez une petite fille, M. Clément a obtenu la disparition de ce trouble fonctionnel par des injections d'ovairine au dixième (2).

Les indications de l'extrait d'ovaire seraient donc celles de l'extrait testiculaire. Il n'y a donc point lieu de s'y arrêter, et si l'étude encore insuffisante de cet agent thérapeutique se complète

(1) Gouilloud (*Soc. des sciences méd. de Lyon*, 26 oct. 1892). — Debove (*Société méd. des hôpitaux*, 18 nov. 1892 et *Revue gén. de clin. et de thérapeutique*, 25 nov. 1892).

(2) Clément (*Société des sciences médicales de Lyon*, 21 déc. 1892).

quelque jour, il ne sera point vraisemblablement nécessaire de créer un chapitre nouveau à côté de celui de la médication testiculaire.

Quant aux bénéfices de son emploi pour combattre les accidents post-opératoires à l'ablation des ovaires, ne rentrent-ils pas, s'ils sont constants, dans la catégorie des phénomènes de suppléance fonctionnelle dont la physiologie des sécrétions internes mentionne un nombre déjà si grand ? Encore une question indécise et discutable (1).

Spermine et pipérazine. — Celle de la spermine le paraît moins.

Schreiner trouva en 1878 ce corps dans le sperme, lui donna pour formule C^2H^5A et reconnut sa nature basique. Cette base était celle du phosphate de spermine qui, sous le nom de *cristaux de Charcot*, avait été signalée par ce savant observateur dans les crachats des emphysémateux et des bronchiteux, dans le sang des anémiques et des leucocythémiques (2).

Ladenburg et Abel comparent la spermine avec l'éthylénimine, et Kobert avec les polymères de celle-ci, entre autres, la pipérazine.

Le débat en restait là quand Poehl (de Saint-Pétersbourg) s'éleva contre cette dernière identification, formula par $C^5H^{12}Az^2$ la spermine pure,

(1) Héricourt, Le liquide testiculaire et ses prétendus résultats (*Soc. de biologie*, 29 août 1893).

(2) Egasse a publié un résumé complet de ces travaux dans le *Bulletin thérapeutique* du 30 novembre 1892.

la distingua avec Mendeloeff de l'éthylénimine, et engagea ses compatriotes Rotschinine, Weljominoff, Victoroff et Tarchanoff à mettre à l'essai ses vertus thérapeutiques dont il admettait l'identité avec celles de l'extrait testiculaire.

Au témoignage de ces observateurs, la spermine aurait été efficace contre la faiblesse générale, l'impuissance, l'amaigrissement, la glycosurie, les paralysies (Rotschinine). Elle aurait relevé le pouls déprimé des pneumoniques, amélioré les phtisiques, tonifié le système nerveux des neurasthéniques et des hystériques (Schichoreff), prévenu le choc opératoire avant les interventions chirurgicales (Weljominoff); bref, Victoroff en fait le succédané de l'extrait testiculaire, et conclut avec Pöehl à son identité avec le principe actif de ce dernier (1).

En outre, la spermine posséderait des propriétés oxydantes énergiques en conférant au sang la vertu de véhiculer de l'oxygène aux éléments veineux. Cette conclusion de Poehl a été contestée par M. Duclaux, et défendue par M. Gautier.

Quoi qu'il en soit, on préconisa la spermine comme tonique et nervin. Des accidents graves survenus après son emploi firent reconnaître la présence de peptones dans le liquide débité sous le nom de spermine, et motivèrent l'interdiction de sa vente dans les officines russes.

(1) (*Berliner Klin. Woch.*, octobre à décembre 1891).

Aux résultats thérapeutiques annoncés par les médecins russes, on oppose les essais absolument négatifs de L. Henry, n'en obtenant aucun résultat contre la débilité, la sénilité, la phtisie, la paralysie, même quand le produit était pur, cristallisé et bien isolé (1). D'autre part, Tarchanoff a montré que ses propriétés physiologiques ressemblent à celles du suc testiculaire; d'où cette conclusion formulée par M. Brown-Séquard (2) : la spermine diffère trop des extraits orchitiques pour pouvoir les remplacer.

Des notions suffisamment précises manquent pour permettre d'en recommander l'emploi et on attend toujours une solution du problème, consistant à déterminer la nature de la substance active à laquelle l'extrait testiculaire doit ses propriétés physiologiques et thérapeutiques.

Il en est de même de la *pipérazine*, substance chimiquement isomère de la spermine. Les expériences de Boch sur les lapins et les essais de Schultze sur les aliénés n'en justifient ni l'identité physiologique, ni les analogies thérapeutiques avec l'extrait orchitique.

Nucléine. — Un seul mot : comme tant d'autres remèdes inédits, elle fait — on l'annonce — des mer-

(1) Henry (*The N. York, med. journal*, 18 juillet 1891, p. 74).

(2) Brown-Séquard, Remarques sur la spermine et le liquide testiculaire (*Arch. de phys.*, 1891, p. 401 et 1892, p. 406).

veilles. C'est, paraît-il, un extrait globulaire retiré du sang; on le dit. N'est-ce point autre chose? On la préconise pour sa richesse en phosphate. L'autre jour elle a obtenu l'honneur de la tribune de l'Académie. On annonçait *ex cathedra* qu'elle guérit la pleurésie et la pneumonie en trois jours..... Cela suffit! C'est dans le silence que l'Académie a écouté cette communication : j'imiterai la réserve de la docte compagnie, et on ne m'en voudra pas à coup sûr.

Je conclus que la spermine, la pipérazine, la nucléine et les autres succédanés en..ine, n'ont pu encore, malgré leurs bruyantes prétentions, remplacer l'extrait testiculaire et la médication physiologique dont il est l'agent.

CHAPITRE ONZIÈME

LA MÉDICATION THYROÏDIENNE

SES ORIGINES ET SA PHYSIOLOGIE

Origines de la médication thyroïdienne (Schiff, Reverdin, Kocher, Curling, Ord, Gull, Horsley). — *Fonctions du corps thyroïde* (Sanquirico, Canalis, Gley, etc.) — *Les suppléances thyroïdiennes : glandes annexes et accessoires, greffes* (Schiff, Gley, Marie et Chantemesse, Lannelongue, Mecklen, Boucher, Bettencourt, etc., etc. — *Injections thyroïdiennes* (Vassale et Gley). — *La sécrétion interne thyroïdienne* (Zésas, Albertoni et Tizzoni, Herzen, Slosse, Godart, etc., etc.).

Origines de la médication thyroïdienne. Des applications de la méthode de Brown-Séquard, celle-ci procure actuellement les résultats les plus beaux et les plus décisifs.

Il y a vingt ans on l'ignorait. C'est une œuvre toute contemporaine; elle a pour fondements des observations cliniques en parfait accord avec les recherches expérimentales, la théorie pathogénique rationnelle du myxœdème et de la cachexie strumiprimitive, et les rapports de causalité entre les accidents myxœdémateux et l'absence anatomique ou l'insuffisance fonctionnelle du corps thyroïde. Enfin elle a eu pour couronnement, l'idée ingénieuse de suppléer à la fonction glandulaire par la greffe du tissu ou les injections d'extrait thyroïdien.

Dans la courte histoire de cette médication, tout s'enchaîne et se complète. En outre, la physiologie, la médecine et la chirurgie sont, le fait est rare, dans le plus parfait accord pour en justifier les applications.

Ses origines, les voici.

En 1859, Schiff *constatait* que l'extirpation totale du corps thyroïde est le plus souvent mortelle pour le chien. Le 17 septembre 1883, Reverdin dénonçait à la *Société* médicale de Genève les phénomènes cachectiques spéciaux consécutifs à la thyroïdectomie totale, alors en faveur contre le goitre (1). La même année, son compatriote Kocher (de Berne) justifiait ces observations, par une enquête justement célèbre, complétée depuis par d'autres chirurgiens (Mikulitz, Julliard, Gordon, Tassi, Ruggi, Occhini, Poncet, etc.).

Kocher avait suivi vingt-quatre opérés de thyroïdectomie totale. Tous, à des degrés divers, étaient atteints de modifications physiques et intellectuelles profondes : d'une part, faiblesse et douleurs musculaires, gonflement de la face, des bras et des jambes d'abord, de la totalité du corps ensuite, avec effacement des plis cutanés. Leur

(1) Schiff, Untersuchugen über die, Zucherbildung in der Leber (1859, Wurzbourg et *Revue médicale de la Suisse Romande*, 15 février et 15 août 1884).

peau altérée était sèche et rugueuse : arrêt de la croissance et chute des cheveux, pâleur des muqueuses ; accès de dyspnée, syncopes, convulsions tétaniques, et avec cela perturbation profonde de l'intelligence, tristesse, taciturnité, lenteur et difficulté de la parole, idiotie comparable à celle des crétins.

Cet état morbide reçut de Kocher le nom de cachexie strumiprimitive, et de Reverdin, celui de myxœdème postopératoire. Simples questions de mots ? Il existait en effet une analogie profonde entre les accidents lointains de la thyroïdectomie totale et les symptômes fondamentaux de l'état crétinoïde décrit par Gull en 1873 ou du myxœdème que Ord avait étudié sur des individus dépourvus congénitalement de corps thyroïde. Du reste, auparavant, en 1849, Curling avait, lui aussi, signalé sans en donner une interprétation, l'absence de cette glande chez quelques idiots (1).

En 1885, l'état de la question était celui-ci : on connaissait le myxœdème postchirurgical de Reverdin, ou cachexie strumiprimitive de Kocher, les accidents causés par les thyroïdectomies expérimentales (Schiff), enfin la coïncidence entre l'absence du corps thyroïde ou sa destruction et certaines formes de crétinisme, d'idiotie (Curling, Ord et Semons), le myxœdème de Gull et l'idiotie pachydermique.

(1) Gull (*Société clinique de Londres*, 1893). — Ord (*Société médico-chirurgicale de Londres*, 1877).

Vers la même époque, M. Charcot donnait une magistrale description du myxœdème. Cliniquement, la famille des myxœdémateux était constituée.

Quel était le lien pathogénique entre le pachydermisme spontané et le pachydermisme chirurgicalement provoqué? Horsley le trouva en réalisant le myxœdème expérimental chez les singes thyroïdectomisés.

Cette expérience fait époque.

Forts de ces faits cliniques et expérimentaux, les chirurgiens et les physiologistes orientent, dès lors, leurs travaux dans la voie des applications. Ceux-ci complètent, en les variant, les essais initiaux de Schiff, et Schiff lui-même les reprend.

Ceux-là, édifiés sur le triste avenir des thyroïdectomisés, abandonnent la thyroïdectomie totale, sauf contre les tumeurs malignes (Reverdin, Kocher, Bruns, etc.), et la remplacent par la thyroïdectomie partielle, quand celle-ci est possible, en escomptant les effets compensateurs d'une sécrétion thyroïdienne accessoire. Ils tentent enfin et réussissent, dans le but d'obtenir une suppléance glandulaire, la greffe thyroïdienne sur l'homme.

Fonctions du corps thyroïde. — Il faut donc en rabattre de l'ancienne opinion d'après laquelle le corps thyroïde passait pour un organe de simple protection mécanique.

En effet, ce « coussin du cou » possède, par ses

sécrétions, un rôle indispensable à la vie (Schiff), ou, autre opinion, à la nutrition du système nerveux central (Sanquirico et Canalis). Chaque fois qu'on l'extirpe ou le détruit, sa suppression est mortelle aux animaux : chien (Schiff, Gley), chat (Wagner, Michælsen, Eiselsberg) (1), singe (Horsley), renard (Sanquirico et Orecchia) (2). Le corps thyroïde est donc un organe essentiel à la vie. Pour un moment, on crut que, privilège inexpliqué de la nature, le lapin et le rat faisaient exception (Schiff, Colzi, Tizzoni, Ughetti, Di Mattei, Rogowitch (3). On attribua cette immunité, — il fallait bien en donner une interprétation, — au régime herbivore de ces animaux ou granivore du pigeon, également réfractaire, on le croyait (4), à cette opération. Cette opinion était une erreur.

M. Gley la démontra, et dans une série de mémoires a établi que cette prétendue immunité est due à l'existence de glandes thyroïdiennes accessoires chez le lapin. Depuis, même démonstration de Cristiani pour le rat.

(1) Wagner (*Wien. med. Blatter*, 1884, nº 25). — Michaelsen (*Archiv. f. ch. ges. Physiol.*, 1889). — Von Eiselsberg (*Société impériale et royale des médecins de Vienne*, 1890 et 1891).

(2) Sanquirico et Orecchia (*Bolletino della R. Academia in Siena*, 1887, t. IV).

(3) Colzi (*Lo Sperimentale*, août 1884). — Ughetti et Di Mattei (*Archiv. per le sc. mediche*, 1885. — Albertoni et Tizzoni (*Arch. italiennes de biologie*).

(4) Ewald et Rockwell (*Arch. f. die Ges. phys.*, 1890). — Langendorff (*Biol. Cent.*, 1889).

Autre découverte : la survie des animaux après l'extirpation du corps thyroïde et ces immunités apparentes sont dues à la mise en jeu ou au développement d'organes de suppléance (Rogowitch, Stieda (1), Gley) (2), ou bien d'organes annexes, glandes parathyroïdiennes et thyroïdes dites accessoires (Sandstrom, L. Gibson, Zuccaro, Reverdin) (3). Accessoires, eu égard à leurs fonctions et pour les physiologistes, annexes du corps thyroïde relativement à leur situation topographique, ce sont, au point de vue clinique, des organes de réserve destinés à compenser les pertes de fonctions du corps thyroïde.

Preuve est donc faite du rôle nécessaire à la vie du corps thyroïde. Ses fonctions ne sont point le privilège de quelques espèces animales. Les faits cités par Moussu (absence apparente de thyroïde chez le cheval, le bélier et le porc) (4), pas plus que les remarques d'Ewald sur son absence chez

(1) Rogowitch (*Beitrage zur path. anat. und allg. path.*, 1890). — Stiéda (*Arch. de phys.*, janvier 1892).

(2) Gley, Recherches sur les fonctions de la glande thyroïde (*C. rendus de la Société de biologie*, 1891, p. 250; *Arch. de phys.*, 1892, p. 81, 311, 435). — Cristiani, De la thyroïdectomie chez le rat (*Arch. de phys.*, 1893, p. 39 et 165).

(3) Sandstrom (*Upsala lakariforemugs forhanlingar*, 1880, t. IV). — Gibson (*Journal of phys.*, 1881). — Zuccaro (*Gaz. degli Ospidali.*, 1888). — Marie et Chantemesse, Glandes parathyroïdiennes de l'homme (*Soc. méd. des hôpitaux*, 19 mars 1893 et *Revue générale de clinique et de thérapeutique*, 22 mars 1893).

(4) Moussu (*Société de biologie*, 20 juillet 1892).

le pigeon, n'invalident les expériences décisives de Gley et de Hofmeister (1). On peut donc généraliser et dire : ces glandes fournissent une sécrétion intense aussi indispensable à la vie des animaux carnivores que des animaux herbivores. La physiologie comparée confirme les données de la physiologie humaine.

D'ailleurs, après les beaux travaux de Schiff, Gley, Vassale, Sgnobbi et Lameri, on sait qu'on ne détruit pas ces glandes impunément.

Comme *effets consécutifs à leur extirpation*, tantôt c'est la mort rapide (Colzi, Sanquirico, Wagner, Fano et Zanda, Alonzo, Eiselsberg, etc. (2) ; tantôt ce sont des accidents, tardifs parfois, reproduisant en partie le myxœdème de l'homme (3) : troubles bulbaires, somnolence (Cooper), contractions fibrillaires, vomissements, dysphagie, polypnée ; troubles gastro-intestinaux, anorexie, stagnation des matières fécales dans le gros intestin et constipation ; paralysie partielle des extenseurs, puis paralysie totale des membres, altérations trophiques et écorchures rebelles de la peau, albu-

(1) HOFMEISTER, Zur phys. der Schilddrusen (*Fortschr. der med.*, 15 février 1892, p. 21).

(2) COLZI (*Lo Sperimentale*, août 1884). — WAGNER (*Wien. med. blatter*, 1884, p. 25 et 30). — FANO et ZANDA (*Arch. per le Scienze med.*, 1889, p. 385).

(3) TIZZONI et CENTANNI (*Arch. per la Scienze med.*, 1890). — GLEY, Effets de la thyroïdectomie chez le lapin (*Arch. de phys.*, janvier 1892, p. 135) et polypnée des chiens thyroïdectomisés (*Soc. de biologie*, 13 mai 1893).

minurie, passage des matières colorantes de la bile dans les urines (1), crises de convulsions cloniques et tétaniformes, hyperthermie durant les crises et hypothermie dans leur intervalle (2), hypérémie cérébrale (3), hépatique et splénique, hémorrhagies stomacales et intestinales, etc. ; bref : des troubles nerveux atrophiques ; troubles de l'hématose (Baumgarten), statose lymphatique (Hadden, Ord).

Les suppléances thyroïdiennes : glandes annexes et accessoires, greffe. — Voilà donc les principales manifestations de la cachexie strumiprimitive et de la maladie d'Ord. Je sais bien qu'avec Munck on a dit, — objection facile, — ces troubles et ces lésions ont pour origine le traumatisme opératoire des nerfs voisins du corps thyroïde, sympathique, récurrent, pneumogastrique. On n'a jamais pu justifier cette objection ; dès lors, inutile d'en tenir compte.

Quand l'animal survit, c'est que la fonction thyroïdienne n'est point abolie. L'extirpation de la glande a été incomplète, et les parties encore intactes du corps thyroïde pourvoient seules à la fonction ou reproduisent par prolifération de

(1) Albertoni et Tizzoni (*Arch. per la Sc. med.*, 1886, p. 45 et 1890, p. 315). — Horsley (*Brit. med. Journal*, 1885). — Laula (*Soc. de biol.*, 9 mars 1891. — Gley (Même Société, 16 mai 1891).

(2) Ughetti et Mahebro (*Reforma medica*, oct. 1890, et *Arch. p. le Scienze med.*, 1885, t. IV).

(3) Rogowitch (*Arch. de phys.*, 15 nov. 1888).

leurs éléments la glande enlevée (Beresowski).

Ou bien, il existe des *thyroïdes accessoires*, *annexes* ou *surnuméraires* qui se développent et fournissent une suppléance (Gruber, Verneuil, Kiadji, Zukakandl, Wolfler, Wagner, Curle, Fuhr, etc.) (1).

Voici d'abord les *glandes parathyroïdiennes* de l'homme ; MM. Marie et Chantemesse les ont récemment étudiées à nouveau (2). Anatomiquement elles sont situées en dehors de la capsule thyroïdienne; histologiquement elles ont la structure d'une glande thyroïdienne embryonnaire. Par leur situation topographique elles peuvent échapper au bistouri pendant la thyroïdectomie ; voilà comment on explique la survie et l'absence d'accidents durables chez quelques thyroïdectomisés. Après l'ablation du corps thyroïde, elles s'hypertrophient, leurs cellules évoluent vers le type thyroïdien, et Sandstrom l'avait montré naguère, elles entrent en fonctions et compensent la sécrétion supprimée.

A côté de ce moyen naturel de suppléance, voici

(1) GRUBER, Thyroïdes accessoires (*Med. Jahrb.*, 1845). — VERNEUIL (*Arch. gén. de médecine*, 1845) — KIADJI (*Arch. fur anat.*, 1879). — WOLFLER (*Wien. med. Woch.*, 1879). — WAGNER (*Wien. med. Blat.*, 1889). — PIANA (*Gaz. degli Ospidali*, 1886). — CURLE (*Cent. f. phys.*, 1884). — FUHR, (*Arch. f. exp. path.*, 1886).

(2) MARIE et CHANTEMESSE, Les glandes parathyroïdiennes (*Société méd. des hôpitaux*, 17 mars 1893, et *Revue gén. de clinique et de thérapeutique*, 1893, p. 191).

maintenant un moyen de suppléance expérimentale : la *greffe thyroïdienne*.

A Schiff, reprenant en 1884 ses premiers essais, on doit la pensée ingénieuse de faire précéder la thyroïdectomie expérimentale chez les animaux, par une greffe intra-péritonéale avec un fragment du corps thyroïde. Dans les cas où cette greffe réussit, l'animal survit malgré la thyroïdectomie totale. Point de phénomènes myxœdémateux ; l'animal porte dans l'abdomen un corps *thyroïde de remplacement*.

Cette élégante expérience a été, il ne pouvait en être autrement, l'origine des essais de traitement chirurgical de la cachexie strumi-primitive par la greffe thyroïdienne.

Cette opération a donné des résultats thérapeutiques partiels (Lannelongue et Legroux, Bircher, Kocher, Merklen et Walther, Bettencourt et Serrano) (1). Les phénomènes myxœdémateux s'atténuaient et disparaissaient d'abord. On escomptait déjà un triomphe durable ; ce succès n'était cependant que viager.

C'est que les greffes thyroïdiennes ne tardent pas à se résorber. Avec leur résorption, on observe,

(1) Lannelongue et Legroux (*Soc. de biologie*, 8 mars 1890). — Bircher (*Sammelung Klin. Vortrage*, 15 mars 1890). — Merklen et Walther (*Société méd. des hôpitaux* et *Revue générale de clinique et de thérapeutique*, 19 novembre 1890). — Bettencourt et Serrano (*Association française pour l'avancement des sciences*, 30 août 1890).

cela se comprend, le retour graduel des troubles myxœdémateux. La greffe donne donc une compensation momentanée, mais non la suppléance définitive des fonctions thyroïdiennes supprimées. Le corps thyroïde provisoirement institué par la greffe agit sans doute par la résorption des éléments constitutifs de son tissu et non point, comme on l'espérait, à la manière d'un organe de remplacement.

C'est admettre encore, opinion exacte, que le corps *thyroïde sécrète une substance spéciale.*

Je ne m'arrête point à l'*hypertrophie de la glande pinéale*, chez certains individus thyroïdectomisés. Pour un moment on crut à tort que cette glande anormalement développée jouait un rôle dans la pathogénie du myxœdème. On se trompait et on admettrait plus volontiers aujourd'hui, qu'elle remplit celui d'un organe de suppléance.

Dans cette hypothèse, voilà donc une démonstration des efforts de l'organisme pour compenser la perte des fonctions thyroïdermes ; nouvelle preuve de l'utilité de ces fonctions.

Injections thyroïdiennes. — Un fait clinique intéressant justifiait d'ailleurs cette manière de voir. Pendant la grossesse on remarque une amélioration du myxœdème des femmes enceintes, mais cette amélioration est temporaire et disparaît après l'accouchement. Ici, et sans grand effort d'imagination, une interprétation s'impose : la suppléance fonctionnelle, par le corps thyroïde du fœtus, de la fonction thyroïdienne absente chez la mère, et la pénétration, dans l'organisme de celle-ci, des substances spéciales déversées par la glande dans l'organisme de celui-là.

D'où le raisonnement suivant : les greffes, en se résorbant, agissent sur l'organisme à la manière des liquides médicamenteux introduits sous la peau par une injection. Et puisque le corps thyroïde, glande vasculaire sanguine, possède vraisemblablement une sécrétion interne, pourquoi, par des *injections sous-cutanées* de l'extrait thyroïdien, n'introduirait-on pas dans l'organisme les éléments nécessaires à la vie?

L'expérience fut faite d'abord par Vassale (1) en Italie, puis par Gley en France, sur des chiens et des lapins. En les thyroïdectomosant tantôt avant, tantôt après le traitement par les injections thyroïdiennes intra-veineuses, on constata l'atténuation des accidents habituels postopératoires. L'atténuation était passagère, mais de nouvelles injections d'extrait thyroïdien continuaient les effets de la première en les répétant. Ce suc thyroïdien avait été préparé par M. Gley d'après la méthode de MM. Brown-Séquard et d'Arsonval. Cet observateur distingué expérimenta sur vingt-deux animaux.

Des conclusions de Gley, voici les principales :

(1) VASSALE, Interni ogli effetti del iniezione intravenosa de succo di tiroide nei cani operati des estirpazione della tiroide (*Revista sperimentale frenatria*, t. XVI, 1890, p. 439).

Chez les animaux, l'injection intra-veineuse est la plus efficace. Dans le péritoine, on doit employer de fortes doses, et les faits physiologiques justifient leur utilisation thérapeutique (1).

La sécrétion interne thyroïdienne. — Sur l'interprétation physiologique de ces phénomènes biologiques, on s'entend moins.

Quelle est donc la fonction du corps thyroïde?

Zésas considérait cette glande comme un organe d'hématopoièse. C'était une définition : on en attend encore la justification.

Albertoni et Tizzoni vinrent après, annonçant qu'à travers cette glande les hématies acquièrent le pouvoir de fixer l'oxygène. C'était une erreur; Michaelsen la démontra en prouvant qu'au lieu de déterminer l'activité des échanges gazeux, une thyroïdectomie totale l'accroît.

Reste l'hypothèse de l'augmentation de toxicité du sang chez les animaux thyroïdectomisés. C'est la théorie de l'auto-intoxication.

D'après Colzi, Fando, Zanda, Herzen, Schiff, il y aurait accumulation dans le sang de substances toxiques que le corps thyroïde retient ou détruit. D'où, pour Gley, Alonzo et Laulanié, deux hypothèses : ou bien la glande a paru détruire ce poison, ce serait sa fonction ; ou bien elle sécrète un ferment qui, véhiculé par le sang, se fixe sur les éléments nerveux et les pré-

(1) Gley (*Comptes rendus de la Société de biologie*, 1891, p. 250).

serve de l'action nocive des produits de l'organisme qui sont toxiques pour eux?

Une expérience récente servira peut-être, après vérification, à donner la clef du mécanisme intime de l'action du suc thyroïdien.

Chez un chien porteur d'une fistule thoracique, Slosse et Godart ont noté un abondant écoulement de lymphe après des injections d'extrait thyroïdien. Ce liquide glandulaire contiendrait donc une substance possédant la propriété d'activer la production de la lymphe.

Heindenhain a montré en effet qu'il existe des agents lymphagogues. On pourrait enregistrer cette hypothèse sans la discuter et expliquer ainsi l'action du liquide thyroïdien sur la diurèse, sur le dégonflement des tissus myxœdémateux et probablement la nutrition.

Peu importe les théories. Poison du sang, détruit par le corps thyroïde; sécrétion interne de cette glande, fournissant aux éléments nerveux une sorte d'antidote neutralisateur des poisons venant de l'organisme, ou bien produisant des substances lymphogènes utiles à la nutrition; à ces inductions près, un fait capital, la détermination du rôle essentiel de cette glande et de sa sécrétion interne dans les actes de la nutrition.

Volens aut nolens : il faut donc se résigner à ne plus voir désormais, dans le corps thyroïdien, un tissu inerte et un simple organe de protection placé en avant du cou.

CHAPITRE DOUZIÈME

LA MÉDICATION THYROIDIENNE

SES INDICATIONS ET SA TECHNIQUE

Le corps thyroïde dans la famille des myxœdémateux. — *Greffes thyroïdiennes chirurgicales* (Horsley, Bettencourt, Lannelongue, Bircher, Gibson, etc.). — *Traitement du myxœdème par les injections thyroïdiennes* (Bouchard, Gley, Murray, Fenwick, Chopinet, Boeck, Robin, Beatty, Weichmann, etc., etc.). — *Résultats et accidents du traitement.* — *Technique des injections.*

Le corps thyroïde dans la famille des myxœdémateux. — Depuis la description de Gull, Ord et Charcot (1), rien de plus classique que le type du myxœdémateux.

Des associations variées de symptômes modifient sans doute les détails de sa physionomie. L'ensemble des traits varie peu cependant ; on les connaît : masque du visage, comme l'on dit, nez épaté, téguments de la face cireux et tremblotants, altérations de la peau, des poils et des dents, tuméfaction du tégument et des muqueuses donnant à la vue et sous le doigt la sensation d'œdème ; abaissement de la température et sensations subjectives

(1) Ord (*Société médico-chirurgicale de Londres*, 1877). — Gull (*Société clinique de Londres*, 1893). — Charcot (*Gaz. des hôpitaux*, 25 janvier 1881).

de froid; arrêt de la transpiration; lenteur monotone de la parole; engourdissement des facultés intellectuelles, des idées et de la mémoire; retard des sensations; douleurs musculaires vagues, gêne de la marche, parfois incoordination motrice; petitesse du pouls, tendance aux hémorrhagies nasales, gingivales ou utérines; fréquence de l'albuminurie, etc., etc. Comme caractères anatomopathologiques : l'ulcération de la peau des muqueuses et du tissu cellulaire et la cachexie. Comme caractères cliniques: troubles de la motricité, de la sensibilité et des fonctions cérébrospinales.... A de faibles différences près, n'est-ce point le tableau des accidents postopératoires des thyroïdectomies expérimentales ou chirurgicales?

Le myxœdème de l'homme guérit rarement; les troubles myxœdémateux des animaux ne sont-ils point mortels à échéance plus ou moins prompte? Sa marche est progressive: les améliorations, quand elles se produisent, sont temporaires. Quelques myxœdémateux achèvent leur triste existence dans les asiles; d'autres succombent à la marche de la cachexie ou devancent ce terme fatal, victimes de la tuberculose et des maladies intercurrentes. Pour tous, bien qu'à des degrés variables, suivant l'état de leur intelligence, la vie est toujours un fardeau.

Entre le myxœdème des adultes (cachexie pachydermique de Charcot), le myxœdème opératoire de Reverdin et de Kocher, l'idiotie avec cachexie pachydermique, magistralement étudiées par Bourneville (1), l'idiotie crétinoïde (Flechter, Ingals, Beach et le crétinisme sporadique, il y a un lien anatomique commun : l'absence du corps thyroïde.

Que cette absence soit congenitale, le fait d'une atrophie ignorée ou non dans ses causes et de lésions anatomo-pathologiques, ou qu'elle soit le résultat d'une intervention chirurgicale, peu importe ; l'état myxœdémateux est toujours symptomatique d'une perte de la fonction thyroïdienne.

De là, une médication ayant pour objectif d'en combattre les effets et de rendre au sang ce qui lui manque de spécial, par des greffes de suppléance, des injections compensatrices avec l'extrait thyroïdien. Il y a donc indication d'essayer ce traitement physiologique sur tous les membres de la famille des myxœdémateux.

Greffes thyroïdiennes chirurgicales. — D'un pas rapide, après l'expérience de Schiff, les chirurgiens s'engagèrent dans cette voie thérapeutique ; ils essayèrent la greffe : Horsley (2) le premier, Bettancourt et Serrano ensuite, espérant établir par ces transplantations une suppléance thyroïdienne durable.

On greffa donc sous la peau de l'homme des fragments de tissu, empruntés au corps thyroïde

(1) Bourneville et Ollier (*Progrès méd.*, 28 août 1880). — Bourneville et Bricon (*Arch. de neurologie*, 1886, 1888, 1889 et 1890).

(2) Horsley (*Brit. medical Journal*, février 1890).

des animaux. Les uns greffèrent dans la cavité abdominale; d'autres chirurgiens préférèrent avec prudence la paroi thoracique sous le muscle grand pectoral ou encore l'épaisseur des parois abdominales. On a adopté ce lieu d'élection dans le but de retarder la résorption de la glande transplantée sous la peau et d'obtenir, par sa prolifération ultérieure, une sorte de corps thyroïde accessoire et persistant.

Entre autres faits, il y en a quelques-uns en France et à l'étranger; je rappelle celui de MM. Legroux et Lannelongue (idiotie avec myxœdème et enfantilisme), celui de Bircher (greffe thyroïdienne péritonéale chez une femme en cachexie strumiprimitive), celui de Bettencourt et Serrano, et je résume les deux suivants qui sont plus typiques.

L'un est classique; il a été publié par MM. Mercklen et Walther; l'autre, tout récent, est emprunté à la pratique d'un distingué confrère anglais M. Gibson.

Myxœdémateuse depuis douze années, au moment de son admission à l'hôpital Saint-Antoine, la malade de MM. Mercklen et Walther était une naine de quarante-deux ans. Intelligence médiocre, lenteur de la parole, apathie, inertie des mouvements, infiltration et gonflement des téguments, elle avait les attributs du myxœdème. De plus,

(1) Bettencourt et Serrano (*Association française*, Congrès de Limoges, 1890).

bien menstruée antérieurement, elle accusait depuis plusieurs mois des métrorrhagies et des épistaxis graves et rebelles. Il y avait donc urgence d'intervenir contre ces accidents si redoutables par leur répétition (1). On pratiqua la greffe thyroïdienne.

La moitié du corps thyroïde d'un agneau fut insérée sous le grand pectoral, tout en observant les règles d'une asepsie sévère ; cicatrisation par première intention, point de complications. Tel fut le résultat chirurgical de cette intervention.

Voici maintenant les effets physiologiques et thérapeutiques obtenus : après le troisième jour, cessation des hémorrhagies ; plus tard, atténuation des manifestations du myxœdème, augmentation des hématies dans la proportion d'un million par centimètre cube de sang ; bref, succès opératoire, succès physiologique et thérapeutique.

Six semaines après, il existait dans la région mammaire une nodosité constituée par la glande transplantée. On pouvait croire à la guérison. Erreur. Cette glande se résorba et le retour des symptômes myxœdémateux suivit les progrès de sa résorption.

Mêmes résultats de greffes pratiquées par T. Harris, Wright et Macpherson en Angleterre.

(1) Merckles et Walther, Traitement du myxœdème par la greffe thyroïdienne (*Revue générale de clinique et de thérapeutique*, 1890, p. 758 et *Société médicale des hôpitaux*, 14 novembre 1890).

Donc, triomphes thérapeutiques éphémères. Quand elle réussit, cette greffe est donc seulement un moyen rapide d'établir une suppléance provisoire et non définitive des fonctions thyroïdiennes abolies.

Le fait de M. Gibson (1) est celui d'un enfant de six ans, myxœdémateux depuis quatre années. Il est œdémateux de la totalité du corps et imbécile. Il s'agit vraisemblablement d'un cas d'idiotie myxœdémateuse.

Une première greffe avec le corps thyroïde du mouton est pratiquée sous le grand pectoral. Quelques jours après, on la répète dans la paroi abdominale antérieure. On constate la diminution de l'imbécillité, de l'œdème des membres et de celui du visage. La peau perd sa rudesse, le sommeil devient normal.

Ces effets thérapeutiques dénoncent-ils une guérison ou bien une amélioration temporaire ? Notre confrère anglais incline vers la première opinion. C'est être bien optimiste, le temps seul permettra de juger.

En thérapeutique comme en toutes autres choses, la prudence ne consiste-t-elle point à répéter le fabuliste et... à attendre la fin ?

Au demeurant, résultats temporaires de l'intervention chirurgicale dans laquelle, pour ne pas amoindrir les propriétés des tissus transplantés, on doit éviter les précautions antiseptiques. Voilà

(1) GIBSON (*The British med. Journal*, 14 juin 1892).

les inconvénients, parfois même, les contre-indications et les dangers de la greffe thyroïdienne.

Depuis les travaux de Gley et de Vassale, on essaye d'obtenir des effets thérapeutiques équivalents par les injections de suc thyroïdien.

Traitement du myxœdème par les injections thyroïdiennes. — En 1887, M. Bouchard eut l'idée de les pratiquer sur une femme atteinte de myxœdème. Il en manifesta l'intention devant plusieurs médecins, mais cette expérience demeura à l'état de projet (1).

Même conception dans les travaux et les leçons de M. Brown-Séquard (2). Il fallut les essais heureux de Vassale pour déterminer la première application sur l'homme de ce traitement du myxœdème, en France par M. Gley et en Angleterre par M. Murray.

Depuis, dans ce dernier pays surtout, on a répété souvent ces tentatives, et il faut s'en féliciter, avec des résultats assez encourageants.

M. Gley pratiqua des premières injections sur trois myxœdémateux, deux adultes du service de M. Magnan et un enfant du service de M. Lannelongue (3). Le liquide était préparé par macération des corps thyroïdes de mouton dans la glycérine

(1) Bouchard (*Association française pour l'avancement des sciences*, 1892).

(2) Brown-Séquard, Quelques mots sur l'histoire du traitement du myxœdème par les injections d'un liquide extrait de la thyroïde (*Arch. de phys.*, 1892, p. 952).

(3) Gley (*Soc. de biologie*, 1891, p. 260).

et avec addition d'un antiseptique, addition fâcheuse et de nature à donner la raison des échecs obtenus.

La dose injectée variait entre trois et quatre centimètres cubes par semaine.

Le *procédé de Murray pour la préparation du liquide injectable* est le suivant : un lobe du corps thyroïde de mouton est coupé en minces tranches et mis en macération durant vingt-quatre heures dans un mélange à parties égales de glycérine et d'eau phéniquée (un centimètre cube de glycérine et un centimètre cube de la solution phéniquée à un demi pour cent). Filtration à travers un linge stérilisé par l'eau bouillante.

Par expression, on obtient trois centimètres cubes d'une solution susceptible de conservation durant huit jours. C'est la dose injectable, en deux fois, dans la semaine et sans addition d'eau.

Diurèse abondante, relèvement des forces du myxœdémateux, diminution des divers troubles caractéristiques de l'affection, guérison ; tels furent les effets immédiats de ces injections (1).

Les essais se succèdent. Fenwich observe la même action diurétique après l'injection du suc thyroïdien frais, dilué à parties égales (dix gouttes du premier pour dix gouttes d'eau). Il l'observe encore après l'insertion de morceaux de thyroïde de mouton sous la peau.

(1) MURRAY (*Brit. med. Journal*, 1891, p. 796 et 798, et mars, avril, août 1892 et *The Lancet*, 15 mai 1893).

Beatty enregistre un cas de guérison. Par contre, échec de Mercklen sur la malade qui précédemment avait subi la greffe. La dose était insuffisante ; impossible en effet d'incriminer la qualité du liquide injectable qui avait été soigneusement préparé au laboratoire du Collège de France.

Succès rapide chez deux myxœdémateux de M. Bouchard, malgré l'interruption renouvelée du traitement à la suite de douleurs et de céphalées. Autre succès dans une observation de M. Chopinet (1), fait d'autant plus instructif qu'au début une confusion avait fait employer, sans nul effet, bien entendu, le thymus au lieu de la thyroïde du mouton. Autre succès dans le cas rapporté par M. Robin, d'un enfant de sept ans qui toléra pendant quatre mois les injections et en retira un incontestable bénéfice. Circonstance à noter, notre confrère lyonnais avait aussi pratiqué chez ce malade une greffe du corps thyroïde.

Il est oiseux de dénombrer tous les faits qui ont été publiés depuis dix-huit mois (2), par

(1) Chopinet (*Société de biologie*, 2 juillet 1892). — Robin (*Lyon médical*, août 1892, p. 493).

(2) Boeck (*Journal de la Société des sciences médicales et naturelles de Bruxelles*, 1892). — Mendel (*Société de médecine interne de Berlin*, 21 nov. 1892). — Beatty (*Brit. med. Journal*, 12 mars 1892). — Fenwick (*Société de path. de Londres*, 18 oct. 1892. — Haddes (*Eod. loco*). — Cochill (*The Brit. med. Journal*, janvier 1893, p. 8). — H. Mackenzie (*The Lancet*, 21 janvier 1893). — Henry (*The Brit. med. Journal*, 8 avril 1893). — Weichmann (*Deut. med. Woch.*, 11 mars 1893).

Bœck, Mendel, Beatty, Carter, Davies, Hadden, Cochill, H. Mackenzie, Henry, Weichmann, Murray, etc. (1).

Résultats et accidents du traitement. — Dans la plupart des cas, nul doute sur l'exactitude du diagnostic : il s'agissait bien d'états myxœdémateux.

Quels sont les effets de ce traitement?

Rapidement, on note une diminution de la torpeur physique et psychique : le malade semble se réveiller; ses mouvements deviennent plus alertes, la mimique du visage s'anime et le masque classique fait place à la vivacité de la physionomie. Le plus souvent, — il y a des exceptions (Hadden), — la diurèse augmente quantitativement, comme si l'introduction du suc thyroïdien dans le sang stimulait la fonction rénale. Les œdèmes des membres se résolvent : disparition du gonflement des paupières, du nez et des lèvres, et retour des traits à leur expression normale.

Graduellement, disparition de la lenteur de la déglutition, de l'embarras de la parole et de la gêne des mouvements. Le malade « parle et mâche » mieux. De plus, disparition de la constipation, et même retour de la menstruation. Les fonctions sont donc comme dynamogéniées.

Après quelques injections, l'activité trophique augmente : il y a de l'allongement de la taille (Robin)

(1) Voir : Cuénod (*Tribune médicale*, 9 mars 1893).

dans l'âge de la croissance, et repousse des cheveux. Le poids même du corps peut diminuer; une malade de M. Cochill perdait chaque semaine un à deux kilogrammes de son poids; l'amaigrissement progresse du reste en raison directe de la diminution des œdèmes.

En langage physiologique cela veut dire : au début, stimulation de la puissance des centres nerveux; plus tard, modifications de la nutrition et régularisation des grandes fonctions.

A côté de ces bénéfices thérapeutiques, on signale des effets fâcheux, qui heureusement sont inconstants : céphalalgies, douleurs intenses dans les membres, perte de connaissance, sternalgie, spasmes, accidents suffisamment intenses pour justifier l'interruption momentanée du traitement.

Un jour, après un exercice exagéré, un myxœdémateux en traitement (Lunder) tombe à terre. Il est livide et en état syncopal. On administre des stimulants, on prescrit le décubitus dorsal : les accidents disparaissent. Une fois, M. Beatty observa des convulsions épileptiformes. La mort subite de deux malades traités par Murray survint après des mouvements violents (1).

Le repos, l'absence de tout exercice de force, point de fatigues cérébrales, telles sont les recom-

(1) Beatty (*The Dublin Journal of the med. sciences*, 1er mai 1893, p. 375).

mandations prophylactiques à observer pendant les premiers temps du traitement et en attendant que la tolérance soit définitive.

En établissant la balance des effets utiles avec celle de ces accidents, on voit que les injections thyroïdiennes donnent aux myxœdémateux des espérances d'amélioration. Seront-elles durables ? L'avenir seul en décidera.

Il y a donc indication, à titre d'essai tout au moins et en les répétant pendant un temps suffisant, d'employer les injections thyroïdiennes contre le myxœdème, quelle que soit l'origine ou la forme de cet état morbide.

Technique des injections thyroïdiennes. — Elle est simple et ne diffère guère de celle des injections orchiditiques.

Dans le *choix du liquide injectable*, on préférera celui qui est frais, préparé à la glycérine, filtré à la bougie et stérilisé par l'acide carbonique. Se contenter d'un extrait filtré au papier, c'est courir imprudemment au-devant d'accidents infectieux.

Il est superflu, je pense, de compléter cette recommandation par celle maintenant devenue banale, d'employer un *manuel opératoire* aussi aseptique que possible.

CHAPITRE TREIZIÈME

LA MÉDICATION THYROIDIENNE

LES RÉGIMES THYROIDIENS

La diète thyroïdienne du myxœdémateux (Howitz, Mackenzie, Fox). — *Régime intégral* (procédé de Howitz et procédé de Fox). — *Régime mixte.* — *La thyroïdine.* — *La médication thyroïdienne de choix.*

La diète thyroïdienne du myxœdémateux. — L'hygiène thérapeutique, déjà riche en régimes divers, en possède depuis quelque temps un nouveau : la diète thyroïdienne. Cette alimentation consiste dans l'ingestion systématique au myxœdémateux du tissu thyroïdien des animaux sous la forme de préparations variées mais toujours plus ou moins culinaires.

La pusillanimité des malades pour les piqûres et les abcès consécutifs aux injections non aseptiques, voilà le prétexte invoqué pour les prescrire. Des faits heureux ont été publiés en faveur de ce régime. N'en produit-on point toujours, comme cela, en faveur des médications qui débutent (1) ?

L'invention de ce régime est revendiquée à la

(1) Ch. Eloy, La médication thyroïdienne (*Bulletin méd.*, 28 mai 1893). — E. Vallin, Traitement culinaire du myxœdème (*Revue d'hygiène*, 20 juin 1893, p. 478).

fois par les médecins anglais et danois ; d'où un procès de priorité qui passionne quelque peu en ce moment l'opinion scientifique des deux royaumes.

Le 27 mars 1892, Howitz (de Copenhague) ordonnait à une femme myxœdémateuse l'ingestion quotidienne du corps thyroïde de veau en hachis. Vers la même époque, Mackenzie (de Brompton Hospital) et Fox (de Plymouth) prescrivaient un régime thyroïdien dont le menu varié se composait de tissu thyroïdien de mouton en nature, de pulpe glandulaire et de l'extrait thyroïdien à la glycérine.

Les deux observateurs anglais constatèrent des effets thérapeutiques qu'ils attribuèrent au régime : l'accélération du pouls, l'élévation thermique, la diminution des infiltrations œdémateuses, etc. La pulpe thyroïdienne remplaçait donc, à leur avis, les injections de suc thyroïdien.

L'observation de M. Howitz est plus curieuse encore.

La malade ingère quotidiennement, du 27 mars au 7 avril, quatre lobes, et du 27 avril au 5 mai, trois lobes de corps thyroïde de veau. Pendant vingt jours, du 7 au 20 avril, interruption du régime. Trois jours après l'instauration du traitement : augmentation de la diurèse, du poids spécifique des urines et de la force du pouls ; le facies s'améliore, l'épiderme se desquame.

A la même époque : éruption ortiée persistante jusqu'à la fin de la médication, et reprenant avec elle ; puis, sternalgie et faiblesse du pouls qui forcent à suspendre momentanément le régime.

Vers le dixième jour (17 avril), diminution notable de l'œdème, amaigrissement, consolidation des dents ébranlées, repousse des cheveux, moiteur et souplesse de la peau, cessation des hémorrhagies gingivales, facilité de la parole et vivacité des mouvements. Le poids du corps a diminué de 13 kilogrammes; il y a eu, enfin, une faible variation du nombre des hématies (4 100000 au lieu de 4 120000) et de la quantité d'hémoglobine (50 au lieu de 55 p. 100.)

S'ils sont constants et tels, ces effets thérapeutiques ressemblent certainement à ceux des injections thyroïdiennes. Dans l'affirmative, chacune de ces médications remplacerait l'autre. C'est à vérifier.

M. Howitz rapporte deux autres succès.

En Angleterre et en Allemagne MM. Brandes, Nelsen, Grunfeld, Davies, Pasteur, Calvert, Schapland, Laache en rapportent aussi. Dans l'observation de ce dernier, c'est une femme dont le myxœdème s'améliore par l'ingestion quotidienne, depuis le 28 décembre 1892 jusqu'au 12 janvier 1893, de la moitié d'un corps thyroïde de mouton.

Dans le cas de M. Holman, il y eut des accidents: vomissements et nausées, chaque fois que l'on forçait la ration thyroïdienne (1).

(1) Davies, Pasteur, Calvert (*Société clinique de Londres*, 27 janvier 1893). — Schapland (*Brit. med. Journal*, 8 avril 1893, p. 738). — Constantin Holman, (*Eodem loco*, 21 janvier 1893). — Laache (*Deut. med. Woch.* 1893).

Donc, — une conclusion préjudicielle, — avec l'assaisonnement de la foi thérapeutique la plus vive il faut, ce semble, être sobre quand on ingère du corps thyroïde : *in medio stat virtus.*

La tendance actuelle des partisans du régime thyroïdien est d'associer l'ingestion de la pulpe ou des extraits thyroïdiens avec les injections thyroïdiennes sous-cutanées. Ce procédé mixte est le dernier cri de la thérapeutique thyroïdienne dans les pays anglo-saxons.

Entre autres succès on cite ceux tout récents et assez topiques de MM. Carmichael et Lundie (1) : l'un dans un cas de myxœdème datant de quatorze jours, et l'autre chez un enfant atteint de crétinisme. La cachexie pachydermique de ces deux malades s'atténua pendant la durée du régime, mais pour reparaître dès qu'on cessa ce dernier. Somme toute, résultats équivalents à ceux des autres médications thyroïdiennes.

Comment doit-on prescrire un régime thyroïdien ? En voici les règles principales :

Régime thyroïdien intégral. — Deux procédés. Dans le *procédé de Howitz*, choisir des glandes thyroïdes de veaux « sains et bien gras »; on les dépouille de leur enveloppe graisseuse, on les hache finement et on les fait cuire légèrement dans l'eau. Ce bouillon, doit avec le tissu thyroïdien, servir à des préparations culi-

(1) Lundie (*The Brit. med Journal*, 14 janvier 1893). — Carmichael (*The Lancet*, 18 mars 1893, p. 582).

naires variées; M. Howitz adopte les hachis.

Dose initiale : pendant les trois premiers septenaires, chez un adulte, quatre lobes thyroïdiens par jour, repos de même durée; puis nouvelle série de deux septenaires pendant lesquels on réduit à trois le nombre des lobes ingérés chaque jour; — autre repos de vingt jours; puis nouvelle ingestion de deux lobes tous les deux jours.

On administre ainsi des doses décroissantes et avec des intervalles de repos entre chaque série.

Dans le *procédé de Fox* on emploie la macération des glandes thyroïdes des moutons. Chaque glande découpée en rondelles séjourne une demi-heure durant dans quelques cuillerées d'eau. On filtre à travers une fine mousseline et on exprime. Le suc ainsi obtenu est mélangé avec du thé de bœuf.

Dose : une verrée quotidienne pendant un mois. Après ce délai, réduire la dose à la valeur de l'extrait obtenu avec une demi-glande, deux fois hebdomadairement.

L'ingestion de tissu thyroïdien légèrement grillé complète le traitement; car, d'après le médecin anglais, la cuisson directe et rapide n'a point, comme la coction, l'inconvénient de rendre ce tissu inerte.

Régime mixte. — On débute par des injections sous-cutanées bihebdomadaires d'extrait thyroïdien. Une, deux, trois ou six semaines après, suivant la tolérance du sujet, ingestion biquotidienne de la macération de tissu thyroïdien. Pour un enfant (Carmichael), on dosera cette macération à un sixième de lobe thyroïdien; pour un adulte (Lundie), à un quart ou un demi-lobe, également en macération.

Le régime mixte aurait l'avantage d'éviter la répétition des injections sous-cutanées, les douleurs diffuses, les irritations et les abcès consécutifs.

La thyroéidine. — Un mot sur la *thyroéidine* de Wermerhen. C'est un extrait glycériné et alcoolique. On le prépare en pulpant au pilon le corps thyroïde dépouillé de graisse et de tissu conjonctif. Cette pulpe est additionnée du double de son volume de glycérine; après vingt-quatre heures on filtre le mélange à travers le coton hydrophile et on traite par l'alcool. Il se précipite une poudre, la thyroéidine que l'on peut administrer en pilules de 10 à 30 centigrammes.

La thyroéidine remplace-t-elle l'extrait thyroïdien en injections?

M. Wermerhen l'affirme, notamment depuis l'amélioration d'un cas de crétinisme myxœdémateux. Jusqu'à plus ample informé, on en doutera, étant donné l'action exercée par l'alcool sur les ferments et les substances albuminoïdes contenus dans les tissus ou les liquides organiques.

La médication thyroïdienne de choix. — De ces procédés, lequel adopter?

(1) Wermerhen, Traitement du myxœdème (*Deut. med. Woch.*, 11 mars 1893).

La *greffe thyroïdienne* est une opération chirurgicale qui pour réussir doit être aseptique. Voilà une condition difficilement réalisable, puisqu'on ne peut simultanément faire usage des agents antiseptiques qui, favorables à la plaie, seront neutralisateurs du tissu thyroïdien.

Les résultats en sont passagers, ils disparaissent avec la résorption de la glande de suppléance (1).

Procédé élégant et exceptionnel entre les mains d'un chirurgien habile, la greffe thyroïdienne ne peut donc pas entrer dans la pratique courante.

Les *régimes thyroïdiens simple* ou *mixte* donnent, dit-on, quelques résultats heureux. Sont-ils réels ?

En tout cas, voici une objection. Les sucs et les actes de la digestion transforment profondément les matières organiques introduites dans le tube intestinal. L'extrait et le tissu thyroïdien échapperaient-ils à ces transformations chimiques et physiques? Pourquoi? On l'ignore.

Les *injections thyroïdiennes sous-cutanées* répondent mieux aux données de la physiologie. Maniées avec précaution, elles sont sûres et, somme toute, exemptes de grands dangers.

Leur action médicamenteuse compense les inconvénients locaux qui ont été signalés accidentellement.

Il y a, il est vrai, la question du dosage. Les

(1) Berlsowsky, Ueber die compensatorische hypertrophie der Schilddruse (*Zieglers Beitrage*, 1892, III, p. 122).

doses excessives par leur élévation et leur répétition seront redoutables par les troubles cardio-vasculaires qui peuvent les suivre. On observe ces accidents également dans le cours du régime thyroïdien. S'ils surviennent, on n'aura donc pas à les mettre à l'actif du traumatisme, de la piqûre, ni de l'injection elle-même : la fatigue, un exercice violent et intempestif les expliquent et, pour ce motif, inspirent les conseils à donner pour les prévenir.

C'est dire que les injections sous-cutanées sont à cette heure le procédé de choix de la médication thyroïdienne.

Dernière remarque : quel que soit le procédé que l'on adopte, cette médication doit être de longue haleine; c'est la condition même de son efficacité. Il faut la continuer des mois et peut-être même des années durant.

On favoriserait ainsi, peut-être, le développement des glandes de suppléance : glandes thyroïdiennes accessoires, glandes parathyroïdiennes, etc., ou bien le réveil de l'activité fonctionnelle du corps thyroïde primitivement atrophié.

Combinées dès le début avec la greffe thyroïdienne, elles permettraient, peut-être aussi, d'éviter la résorption des éléments de cette dernière. Interprétation ambitieuse; je l'avoue. Si elle se justifiait, elle expliquerait comment la suppléance fonctionnelle, jusqu'ici éphémère, des transplantations peut, à la longue, devenir définitive.

Hypothèses que tout cela, je le veux bien, mais part étant faite à ces théories, il reste encore quelques bénéfices thérapeutiques déjà encourageants à l'actif de cette médication nouvelle.

On a donc le droit de faire taire les scrupules que son originalité provoque, et le devoir de ne point refuser aux myxœdémateux de la mettre à l'essai.

Si elle n'est pas pour eux la thérapeutique spécifique de l'avenir, elle est du moins la médication physiologique du présent.

CHAPITRE QUATORZIÈME

LA MÉDICATION PANCRÉATIQUE

TRAITEMENT DU DIABÈTE MAIGRE

Glycosurie et cachexie pancréatiques expérimentales (Lancereaux, Von Mering, Minkowski, Lépine et Barral). — *Greffes pancréatiques* (Thiroloix, Hédon, Gley). — *Théories de la sécrétion interne du pancréas* (Minkowski et Von Mering, Hedon et Arthus). — *Indications et technique.*

Glycosurie et cachexie pancréatiques expérimentales. — C'est aussi un accord, comme il y en a peu, entre l'anatomie pathologique et l'expérimentation, qui légitime en droit cette médication.

En fait, il en est autrement. Les résultats thérapeutiques ne répondent point jusqu'ici aux prémisses physiologiques.

Griesinger, Frerichs et surtout M. Lancereaux (1) avaient depuis longtemps signalé l'atrophie et la dégénérescence acineuse du pancréas chez certains glycosuriques. C'est ainsi qu'on observait aussi le diabète d'individus qu'à l'autopsie on trouvait atteints de calculs pancréatiques obstruant le canal de Wirsung et provoquant la dégénérescence graisseuse de la glande (2).

(1) Voir : Lapierre (*Thèse de Paris*, 1871).
(2) Freyhan (*Berliner Klin. Woch.*, 1893).

Ces malades présentent un type symptomatique tout spécial, c'est celui du diabète maigre.

Le diabète maigre débute rapidement, en pleine santé, d'ordinaire en l'absence d'antécédents héréditaires ou acquis. Il se traduit sans doute par les signes cardinaux communs du diabète : la glycosurie, la polyurie, la polydipsie, la polyphagie. Il se manifeste, de plus, par des caractères particuliers et d'une grande valeur diagnostique : amaigrissement rapide, débilité physique, dépression psychique, et surtout marche rapidement fatale.

L'évolution d'un diabète gras est habituellement longue : d[illegible]nte années. Le diabète maigre marche vit[illegible] est une cachexie dont la durée n'excède jamais six années dans les cas les moins malheureux.

La clinique et l'anatomie pathologique en étaient là, quand les expériences de Von Mering et Minkowski firent soupçonner les relations de cause à effet, et non de simple coïncidence, des lésions et de l'insuffisance fonctionnelle du pancréas avec le type clinique spécial aux diabétiques maigres.

Ces expériences font époque (1). On savait que, par sa sécrétion externe, le pancréas fournit à la

(1) Von Mering et Minkowski, Diabète sucré après l'extirpation du pancréas (*Arch. fur Exper. path.*, 1889 et 1890, et *Berliner Klin. Woch.*, 28 février 1890). — Minkowski, Weitere mitthellungen uber der Diabete mellitus nach exstirpation des Pankreas (*Berliner Klin. Woch.*, 1892, n° 5).

digestion intestinale un ferment précieux. Elles apprenaient que cette glande déverse aussi dans le sang, par une sécrétion interne, des substances indispensables à l'accomplissement régulier des échanges nutritifs.

MM. Hédon, Gley, Barral, Lépine, les répétèrent en variant leurs conditions : extirpation partielle ou complète du pancréas, ligature des conduits pancréatiques ou oblitération du canal de Wirsung à l'aide de la gélatine ou de la paraffine (1).

De leurs expériences on doit actuellement retenir quelques conclusions justifiées. Les voici :

Permanente ou intermittente, la glycosurie suit toujours l'extirpation totale du pancréas; elle manque quand un fragment de la glande est laissé en place. Elle s'accompagne d'azoturie, et, phénomène également constant, d'une dénutrition rapide et considérable.

Des doutes ont cependant été formulés sur l'existence d'un rapport constant entre la production de la glycosurie et l'extirpation du pancréas. Il y a, dit-on, possibilité d'une coïncidence des deux phénomènes, et non la certitude de relations de

(1) Hédon, Extirpation du pancréas: diabète sucré expérimental (*Arch. de méd. expérimentale*, janvier, mars, juin, octobre 1891). — Gley (*Arch. de phys.*, avril et oct. 1892). — Lépine et Barral (*Société des sciences méd. de Lyon*, 16 oct. et 9 nov. 1889. — *Acad. des sciences*, 6 août, 13 juin 1890, 10 janvier et 23 février 1891. — *Lyon médical*, 5 avril 1891. — *Société de biologie*, 25 avril 1892).

cause à effet dans leur succession. C'est une objection de M. De Dominicis (1) et de M. Rémond (de Metz). L'histoire des glandes ouvertes, pourvues à la fois d'une sécrétion externe et d'une sécrétion interne, démontre suffisamment la fragilité de ces doutes ; inutile, je crois, de s'y arrêter.

Glycosurie, troubles trophiques, amaigrissement, voilà les caractères communs de la cachexie pancréatique expérimentale et du diabète maigre. La suppression de la sécrétion interne pancréatique en est la cause. Ces conditions sont favorables à un traitement physiologique de suppléance. Telle est l'idée originelle de la médication pancréatique.

Greffes pancréatiques. — Le succès des greffes thyroïdiennes comme moyen préventif ou curatif de la cachexie thyroïdienne, était un encouragement à essayer aussi la greffe contre cette cachexie pancréatique. MM. Hédon, Gley, Thiroloix (2) les essayèrent, en insérant sous la peau des animaux un fragment du pancréas et, après soudure de cette greffe, en extirpant le pancréas abdominal. Dans ces conditions, point de glycosurie, la glande insérée sous la peau remplit le rôle d'une glande de suppléance.

(1) De Dominicis (*Gaz. hebdomadaire*, 20 déc. 1890). — Rémond (de Metz) (*Gaz. des hôp.*, 24 juillet 1890).

(2) Thiroloix, Note sur la physiologie du pancréas (*Arch. de physiologie*, p. 710. — *Société de biol.*, 25 oct. 1890).

Par contre, expérience qui contrôle la première une double ablation, celle du pancréas abdominal et celle du pancréas sous-cutané, met l'animal dans les conditions de ceux que Von Mering et Minkowski opéraient ; la glycosurie se produit et persiste jusqu'à la mort.

Autre expérience contrôlant également la précédente.

On supprime la sécrétion externe du pancréas par l'oblitération du canal de Wirsung : point de diabète ; la sécrétion interne continue. C'est donc à la manière des glandes vasculaires sanguines que le pancréas fournit au sang quelques substances utiles et contribue à la destruction du sucre ou bien, cela dépend des opinions, à la production en excès d'un ferment glycolitique.

Tels sont les faits : quelle interprétation en donner?

Théories de la sécrétion interne du pancréas. — Minkowski et Von Mering estimaient que le pancréas fournit au sang une substance susceptible de provoquer la transformation des hydrates en carbone et, pour ce motif, nécessaire à l'accomplissement des échanges nutritifs. Voilà l'hypothèse actuellement la plus vraisemblable.

M. Lépine ne l'accepte point selon cette formule. Il veut aller plus loin. En physiologie comme en économie politique on peut toujours être le radical de quelqu'un.

La nature de cette sécrétion interne, dit-il, est

celle d'un ferment destructeur du sucre, le ferment glycolitique; c'est, comme on l'a dit, l'ancienne opinion de Bonce John et Schudzen « appropriée aux expériences nouvelles ». Déversé dans le sang par les veines pancréatiques, ce ferment se fixerait sur les globules blancs et, par eux, serait transporté dans les tissus.

M. Gley a ligaturé la veine pancréatique et produit la glycosurie, MM. Lépine et Barral ont constaté que le pouvoir du sang de cette veine est supérieur à celui du sang de la veine hépatique. Après l'extirpation du pancréas, le sang d'un animal, disent-ils, perd moins de sucre dans un même espace de temps, etc., etc. Bref, la destruction du pancréas par la maladie ou autrement, provoquerait le diabète, en arrêtant la production de ce ferment; en d'autres termes, en abolissant la fonction glycolitique du pancréas.

A cela, M. Hédon a répondu judicieusement : pour que cette hypothèse soit favorable, il faudrait que le pancréas contînt ce ferment dans son tissu. Or, il est impossible de réduire le titre d'une solution glycosurique en y faisant macérer un fragment de pancréas.

On répond encore, avec M. Arthus : la glycolise dans le sang est une fermentation chimique. Le ferment glycolitique n'existe point dans le sang « circulant »; il se forme, *in vitro*, hors de l'organisme, aux dépens d'éléments autres que les globules sanguins. Quant à la glycolise, elle est un phénomène cadavérique (1). De plus, les procédés de dosage employés par Lépine et Barral sont infidèles (Arnould, Sansoni).

Néanmoins Mansell Simpson, dans un travail tout récent, déclare que les extraits glycérinés de pancréas frais diminuent le titre de la solution glycosique à laquelle on les mélange.

En outre, cet extrait glycériné serait plus actif qu'un extrait aqueux : or la glycérine, on le sait, fixe les ferments. Enfin les solutions pancréatiques perdraient leurs propriétés par l'ébullition à la chaleur. Ces circonstances sont-elles de nature à justifier l'existence d'un ferment spécial ?

Depuis Lucrèce, il y a toujours, on le sait, des esprits empressés à pénétrer la nature des choses. C'est une vertu que tout le monde ne possède pas. J'irai donc moins vite que M. Lépine et je m'en tiens à l'enseignement des faits que voici :

Avec ou sans fonction glycolitique, la fonction spéciale, encore indéterminée de la cellule pancréatique, agit à la manière des sécrétions internes. Or, d'après un principe formulé par M. Brown-Séquard, toute manifestation morbide, — telle le diabète maigre, — dépendant de l'insuffisance ou de la suppression de la sécrétion

(1) Arthus, Glycolise dans le sang et ferment glycolitique (*Société de biologie*, 18 avril 1891 et *Archives de phys.*, juillet 1891, p. 426 et juillet 1892, p. 337). — Mansell Simpson, Du ferment glycolitique du pancréas (*The Brit. med. Journ.*, 21 janvier 1893).

interne d'un organe, est justiciable du traitement par un extrait préparé avec le même organe provenant d'un animal en bonne santé. Ce principe est le fondement de la médication pancréatique.

Indications et technique de la médication pancréatique. — Dociles à ce précepte, Gley et Thiroloix injectèrent avec succès l'extrait pancréatique sous la peau de chiens diabétiques. Leur glycosurie diminua, et leur nutrition s'améliora. Même succès de Capparelli au moyen d'injections intra-abdominales (1).

Sur l'homme diabétique, on en est encore à la période des essais thérapeutiques. L'hésitation des cliniciens n'est point sans motifs.

La notion du diabète pancréatique n'explique point en effet tous les cas de diabète. Il y a, on le sait, des diabétiques dont le pancréas est intact. En droit, leur glycosurie n'est donc pas justiciable de cette médication. En fait, on ignore si l'extrait de pancréas procurerait quelques bénéfices à la nutrition.

D'autres, goutteux et obèses, ont une glycosurie en rapport avec le mauvais état général, le ralentissement ou la déviation de la nutrition, etc., etc. Ici encore l'insuffisance de la sécrétion interne pancréatique ne semble guère être en cause.

La médication pancréatique ne sera donc point

(1) CAPPARELLI, Studi sulla funzione del pancreas e sul diabete pancreatico (*Atti dell' Acad. grœneisa di sci. naturali in Catana*, t. V, 4e série, mars 1892).

celle qui guérira ces malades, à moins d'admettre, ce qui est à démontrer, qu'elle agit à la manière des médicaments eutrophiques.

Il en est autrement quand les signes du diabète vrai s'associent à ceux de lésions du pancréas : émaciation, appétit vorace, pâleur et aspect graisseux des selles, digestion incomplète de certains aliments, amaigrissement rapide, dénutrition énorme, etc., etc. En outre de la glycosurie, avec elle ou à cause d'elle, peu importe la théorie, il y a donc *cachexie pancréatique* et, conséquemment, urgence d'essayer le traitement physiologique de suppléance.

Diabète maigre, avec lésion du pancréas, voilà présentement l'unique *indication de la médication pancréatique.*

Comment la prescrire?

La *technique de la médication pancréatique* est encore à l'étude : cela s'explique par le petit nombre des essais dont elle a été l'objet sur l'homme.

On pratiquera des *injections pancréatiques* sous la peau à la manière des injections orchitiques : rien de plus rationnel. En Angleterre, on imite les procédés à la mode dans la médication thyroïdienne, c'est-à-dire l'*ingestion de l'extrait et du tissu pancréatique par la voie buccale.*

Deux diabétiques maigres de MM. Knowsley et Sibley ont ingéré alternativement et quotidiennement le pancréas haché ou l'extrait de cette glande. Leur appétit et leur sommeil revinrent. Leur polyurie diminua, mais leur glycosurie persista. Vraiment, comme bénéfice thérapeutique, c'est fort médiocre.

M. Hale White vient de publier deux observations analogues (1); l'une d'elles est encourageante, l'autre négative. Ces diabétiques recevaient une ration quotidienne de soixante grammes environ de pancréas frais et haché. En outre, injections sous-cutanées d'extrait. Dans l'espace de six jours le sucre urinaire du premier s'abaissa de 741 à 390 grammes, et la polyurie diminua. Échec absolu chez le second.

Par contre, le premier accusa pendant le traitement un mouvement fébrile et une éruption cutanée comparable aux érythèmes que l'on observe au cours de la médication thyroïdienne du myxœdème.

Au point de vue physiologique, cet incident démontre que les injections pancréatiques ne sont point inertes.

Dans deux cas aussi récents, MM. Neville Wood et M. H. Mackenzie (2) obtinrent une amélioration de l'appétit et de la nutrition, mais sans atténuation de la glycosurie.

Plus fortunés, MM. Rémond et Rispal (3) ont

(1) Knowsley et Sibley (*The Brit. med. Journal*, 18 mars 1893, p. 579). — Hale White (*Eodem loco*, 4 mars 1893).

(2) H. Mackenzie (*Brit. med. Journal*, 14 janvier 1893). — Neville Wood (*Eodem loco*).

(3) Rémond et Rispal (*Société de biologie*, 28 avril 1893).

constaté, après une série d'injections pancréatiques, l'augmentation en poids d'un diabétique maigre, le relèvement de son pouls et la diminution de la polyurie et de la polydipsie.

M. Battestini a vu, lui aussi, le sucre urinaire diminuer après des injections quotidiennes de 5 à 15 centimètres cubes d'extrait pancréatique (1).

L'observation de M. Comby (2) est celle d'un échec :

Un diabétique maigre reçoit de cet observateur distingué tous les deux jours, puis tous les jours, durant cinq jours, sous la peau de l'abdomen, un demi-centimètre cube d'extrait de pancréas de cobaye, dilué dans un demi-centimètre cube d'eau stérilisée. Point d'accidents locaux, inflammation, induration ou douleurs vives, c'est vrai; mais aussi, point d'effets thérapeutiques.

Est-ce motif de condamner, dès maintenant, la médication pancréatique? Non.

L'action des injections d'extrait pancréatique sur la nutrition n'est pas douteuse.

Le diabétique de MM. Rémond et Rispal, on l'a vu plus haut, a augmenté de poids.

D'autre part, même augmentation de poids des animaux auxquels on pratique des injections pancréatiques (Brown-Séquard et d'Arsonval). La

(1) BATTESTINI, Deux cas de diabète sucré guéris par l'extrait du pancréas (*Gaz. med. di Torino*, 4 mai 1893).

(2) COMBY (*Société méd. des hôpitaux*, 14 oct. 1892; *Progrès méd.*, janvier 1893.)

sécrétion interne de cette glande remplit donc à l'occasion, — il faudrait des faits plus nombreux pour dire toujours, — le rôle d'un agent eutrophique.

Ses vertus d'agent réducteur du sucre sont-elles plus discutables? Au lit du malade, oui; mais cette réserve de l'opinion a pour raison unique le nombre encore trop restreint des faits cliniques positifs. Au laboratoire, non; car les expériences sont démonstratives.

Je conclus : la médication pancréatique du diabète maigre est de celle que le médecin a le devoir humanitaire de mettre à l'essai. Par la voie des injections sous-cutanées et avec des extraits préparés aseptiquement, elle est exempte d'inconvénients.

La cachexie pancréatique a une marche fatale, contre laquelle la thérapeutique classique est impuissante. Voilà une considération qui jointe aux autres est de nature à faire disparaître les hésitations et vaincre tous les scrupules.

CHAPITRE QUINZIÈME

LA MÉDICATION CAPSULAIRE

FAITS PHYSIOLOGIQUES ET ESSAIS THÉRAPEUTIQUES

Existe-t-il une médication capsulaire? (Brown-Séquard, Abelous et Langlois). — *Acapsulations expérimentales.* — *Cachexie et auto-intoxication addisonienne* (Albanese). — *Greffes et injections thérapeutiques capsulaires* (Augagneur, Charrin. H. Huchard).

Existe-t-il une médication capsulaire? — A s'en tenir aux médiocres résultats d'essais thérapeutiques rares et timides, avec l'extrait des capsules d'Addison, cette rubrique semble bien ambitieuse.

Il y a néanmoins des faits pathologiques et physiologiques récents qu'il convient, à mon avis, de catégoriser sous ce nom et de réunir dans un même chapitre.

Je le prouve.

En 1856, un an après la description de la maladie bronzée par Addison, M. Brown-Séquard montrait que les cobayes, les chiens, les lapins succombent rapidement après l'ablation des capsules surrénales (1).

La survie est en moyenne de treize heures, et

(1) Brown-Séquard (*Archives gén. de méd.*, 1856).

pendant sa durée, il y a affaiblissement, engourdissement, fatigue, paralysie du train postérieur et ensuite du train antérieur, cette paralysie frappant les fléchisseurs, puis les adducteurs et les extenseurs; rétrécissement pupillaire et dyspnée croissante jusqu'à la mort; enfin, et exceptionnellement, convulsions toniques et cloniques.

La suppression des fonctions surrénales, ajoutait M. Brown-Séquard, je le répète, après l'avoir déjà rappelé, est plus rapidement mortelle que celle de la sécrétion urinaire. Selon toute vraisemblance, leur principal rôle dans l'organisme est de modifier une substance possédant la propriété de se transformer aisément en pigment.

Philippeaux (1), Gratiolet et quelques autres s'élevèrent contre ces conclusions. Ils enlevèrent les deux capsules, mais successivement et à un intervalle d'un mois ou de deux mois. Les animaux survécurent.

Fallait-il attribuer cette survie à la suppléance constante et durable de la fonction surrénale par d'autres organes? Non, Tizzoni et Stilling prouvèrent que cette survie est courte et que la mort survient toujours par des lésions ultérieures des centres nerveux.

Acapsulations expérimentales. — En 1891, MM. Abelous et Langlois répètent les expériences fondamentales de M. Brown-Séquard, et ob-

(1) Philippeaux (*Acad. des sciences*, 22 février 1858).

tiennent, à leur volonté, l'acapsulation partielle ou totale des grenouilles par la cautérisation ignée de la glande.

Après l'*acapsulation d'une seule glande*, point de troubles : l'animal survit. Après l'*acapsulation partielle des deux glandes*, amaigrissement, état de cachexie, mais non la mort. Après l'*acapsulation complète des deux glandes*, phénomènes identiques à ceux que M. Brown-Séquard avait signalés, et mort rapide.

Comment expliquer ces faits?

On parla de mort et de phénomènes produits par l'inhibition. Opinion de médiocre valeur, puisque les accidents ne sont pas instantanés et mettent quelque temps à se développer. Ils sont retardés quand l'animal est au repos et s'accélèrent quand on l'excite.

Par l'urémie? Erreur : après comme avant l'acapsulation, la sécrétion du rein reste normale.

C'est donc à la suppression même de la fonction surrénale qu'il faut attribuer ces phénomènes (1).

(1) Abelous et Langlois, Recherches expérimentales sur les fonctions des capsules surrénales de la grenouille (*C. rendu de la Société de biologie*, 1891, p. 792 et *Arch. de phys.*, août 1892, p. 264). — Des fonctions des capsules surrénales (*Arch. de phys.*, juillet 1892, p. 405). — Tizzoni, Sur la physio-pathologie des capsules surrénales (*Arch. ital. de biol.*, 1884, t. III, p. 333 et *Ziegler's Beitrage zur path.*, 1889, t. VI). — Stilling (*Revue de méd.*, 1888, p. 461 et 1890, p. 813). — Azelais et Arnaud, Recherches expérimentales sur les capsules surrénales (*Ann. de l'école de médecine de Marseille*, 1891, p. 1).

Autres faits : deuxième série d'expériences. Insertion des fragments du rein avec la capsule attenante sous la peau ou dans le sac lymphatique de grenouilles acapsulées. Par cette *greffe surrénale*, MM. Abelous et Langlois obtiennent la survie prolongée des animaux.

Ils varient l'expérience : sous la peau de grenouilles acapsulées et mourantes, *injections de l'extrait aqueux de capsules surrénales*, mêmes résultats : retard des accidents, atténuation des secousses convulsives, augmentation de la survie durant quelques heures, et parfois du double de ce qu'elle est en moyenne.

Cette survie est inférieure en durée à celle qui suit la greffe ; elle diminue ou augmente suivant la saison; elle serait donc en rapport avec l'état d'hibernation ou de non hibernation de l'animal; en d'autres termes, avec l'activité plus ou moins grande des échanges nutritifs.

Comment interpréter ces phénomènes? La sécrétion capsulaire agit-elle directement sur les éléments anatomiques, par un apport de matériaux essentiels? Ou bien, détruit-elle des substances toxiques qui, après sa suppression, s'accumulent dans le sang?

Cachexie et auto-intoxication addisoniennes. — L'acapsulation expérimentale a, entre autres effets, celui de rendre le sang toxique.

La mort par suppression des capsules surrénales est donc le résultat d'une auto-intoxication.

On ignore la nature de ce poison. Cependant une expérience élégante (1), imitée de Claude Bernard, a montré à MM. Langlois et Abelous que cette substance est puissante et douée de propriétés curarisantes. Elle modifie les plaques nerveuses terminales et directement la fibre musculaire.

D'une part, l'asthénie musculaire est, on le sait, une des manifestations de la maladie d'Addison. D'autre part, Albanese avait noté naguère le défaut de résistance à la fatigue après l'acapsulation. D'autre part encore, l'étude de la courbe de fatigue des addisoniens (Abelous, Charrin et Langlois), au moyen de l'ergographe, conduit à la même remarque (2).

On peut y ajouter l'aggravation de l'intoxication en injectant aux animaux, de suite après leur acapsulation, le sang d'un autre animal acapsulé (Langlois), ou bien, — fait expérimental, de sens inverse, — son atténuation (Brown-Séquard) avec augmentation de la survie par une saignée

(1) Abelous et Langlois, La mort des grenouilles après la destruction des capsules surrénales (*C. R. Soc. de biologie* 1891). — De l'action toxique du sang des mammifères après la destruction des capsules surrénales (*C. R. Soc. de biologie*, 1892, p. 165) et Langlois (*Soc. de biologie*, 29 avril 1892).

(2) Albanese, La fatigue chez les animaux privés de capsules surrénales (*Arch. italien. de biologie*, oct. 1892). — Abelous, Charrin et Langlois : La fatigue chez les animaux privés de capsules surrénales (*Arch. de phys.*, oct. 1892). — Weil *Société des sciences médicales de Lyon*, 2 nov. 1891). — Voir aussi Munn (On Addisons disease and the fonctions of suprarense bodies (*Brit. Med. Journ.*, 1888, p. 233, n° 2).

suivie de la transfusion avec du sang défibriné. Dans cet ordre d'idées, on admet donc que les substances toxiques élaborées normalement pendant la contraction musculaire, sont neutralisées ou transformées par la sécrétion surrénale. C'est l'opinion que R. Supino vient de défendre récemment ; il s'agirait donc d'un ou de poisons versés dans le sang et circulant avec lui (1).

Par la destruction ou la suppression fonctionnelle de ces glandes, ces poisons s'accumulent dans l'organisme et sont les agents de l'auto-intoxication.

En est-il réellement ainsi? La cachexie addisonienne a-t-elle cette insuffisance capsulaire pour cause (théorie humorale)? Est-elle due à des altérations nerveuses produisant la pigmentation et l'asthénie (théorie nerveuse)?

On en discute. Raymond et Braud ont cité des cas de maladie d'Addison avec intégrité des capsules surrénales, mais avec une altération sclérosique du ganglion semi-lunaire. Tout cela est contesté. Un seul fait paraît maintenant hors de débat : c'est l'intervention indispensable à la vie, de la sécrétion surrénale soit pour neutraliser les résidus toxiques de la désassimilation musculaire, soit pour modifier spécialement l'activité des centres nerveux trophiques.

(1) Supino, Recherches chimiques sur la maladie d'Addison (*Il Morgagni*, mars 1893).

Ce fait suffit pour justifier les tentatives rationnelles, — et jusqu'ici plus rationnelles qu'heureuses, — de prévenir ou de retarder cette auto-intoxication au moyen de la greffe capsulaire et des injections d'extrait addisonien. Voilà donc la raison d'être de la médication capsulaire.

Greffes et injections capsulaires. — M. Augagneur a pratiqué une fois la transplantation de la capsule surrénale d'un chien sur un addisonien. Trois jours après, l'opéré succombait. Il était tuberculeux avancé. Cet échec de la *greffe addisonienne* ne prouve donc rien contre la validité de l'opération (1).

Pour combattre l'asthénie des addisoniens, MM. Abelous, Langlois et Charrin ont eu recours dans deux cas aux *injections d'extrait capsulaire*. Un seul effet immédiat : l'augmentation de la diurèse. Comme effet tardif : rien. Cela s'explique par l'interruption hâtive du traitement.

Pour mémoire, je rappelle que dernièrement M. H. Huchard a proposé sans trop y insister ces mêmes injections afin de diminuer l'asthénie musculaire des neurasthéniques et des malades en adynamie (2). Il ne semble point que ce conseil ait été suivi.

Il serait intéressant de préciser l'indication cli-

(1) Augagneur et Bérard (*Société des sciences médicales de Lyon*, 28 déc. 1892).

(2) H. Huchard, Les injections addisoniennes (*Revue générale de clinique et de thérap.*, 16 nov. 1893, p. 721).

nique à observer quand on renouvellera ces tentatives. Tâche impossible, à l'heure actuelle. La plupart des addisoniens confirmés sont en instance ou en puissance de tuberculose. De plus, on cite des cas de cachexie addisonienne cliniquement confirmée, malgré l'intégrité, constatée par l'autopsie, des deux capsules surrénales.

Le thérapeutiste avisé qui prescrira cette médication devra donc éviter de sortir hors des limites de la *spécialisation thérapeutique* de la sécrétion surrénale.

Elle a pour unique indication la cachexie et l'auto-intoxication addisoniennes.

Dans toute autre circonstance, inutile de l'essayer : ce serait se mettre en désaccord avec les notions maintenant bien acquises sur la *spécialisation physiologique* de la sécrétion capsulaire.

Les règles pour la *préparation* et la *technique* de cette médication sont celles des injections d'extrait orchitique. On devra donc s'y conformer.

CHAPITRE SEIZIÈME

LA MÉDICATION CÉRÉBRALE

TRANSFUSION NERVEUSE ET INJECTIONS DE LIQUIDE CENTRAL

Ses origines (Babès, Brown-Séquard, C. Paul). — *Théorie de la transfusion nerveuse. — Extrait de cerveau et liquide central. — Technique de la médication cérébrale. — Ses effets physiologiques. — Résultats et indications thérapeutiques dans l'aliénation mentale; l'ataxie, l'épilepsie, les neurasthénies et les états morbides divers (aphasie, anémie, tuberculose).*

Ses origines. — En physiologie, en clinique, et du reste un peu partout, les faits ne s'accordent point toujours avec l'interprétation qu'en donne l'imagination, parfois féconde, de ceux qui les observent.

Autrement, la transfusion nerveuse, ou, — en termes plus précis et moins retentissants, — la médication par l'extrait de cerveau, n'en serait point réduite à former le dernier chapitre de cet ouvrage. Elle aurait obtenu l'honneur qu'elle brigue, sans le mériter, de passer pour une médication autonome et vraiment originale.

Il en est autrement : elle constitue simplement une médiocre application des principes formulés et des procédés inventés au laboratoire du Collège de France.

On en trouve l'idée fondamentale dans les communications successives de M. Constantin Paul devant l'Académie de médecine et la Société de biologie.

Dans le traitement pastorien de la rage après morsure, l'injection de moelle de lapin n'est que le support de la partie virulente. Pour combattre les formes les plus graves de la rage, par exemple celle du loup « qui est la plus féroce », on n'obtient de résultats efficaces qu'en augmentant l'intensité de la médication par l'élévation des doses quotidiennes jusqu'à quinze et vingt centimètres cubes.

M. Babès pensait que, dans ces conditions, on ne doit plus considérer la matière nerveuse véhiculée par l'injection comme une quantité négligeable. Notre distingué confrère de Bucharest essaya donc de pratiquer les injections avec la moelle saine (1).

Il réussit : la paternité de ces tentatives lui appartient. C'est alors que M. Constantin Paul pratiqua, dans un but thérapeutique, de semblables injections (2).

(1) Babès (*Deut. med. Woch.*, 1892, n° 301).

(2) Constantin Paul (*Bulletin de l'Académie de médecine*, 16 février 1892). — Voir aussi le mémoire inaugural de son élève M. Duforasten, Des injections de liquides organiques au point de vue physiologique et thérapeutique (*Thèse de Paris*, 1893, n° 129).

Une année avant ces essais, MM. Brown-Séquard et d'Arsonval engageaient vivement déjà les thérapeutistes à employer l'extrait de substance cérébrale « dans les cas de faiblesse dépendant d'une anémie locale ou générale des centres nerveux (1) ».

S'il était d'usage et de convenance de discuter sur la priorité d'une idée et son application, on pourrait dire que l'initiative de celle-ci appartient à M. Babès, et l'originalité de celle-là à M. Brown-Séquard. Je n'insiste point cependant; par les opinions qu'il a émises et la théorie particulière dont il est l'auteur, M. Constantin Paul les a presque faites siennes (2).

Théorie de la transfusion nerveuse. — Son raisonnement est le suivant : le liquide testiculaire injecté par la méthode de M. Brown-Séquard n'est pas le produit complet du testicule : le filtrage arrête les spermatozoïdes. C'est donc à une classique transfusion de sang que l'on doit comparer une injection d'extrait orchitique.

Dans l'espèce et à son avis, il le donnait à entendre, la dynamogénie est une erreur. Rien ne se perd, rien ne se crée dans la nature, et cet aphorisme banal est aussi fatal « pour la force que pour la matière ».

(1) Brown-Séquard et d'Arsonval (*Arch. de phys.*, juillet 1891, p. 498).

(2) Ch. Éloy, La transfusion nerveuse (*Revue générale de clinique et de thérapeutique*, 3 mai 18[illegible]3).

Les effets de la médication orchitique ne ressemblent guère à ceux qui sont l'attribut physiologique de la médication excitante. Toute excitation médicamenteuse n'est-elle point suivie d'une phase de dépression? Or, après une injection testiculaire, des effets toniques, mais point d'effets dépressifs.

Dans la médication excitante, disait-il encore, la force dont on peut disposer est, pour ainsi parler, « prise sur le capital; c'est un emprunt qu'il faudra solder plus tard (1) ».

Les phénomènes observés, ajoutait-il, sont plutôt comparables à ceux qui suivent la transfusion sanguine. Le sang transfusé de la veine d'un individu dans celle d'un autre, ne remplace point dans l'organisme de ce dernier un constituant normal. Ses éléments sont éliminés par les reins; il survient de la fièvre ; son albumine, son hémoglobine et ses globules altérés sont charriés au dehors par l'urine.

Le sang nouveau remplit, vis-à-vis de l'organisme qui le reçoit, le rôle d'un stimulant. Il sollicite cet organisme à refaire du sang. Il n'agit donc point comme un substitutif dont la masse remplace un élément en déficit dans cette humeur; c'est un tonique.

Et voilà comment on a justifié ces deux mots

(1) EGASSE, Des injections de liquides organiques (*Bull. général de thérap.*, nos 41 à 43, novembre et décembre 1892).

nouveaux de transfusion nerveuse! M. Constantin Paul se proposait de faire « quelque chose d'analogue à la transfusion du sang en pratiquant une sorte de transfusion nerveuse pour combattre la neurasthénie ». Dans l'intention première de ce thérapeutiste, c'était surtout aux neurasthéniques qu'elle devait demander de guérir, de s'améliorer et d'acquérir des succès à la méthode!

Je cite cette argumentation; j'évite de l'apprécier. Est-elle à l'abri de toute objection? Une seule, empruntée à la physiologie, suffit, je pense, et je ne suis pas le seul à le penser, pour la ruiner.

La voici : toutes les parties de l'organisme des animaux mâles et vigoureux sont imprégnées de principes provenant des testicules; M. Brown-Séquard a établi ce fait. Les injections de liquide cérébral, pratiquées surtout aux doses élevées de 4 ou 5 grammes qui sont fondamentales, dans la transfusion nerveuse, introduisent donc dans l'organisme une proportion relativement grande des principes testiculaires.

Après cela, faut-il s'étonner de voir cette médication « produire à un certain degré les effets propres de ces principes » (1)?

On attend donc toujours des raisons plus décisives pour démontrer solidement l'autonomie scientifique et l'originalité d'une médication dont

(1) Brown-Séquard et d'Arsonval (*C. Rendus de l'Académie des sciences*, 13 juin 1892, n° 20 et *Archives de phys.*, janvier 1893, p. 201).

les moyens, les effets physiologiques, les résultats thérapeutique et le mode d'emploi offrent des analogies si frappantes avec ceux du traitement orchitique.

Au demeurant, des inspirations venues de la méthode pastorienne et de celle de M. Brown-Séquard, les ingénieuses expérimentations de M. Babès et quelques notions classiques empruntées à la thérapeutique générale, telles en sont les origines!

Quant à ces hypothèses explicatrices de sa puissance physiologique, leur importance est médiocre. Je répète donc ce que j'écrivais plus haut : les faits ne s'accordent point toujours avec la théorie et l'imagination féconde de ceux qui les observent.

Pour le bon renom et l'efficacité de la médication cérébrale, il eût été fâcheux, n'est-ce point, qu'il en fût différemment.

Extrait de cerveau et liquide central. — Au début, M. Constantin Paul employa la moelle de lapin en macération. Mais cette moelle est de médiocre volume et pour ce motif relativement pauvre en substance grise. Aujourd'hui, c'est avec le cerveau du mouton que l'on prépare cet extrait, et pour ce motif que l'on propose de donner à la médication cet autre nom « *d'injection de liquide central* ».

Pourquoi cette synonymie? Encore une nécessité qui ne se faisait cependant point sentir!

Voici en quoi consiste l'*extrait glycériné* de cerveau.

Sur un mouton sain, vigoureux et récemment tué, on prélève 15 grammes de substance cérébrale, grise de préférence (circonvolutions, cervelet, corps opto-striés), selon la recommandation de M. Constantin Paul.

On la divise en fragments de petit volume. Durant vingt-quatre heures, macération dans cinq fois son poids de glycérine pure ; puis, addition d'un poids d'eau égal et traitement du mélange par le filtre stérilisateur de d'Arsonval, sous une pression de 50 atmosphères.

Comme résultat final : 150 grammes d'extrait cérébral au dixième qui, dans des flacons petits et hermétiquement clos, se conservera huit ou dix jours.

On peut préparer un *extrait de cerveau à l'eau salée*. A cet effet, Gautier mélange la substance cérébrale à cinq parties d'une solution aqueuse de sel marin à douze pour cent, et filtre avec l'appareil de d'Arsonval. Ce liquide s'altère dans l'espace de cinq jours (Égasse).

Bien préparé, l'extrait du cerveau est liquide incolore, inodore, de réaction neutre, d'un poids spécifique de 1080 à 1090 (extrait glycériné), ou de 1046 (extrait à l'eau salée), et ne contient pas d'éléments figurés.

Par l'addition d'alcool, l'extrait salé se trouble et devient louche.

Technique de la médication cérébrale. —

Son mode d'administration est, cela se comprend, celui de la médication testiculaire, en observant les précautions antiseptiques convenables.

Comme *lieu d'élection*, M. C. Paul adopte les côtés de l'abdomen au niveau des flancs, ou la région dorsale au voisinage des lombes. On peut pratiquer les injections ailleurs : dans la région sous-acromiale ou bien dans celle de la fesse.

Comment pratiquer l'injection ? Comme précautions *avant* l'opération, *stérilisation du champ opératoire* par une friction de la peau avec un tampon d'ouate hydrophile imbibé d'eau phéniquée forte, et *analgésie locale* par la projection d'un jet de chlorure d'éthyle (C. Paul).

· Une remarque : l'anesthésie cutanée n'est point nécessaire avant les injections d'extrait orchitique ; elle est donc une complication du manuel opératoire de la médication cérébrale.

Ce *manuel opératoire* est le suivant : 1° *Stérilisation du corps de la seringue* par immersion dans l'eau phéniquée forte, puis, son lavage dans l'eau bouillante pour éviter l'action de l'acide phénique.

2° *Stérilisation de l'aiguille* dans un bain chaud de vaseline ou mieux, si elle est en platine, iridié par le flambage.

3° *Dose injectable* de 2 à 5 centimètres cubes. On débute par une injection d'épreuve de 2 centimètres cubes; puis, la susceptibilité du malade étant connue, on augmente tous les deux jours d'un centimètre cube jusqu'à la dose maxima de 5 centimètres cubes (Dufournier).

4° *Renouvellement des injections*, deux fois hebdomadairement. Au total, ne point dépasser le nombre de vingt injections successives.

Comme précautions *après* chaque opération, on appliquera durant quelques instants un tampon d'ouate hydrophile sur la piqûre.

Cette technique, on le voit, est celle des injections sous-cutanées des divers liquides organiques. Ici encore, rien de bien inédit.

Effets physiologiques. — *Immédiats*, ils sont *locaux* : au niveau de la piqûre, une nodosité du volume d'une amande et une douleur parfois assez vive pour légitimer, dans un but préventif, l'analgésie locale. Point de chaleur, point de rougeur cutanée, point d'œdème. Exceptionnellement, de l'inflammation et des abcès. Ces accidents ont pour origine une antisepsie incomplète avant et pendant l'opération, ou l'asepsie défectueuse du liquide injectable.

Les effets *tardifs*, sensation de force, régularisation de fonctions, etc., se manifestent après quelques heures ou quelques jours. On les considère comme thérapeutiques. C'est par l'appréciation des résultats de la médication que l'on mesura l'exactitude de cette qualification.

Résultats thérapeutiques. — Jusqu'ici le bilan en est court mais assez instructif. Il serait désirable cependant qu'il fût complété par le contrôle négatif ou positif d'observateurs étrangers à la paternité de cette médication.

M. Babès, le premier, l'essaya dans la *neurasthénie* et l'*ataxie*. M. Constantin Paul répéta et multiplia ses tentatives : c'est en effet contre ces deux maladies qu'elle réussit, paraît-il, le mieux. M. Cullère l'employa dans l'*aliénation mentale*, et M. Gibier, après M. Babès, contre l'*épilepsie*.

Aujourd'hui, les essais thérapeutiques en sont là.

Aliénation mentale. — M. Cullère a traité quatorze aliénés de l'asile de la Roche-sur-Yon avec un extrait cérébral concentré, titré au cinquième, filtré au papier seulement et injecté tous les deux jours par doses de 4 grammes. Résultats sur des aliénés atteints de psychopathies variées : positifs, huit fois ; partiels, quatre fois, et négatifs deux fois.

Bien tolérées, mêmes par les plus débilités et les tuberculeux, ces injections provoquaient l'augmentation de l'appétit, le développement de l'embonpoint, la diminution de l'impotence musculaire, etc., mais nulle amélioration durable de l'état psychopathique.

Dans la thérapie de l'aliénation mentale de formes variées, cette médication agit donc à la manière d'un remède stimulateur de l'appétit, des fonctions digestives et de la nutrition. C'est comme *tonique et eutrophique qu'il y aurait indication occasionnelle* de l'essayer.

Les états nerveux avec excitation et les maladies dégénératives (Babès) en sont les *contre-indications.*

Ataxie. — A l'instar de la médication testiculaire, celle-ci procurerait-elle quelques soulagements aux ataxiques? On l'a pensé, cela se comprends. Toutefois, le nombre des essais est encore restreint.

Au témoignage de MM. Dauriac et Dufournier, vingt-cinq tabétiques ont été soumis à ce traitement (1).

C'étaient des tabétiques classiques. L'un d'entre eux cependant, d'après ces deux observateurs distingués, présenta les particularités suivantes :

Il avait « du strabisme et de l'atrophie pupillaire, souffrait d'insomnies et de douleurs. Dès la deuxième ingestion, il dormait mieux; après la troisième, les douleurs étaient moins fréquentes et moins intenses; après la cinquième injection, elles avaient complètement disparu; après la douzième injection, l'état général est satisfaisant mais le strabisme persiste ».

Il en a été de même chez tous les tabétiques qui présentaient ce symptôme oculaire : l'injection cérébrale a calmé les douleurs, mais sans modifier les troubles fonctionnels de l'œil.

Dans cette série, vingt sur vingt-quatre ataxiques avérés éprouvèrent, à des degrés divers les améliorations suivantes : retour du sommeil

(1) Dauriac (*Gaz des hôpitaux*, 2 juillet 1891).

dans douze cas sur quatorze et après une à dix injections, — disparition des douleurs fulgurantes (dix fois), et leur atténuation (douze fois), après une à quinze injections, — diminution simultanée de l'incoordination motrice et amélioration médiocre de la marche (seize fois). Il y eut huit fois une augmentation de la force, et dans d'autres cas, l'amendement durable ou momentané des douleurs viscérales et anales, de l'incontinence urinaire et des crises gastriques, ces effets divers se manifestant après une à dix-neuf injections.

Il n'est pas équitable évidemment de comparer ces observations relativement peu nombreuses avec les statistiques considérables des améliorations que la médication testiculaire a procurées aux ataxiques. La seconde a fait ses preuves : la première en est encore à la période des essais.

D'où cette conclusion : il y a *indication de prescrire la médication cérébrale aux ataxiques après les essais infructueux de l'emploi de la médication testiculaire.* Celle-ci d'abord, celle-là ensuite; toutes deux, cela s'entend, comme médications symptomatiques et nullement comme un traitement définitivement curatif de la maladie.

Épilepsie. — Pour M. Babès, il s'agit d'épilepsie essentielle dans les cas qu'il traite par cette médication.

Il procède de la manière suivante : cinq à six injections dosées chacune à 5 ou 6 grammes, avec l'extrait de cerveau filtré seulement au papier. Ce serait là une condition de succès.

M. Babès annonce l'amélioration de ces épileptiques; mais les détails suffisamment explicatifs manquent : comment apprécier ces tentatives?

Voici néanmoins l'observation récente d'un cas d'épilepsie que M. Gibier a traité par cette méthode.

Le malade, un jeune homme, tombait plusieurs fois par jour en attaque de petit mal. Il accusait de la céphalalgie, des vertiges, un notable affaissement psychique. Cinq injections quotidiennes : disparition des vertiges, éloignement dans la répétition des attaques qui maintenant reviennent seulement toutes les six semaines, et augmentation des capacités intellectuelles (1).

Neurasthénies. — Si j'orthographie ce mot au pluriel, c'est avec intention. Autrefois on se contentait de l'écrire au singulier et de déclarer qu'il servait de rubrique à des accidents protéiformes.

Actuellement, et la dernière communication de M. Constantin Paul le prouve, les thérapeutistes dévoués à l'extrait de cerveau s'efforcent de distinguer des variétés, — beaucoup de variétés, — dans cet état morbide. Néanmoins ils préconisent ce re-

(1) Gibier, Injections de substance cérébrale dans l'épilepsie (*New York Conty méd. society*, 26 déc. 1892, et *N. York thérap. Review.*, janvier 1893). — Injections of organic liquides (*Eodem locor.*, mai et juin 1893, p. 93).

mède comme un remède spécial, sinon spécifique, de cet état morbide orthographié au singulier.

Il ferait donc bon de s'entendre si possible sur cette question de grammaire et de thérapeutique, d'autant plus qu'on a vu et que l'on voit toujours des symptômes neurasthéniques céder aux médications les plus diverses : l'extrait testiculaire, le sérum artificiel de Crocq, l'eau pure et plus souvent l'expectation.

En bonne justice, dans certaines circonstances et dans des conditions encore indéterminées, même en faisant la part de la suggestion, du *feath healing* et de la *foi guérisseuse*, la transfusion nerveuse ne semble point se comporter dans ces cas comme une médication toujours inerte. Voilà ce que j'ai écrit déjà dans le *Journal des praticiens* et ce que volontiers je répète ici.

Il est donc utile, mais seulement sous cette réserve, d'enregistrer les succès qui ont été annoncés par M. Constantin Paul.

Au 21 juin 1892, il avait prescrit ce traitement à vingt-quatre neurasthéniques. Deux, entre autres, étaient cardiopathes et guérirent : chez l'un, il y eut élévation des pulsations de 36 à 60; chez l'autre en tachycardie, leur abaissement fut de 126 à 76. En apparence, voilà un effet thérapeutique paradoxal ; en réalité, non : ne voit-on pas, dans des divers sens, des régularisations de fonctions se produire ainsi chez les névropathes? Ce qui, on le sait, ne prouve point toujours l'efficacité souveraine d'un traitement.

Parmi les vingt autres : cinq insuccès (neurasthénies à forme hypochondriaque), et quinze améliorations, par diminution de l'amyoshénie, des pollutions nocturnes sans érections pour quelques-uns, le retour des érections spontanées pour d'autres, et chez tous, l'augmentation de l'aptitude au travail.

Sept malades restaient en traitement.

Au 25 avril 1893, — cette statistique est la plus récente, — M. Constantin Paul annonçait à l'Académie la guérison ou l'amélioration de cinquante cas, dont voici le dénombrement :

Neurasthénie cérébro-spinale : — dix observations, quatre guérisons complètes, six améliorations, après vingt injections en moyenne et environ deux mois de traitement.

Neurasthénie spinale (myélosthénie de Beard) : — sept cas, cinq améliorations durables, deux guérisons.

Neurasthénie génitale : — avec spermatorrhée, sept cas, six insuccès, une amélioration, cinq guérisons : cessation des pertes séminales, retour des érections, des forces et de l'activité cérébrale ; — avec impuissance et sans spermatorrhée : trois cas, deux améliorations, mais conservation de l'impuissance.

Neurasthénie virginale (chlorose nerveuse, chlorose blanche des jeunes filles) : — quatre cas et quatre succès (atténuation des troubles nerveux et surtout de l'intolérance pour les médicaments de façon à permettre l'administration des ferrugineux).

Neurasthénie de la ménopause : — un cas, une amélioration avec rechute partielle.

Neurasthénie des affections utérines : — deux cas, deux améliorations.

J'abrège cette énumération. Contre la *neurasthénie chez les hystériques*, résultats douteux. M. Revillod (de Genève) obtint cependant deux succès qui figurent dans la statistique de M. Constantin Paul.

Dans la *neurasthénie cardiaque des adolescents*, en rapport si souvent avec la croissance, la transfusion nerveuse ferait-elle autant et même plus que l'hygiène, le repos ou l'alimentation? M. Constantin Paul l'espère, même s'il existe de l'arythmie. C'est, nul n'en doute, une question fort discutable.

En provoquant le retour de l'appétit, rend-elle aussi des services contre la *neurasthénie gastrique?* Est-elle utile contre la *neurasthénie sénile?* Cela est possible. MM. Brown-Séquard, Variot et d'autres n'ont-ils pas observé de semblables retours de fonctions sur des vieillards ou les débilités après la médication orchitique?

Seulement voici une objection d'intérêt clinique : n'est-ce point faire des statistiques un peu trop complaisantes en confondant dans un même groupe clinique des états morbides qui ne se ressemblent guère, tels que la sénilité vraie et la neurasthénie des vieillards? La valeur d'une statistique dépend moins, ne le sait-on plus, du nombre des faits mentionnés que de la précision clinique à les étudier.

Quant à la *neurasthénie des mélancoliques* et *des hypochondriaques*, elle n'est point durablement justiciable de la transfusion nerveuse. Cela se comprend : tantôt cette médication ne fait rien ; tantôt ses effets toniques sont passagers ; la nutrition et les fonctions digestives s'améliorent, mais le malade reste irrémédiablement après ce qu'il était déjà auparavant, un mélancolique et un hypochondriaque.

On serait étonné s'il en était autrement.

A côtés des observations de M. Constantin Paul, je mentionne celles de M. Maréchal (de Bruxelles). Ses neurasthéniques se sont améliorés : atténuation de leurs douleurs céphalo-rachidiennes, de l'amyosthénie, de l'insomnie, etc., etc.

D'une observation favorable à une autre également favorable, le succès, décidément, devient banal et monotone!

La sagesse clinique commande assurément d'accepter ces statistiques avec quelque réserve. En tenant compte des faits, on voit qu'après l'injection d'extrait de cerveau, certains neurasthéniques éprouvent un accroissement de la force musculaire et de l'aptitude au travail, ils résistent mieux à la fatigue, ils dorment et mangent mieux, leurs douleurs, leur hyperesthésie cutanée sont moins vives, etc., etc.

Mais ces résultats ne suffisent point pour effacer de la mémoire du clinicien cet aphorisme traditionnel, en vertu duquel la neurasthénie est une maladie dans laquelle on voit tout échouer ou tout réussir. Protéiforme dans ses manifestations, elle l'est aussi par les effets des médications variées que l'on utilise contre elle.

Il y a dix années, dans un livre de bon conseil (1), où, le premier en France, mon cher maître et ami le Dr H. Huchard décrivait cette affection, je lis cette phrase : « On ne guérit point la neurasthénie en traitant un seul de ses symptômes : *Non unam sedem habet, sed morbus totius corporis est.* »

Dans un tel état morbide, les efforts du thérapeutiste doivent donc, comme le disait Tissot, concourir à un double but : fortifier et calmer.

C'est donc comme agent dynamogène plutôt que sous le titre de remède tonique, que l'on peut avoir l'occasion de prescrire la médication cérébrale contre la neurasthénie. On en obtiendra peut-être quelques effets physiologiques utiles, si les médications classiques n'ont pu les donner, mais plus curieux que nécessaires si celles-ci les procurent.

Voilà l'*indication* de son emploi. Elle est bien modeste, n'est-ce point?

(1) H. Huchard et Axenfeld (*Traité des névroses*, 2e édition, 1883).

Les succès annoncés sont de nature, s'ils se confirmaient, à tenter les plus sceptiques. Ils obtenaient ces jours derniers un grand retentissement jusque dans la presse et le monde extra-médical. Raison de plus pour les enregistrer avec quelque prudence et pour attendre.

Dans l'intérêt même de la médication cérébrale on les aurait voulus moins bruyants ; car, en thérapeutique comme ailleurs, il y a beau temps qu'on sait ce que valent les succès de publicité et que la Roche Tarpéienne a toujours été voisine du Capitole.

États morbides divers. — A placer à côté de ces faits : l'emploi de ces injections dans l'*anémie*, l'*aphasie* et l'*asthénie* des vieillards.

Dans le cas rapporté par M. Dauriac, l'*aphasie* du malade datait de dix années ; elle était simple, sans hémiplégie, sans cécité verbale et sans agraphie. Le malade lisait et écrivait à la dictée, mais il parlait à peine (1). Douze injections furent pratiquées ; après la douzième, il put prononcer quelques mots ; un mois plus tard, il se livrait à ses occupations professionnelles.

On pourrait voir dans ce cas, je pense, un exemple de ces retours de fonctions annoncés par M. Brown-Séquard, après la médication testiculaire et sous l'influence d'une augmentation en énergie de la puissance des centres nerveux encore

(1) Dauriac (*Loc. citato*).

intacts. Pour ce motif, mais sans succès, M. Dana vient de l'employer contre les *paralysies* (1).

Le fait d'*asthénie*, observé par notre très distingué confrère M. le Dr Tripet (2), est celui d'un vieillard de soixante-douze ans, atteint d'une entérite chronique et de glycosurie depuis vingt-quatre ans. En juin 1892, il présentait les symptômes dénonciateurs d'une débilité extrême : lypothémies, diarrhée, pouls filant, collapsus menaçant. On pratique tous les deux jours et à la dose de 1 centigramme une injection sous-cutanée d'extrait cérébral. Dès la seconde injection, amélioration considérable. Après la troisième, retour de l'appétit, du sommeil et des forces ; le malade se tient debout et sort en voiture. L'amélioration fut persistante jusqu'à la sixième injection, c'est-à-dire durant quinze jours. On discontinua cependant le traitement en raison des douleurs vives provoquées par les deux dernières injections.

Ces résultats sont loin de correspondre aux effets désastreux de la transfusion nerveuse dans la *tuberculose*.

J'ai sous les yeux trois observations recueillies dans le service de son maître, M. le Dr H. Huchard, par M. Chevillot (3), externe distingué des hôpitaux.

(1) DANA (*Boston Med. and surg. Journal*, 8 mai 1892).
(2) TRIPET cité par M. Egasse (*Bull. de thérap.*, 15 nov. 1892, p. 420).
(3) CHEVILLOT, Communication écrite.

Dans les trois cas (phtisie pulmonaire), chaque injection fut suivie d'une élévation thermique allant jusqu'à 3 degrés et de fièvre : point d'amélioration des fonctions digestives et, finalement, mort rapide. Il s'agissait, il est vrai, de phtisie pulmonaire au troisième degré.

C'est une objection que les partisans de la transfusion nerveuse ne manqueront point de m'adresser ; je l'accepte, mais je n'en conclus pas moins que l'aggravation et la marche plus rapide de la maladie ont suivi l'emploi de la médication.

Ces faits en disent assez et même trop, je pense. On condamnera donc l'emploi de ce dangereux remède dans le cours de la cachexie tuberculeuse. Nouvelle preuve que la médication cérébrale ne saurait remplacer, comme on l'a dit, la médication orchitique; celle-ci du moins, dans des cas de gravité équivalente, a donné la mesure de sa puissance eutrophique par quelques effets passagers mais réels, sinon curateurs, du moins thérapeutiques.

Au demeurant, malgré les succès qu'on lui attribue, la transfusion nerveuse n'est donc point cette médication qu'à sa naissance on déclarait si originale. Nonobstant les succès qu'on lui attribue, la clinique et la physiologie sont d'accord pour la considérer seulement, — sous quelque nom qu'on la désigne, — comme une fille bâtarde et contrefaite de la médication orchitique.

Voilà ma conclusion.

TABLE DES MATIÈRES

CHAPITRE III

La médication orchitique, son action physiologique.

CHAPITRE IV

La médication orchitique, documents physiologiques

CHAPITRE V

La médication orchitique, documents cliniques.

CHAPITRE VI

La médication orchitique; ses applications thérapeutiques (indications et contre-indications dans les affections du système nerveux).

CHAPITRE VII

La médication orchitique; ses applications thérapeutiques (indications et contre-indications dans les maladies par nutrition retardante et les infections).

CHAPITRE VIII

La médication orchitique, préparation des extraits d'organes.

CHAPITRE IX

La médication orchitique, technique et mode d'administration.

CHAPITRE X

La médication orchitique, les succédanés de l'extrait testiculaire.

CHAPITRE XI

La médication thyroïdienne, ses origines et sa physiologie.

CHAPITRE XII

La médication thyroïdienne, ses indications et sa technique.

CHAPITRE XIII

La médication thyroïdienne, les régimes thyroïdiens.

CHAPITRE XIV

La médication pancréatique, traitement du diabète maigre.

CHAPITRE XV

La médication capsulaire, faits physiologiques et essais thérapeutiques.

CHAPITRE XVI

La médication cérébrale, transfusion nerveuse et injections de liquide central.

5114-93. — Corbeil. Imprimerie Crété.

INDUSTRIE

BOUANT (E.). **La galvanoplastie, le nickelage, l'argenture, la dorure et l'électro-métallurgie.** In-16 de 308 p., avec 34 fig. .... 3 fr. 50

GRAFFIGNY (H. DE). **La navigation aérienne et les ballons dirigeables.** In-16 de 344 p., avec 44 fig. .... 3 fr. 50

LEFÈVRE (JULIEN). **La photographie et ses applications aux sciences, aux arts et à l'industrie**, par JULIEN LEFÈVRE, professeur à l'École des sciences de Nantes. In-16, de 381 p., avec 95 fig. .... 3 fr. 50

MONTILLOT (L.). **La télégraphie actuelle en France et à l'étranger, lignes, réseaux, appareils, téléphones**, par MONTILLOT, directeur de télégraphie militaire. In-16 de 334 p., avec 131 fig. .... 3 fr. 50

— **La lumière électrique, générateurs, foyers, distribution, applications.** In-16 de 408 p., avec 100 fig. .... 3 fr. 50

SCHŒLLER. **Les chemins de fer**, par H. SCHŒLLER, inspecteur de l'exploitation du Chemin de fer du Nord. In-16 de 320 p., avec 80 fig. .... 3 fr. 50

AGRICULTURE

FERRY DE LA BELLONE. **La truffe.** Étude sur les truffes et les truffières. In-16 de 312 p., avec 21 fig. .... 3 fr. 50

GIRARD. **Les abeilles, organes et fonctions, éducation et produits, miel et cire.** In-16 de 320 p., avec 85 fig. .... 3 fr. 50

HERPIN. **La vigne et le raisin, histoire botanique et chimique, effets physiologiques et thérapeutiques.** In-16 de 362 p. .... 3 fr. 50.

LARBALÉTRIER (A.). **L'alcool, au point de vue chimique, agricole, industriel, hygiénique et fiscal.** In-16 de 312 p., avec 62 fig. .... 3 fr. 50

BOTANIQUE

ACLOQUE (A.). **Les Champignons, au point de vue biologique, économique et taxonomique.** In-16 de 320 p., avec 60 fig. .... 3 fr. 50

— **Les Lichens.** Anatomie, physiologie et morphologie. In-16 de 376 p., avec 82 fig. .... 3 fr. 50

LOVERDO. **Les maladies cryptogamiques des céréales.** In-16 avec 50 fig. 3 fr. 50

VILMORIN (PH. DE). **Les Fleurs à Paris, culture et commerce.** 1892, in-16 de 350 p., avec 150 fig. .... 3 fr. 50

VUILLEMIN. **La biologie végétale.** In-16 de 380 p., avec 82 fig. .... 3 fr. 50

GÉOGRAPHIE PHYSIQUE

BLEICHER. **Les Vosges, le sol et les habitants**, par G. BLEICHER, professeur d'histoire naturelle à l'École de Nancy. In-16 de 320 p., avec 28 fig. .... 3 fr. 50

FALSAN (ALBERT). **Les Alpes françaises, les montagnes, les eaux, les glaciers, les phénomènes de l'atmosphère.** In-16 de 290 p., avec fig. .... 3 fr. 50

— **Les Alpes françaises, la flore et la faune.** In-16 de 300 p., avec fig. 3 fr. 50

TROUESSART. **Au bord de la mer, les dunes et les falaises, les animaux et les plantes des côtes de France.** In-16 de 350 p., avec 100 fig. .... 3 fr. 50

MINÉRALOGIE ET GÉOLOGIE

FOUQUÉ (de l'Institut). **Les tremblements de terre**, par FOUQUÉ, professeur au Collège de France. In-16 de 328 p., avec 44 fig. .... 3 fr. 50

KNAB (L.). **Les minéraux utiles et l'exploitation des mines**, par KNAB, répétiteur à l'École centrale des arts et manufactures. In-16 de 392 p., avec fig. .... 3 fr. 50

PALÉONTOLOGIE

GAUDRY (de l'Institut). **Les ancêtres de nos animaux, dans les temps géologiques.** In-16 de 300 p., avec 49 fig. .... 3 fr. 50

HUXLEY. **Les problèmes de la géologie et de la paléontologie.** In-16 de 320 p., avec 34 fig. .... 3 fr. 50

ENVOI FRANCO CONTRE UN MANDAT POSTAL

PHYSIOLOGIE

BEAUNIS (H.). L'évolution du système nerveux. In-16 de 320 p., 237 fig. 3 fr. 50

BERNARD (Cl.). La science expérimentale. In-16 de 440 p., av. 19 fig. 3 fr. 50

BOUCHUT (E.). La vie et ses attributs, dans leurs rapports avec la philosophie et la médecine. In-16 de 444 p. 3 fr. 50

COUVREUR. Les merveilles du corps humain, structure et fonctions. In-16, avec 100 fig. 3 fr. 50

DUVAL (MATHIAS). La technique microscopique et histologique. Introduction pratique à l'anatomie générale. In-16 de 313 p., avec 43 fig. 3 fr. 50

GRÉHANT. Les poisons de l'air, l'acide carbonique et l'oxyde de carbone asphyxies et empoisonnements, par N. GRÉHANT, assistant au Muséum. In-16 de 320 p., avec fig. 3 fr. 50

MÉDECINE

BOUCHARD (CH.) (de l'Institut). Les microbes pathogènes, par Ch. BOUCHARD, professeur à la Faculté de médecine de Paris. In-16 de 304 p. 3 fr. 50

BROUARDEL. Le secret médical. Honoraires, mariage, assurances sur la vie, déclaration de naissance, expertise, témoignage, etc., par P. BROUARDEL, doyen de la Faculté de médecine de Paris. In-16 de 300 p. 3 fr. 50

CULLERRE. Les frontières de la folie. In-16 de 360 p. 3 fr. 50

GARNIER (P.). La folie à Paris, par P. GARNIER, médecin en chef de l'infirmerie du Dépôt de la Préfecture de police. In-16 de 415 p. 3 fr. 50

GUÉRIN (A.). Les pansements modernes, le pansement ouaté et ses applications à la thérapeutique chirurgicale, par A. GUÉRIN, membre de l'Académie de médecine. In-16 de 392 p., avec fig. 3 fr. 50

GUIMBAIL. Les morphinomanes. Désordres physiques et troubles de l'intelligence, médecine légale, traitement. 1891, in-16 de 320 p. 3 fr. 50

MOREAU (P., de Tours). La folie chez les enfants. In-16 de 444 p. 3 fr. 50

RÉVEILLÉ-PARISE. La goutte et les rhumatismes. In-16 de 300 p. 3 fr. 50

RIANT. Les irresponsables devant la justice, par le Dr A. RIANT. In-16 de 300 pages 3 fr. 50

SCHMITT. Microbes et maladies, par J. SCHMITT, professeur à la Faculté de médecine de Nancy. In-16 de 300 p., 24 fig. 3 fr. 50

PSYCHOLOGIE PHYSIOLOGIQUE

AZAM. Hypnotisme, double conscience et altérations de la personnalité, par le Dr AZAM, professeur à la Faculté de Bordeaux. Préface par le professeur CHARCOT, de l'Institut. In-16 3 fr. 50

BEAUNIS (H.). Le somnambulisme provoqué, études physiologiques et psychologiques, par H. BEAUNIS, professeur à la Faculté de Nancy. In-16 3 fr. 50

BOURRU et BUROT. La suggestion mentale et l'action à distance des substances toxiques et médicamenteuses, par BOURRU et BUROT, professeurs à l'École de Rochefort. In-16 de 312 p., avec 10 pl. 3 fr. 50

— Variations de la personnalité. In-16 de 310 p., avec 15 pl. 3 fr. 50

CULLERRE (A.). La thérapeutique suggestive et ses applications aux maladies nerveuses et mentales, à la chirurgie, à l'obstétrique et à la pédagogie. In-16 de 318 pages 3 fr. 50

— Magnétisme et Hypnotisme. Exposé des phénomènes observés pendant le sommeil nerveux provoqué, au point de vue clinique, psychologique, thérapeutique et médico-légal. In-16 de 358 p., 28 fig. 3 fr. 50

FRANCOTTE. L'anthropologie criminelle, par X. FRANCOTTE, professeur à l'Université de Liège. In-16 de 320 p., avec 50 fig. 3 fr. 50

HERZEN. Le cerveau et l'activité cérébrale, au point de vue psycho-physiologique, par A. HERZEN, prof. à l'Académie de Lausanne. In-16 de 312 p. 3 fr. 50

LÉLUT (de l'Institut). Le génie, la raison et la folie, le démon de Socrate, application de la science psychologique à l'histoire. In-16 de 348 p. 3 fr. 50

UYS (J.). **Hypnotisme expérimental.** Les émotions dans l'état d'hypnotisme et l'action à distance des substances médicamenteuses ou toxiques, par J. LUYS, membre de l'Académie de médecine. In-16 de 320 p., avec 28 pl... .... 3 fr. 50

MOREAU (de Tours). **Fous et bouffons,** étude physiologique, psychologique et historique. In-16 de 300 p. .... 3 fr. 50

SIMON (PAUL-MAX). **Le monde des rêves.** Le rêve, l'hallucination, le somnambulisme et l'hypnotisme, l'illusion, les paradis artificiels, etc. In-16 de 325 p. 3 fr. 50

— **Les maladies de l'esprit.** In-16 de 350 p. .... 3 fr. 50

HYGIÈNE

BARTHÉLEMY (A.-J.-C.). **L'examen de la vision devant les conseils de revision et de réforme,** dans la marine et dans l'armée, par le Dr BARTHÉLEMY, directeur du service de santé de la marine. In-16, avec fig. et pl. col. .... 3 fr. 50

BERGERET. **L'alcoolisme,** dangers et inconvénients pour l'individu, la famille et la société. In-16 de 380 p. .... 3 fr. 50

BONNEJOY. **Le végétarisme et le régime végétarien.** Introduction par le Dr DUJARDIN-BEAUMETZ. In-16 de 320 p. .... 3 fr. 50

COLLINEAU. **L'hygiène à l'école,** pédagogie scientifique. In-16 de 314 pages, avec 50 fig. .... 3 fr. 50

COUVREUR. **Les exercices du corps,** le développement de la force et de l'adresse, étude scientifique. In-16 de 351 p., avec 59 fig. .... 3 fr. 50

CULLERRE. **Nervosisme et névroses.** Hygiène des énervés et des névropathes. In-16 de 322 p. .... 3 fr. 50

DONNÉ (A.). **Hygiène des gens du monde,** par A. DONNÉ, inspecteur général des Écoles de médecine. In-16 de 448 p. .... 3 fr. 50

DU MESNIL. **L'hygiène à Paris,** l'habitation du pauvre. Préface par J. SIMON, de l'Académie française. In-16. .... 3 fr. 50

COVILLE. **Les nouvelles institutions de bienfaisance,** les dispensaires pour enfants malades, l'hospice rural. In-16 de 300 p., avec 10 pl. .... 3 fr. 50

GALEZOWSKI et KOPFF. **Hygiène de la vue.** In-16 de 328 p., avec 44 fig. 3 fr. 50

GAUTIER (ARM.) (de l'Institut). **Le cuivre et le plomb dans l'alimentation et l'industrie,** au point de vue de l'hygiène, par A. GAUTIER, professeur à la Faculté de médecine de Paris. In-16 de 310 p. .... 3 fr. 50

RAVENEZ. **La vie du soldat,** au point de vue de l'hygiène, par le Dr RAVENEZ, médecin-major à l'École de cavalerie de Saumur. In-16, 375 p., 55 fig. 3 fr. 50

RÉVEILLÉ-PARISE et CARRIÈRE. **Hygiène de l'esprit,** physiologie et hygiène des hommes livrés aux travaux intellectuels, gens de lettres, artistes, savants, hommes d'État, jurisconsultes, administrateurs, par J.-H. RÉVEILLÉ-PARISE, membre de l'Académie de médecine, et Ed. CARRIÈRE, lauréat de l'Institut. In-16 de 435 p. .... 3 fr. 50

TIANT. **Hygiène des orateurs,** hommes politiques, magistrats, avocats, prédicateurs, professeurs, artistes et de tous ceux qui sont appelés à parler en public. In-16 de 500 p. .... 3 fr. 50

— **Le surmenage intellectuel et les exercices physiques.** In-16 de 312 p. 3 fr. 50

Avril 1893.

Bulletin mensuel des nouvelles publications de la

LIBRAIRIE J.-B. BAILLIÈRE ET FILS

Rue Hautefeuille, 19, près le boulevard St-Germain, à Paris

MÉDECINE

ABEILLE. La chirurgie ignée dans les maladies de l'utérus. 1886 1 vol. in-8 de 452 p. avec 2 pl. et 44 figures.... 12 fr.
— **Traitement des maladies chroniques de l'utérus.** 2ᵉ *édition* 1877, 1 vol. in-8 de 520 p.............................. 10 fr.
— **Traité des hydropisies et des kystes.** 1852, 1 vol in-8. 7 fr. 50
— **L'Electricité appliquée à la thérapeutique chirurgicale.** 1870, gr. in-8, 110 pages................................ 3 fr.

ACLOQUE (A.). Les champignons. 1892, 1 vol. in-16 de 320 p. avec 60 fig. (*Bibliothèque scientifique contemporaine*)... 3 fr. 50

ADENOT. Des méningites microbiennes. 1890, gr. in-8, 158 p. avec figures.. 3 fr. 50

ALLAMAN. Des aliénés criminels. 1892, gr. in-8, 181 p. 4 fr.

ALLIOT. Hygiène religieuse et scientifique. 1891, 1 vol. in-16, de 184 pages. (*Petite Bibliothèque médicale*)............... 2 fr.

ANDOUARD. Nouveaux éléments de pharmacie, par ANDOUARD, professeur à l'école de médecine de Nantes. 4ᵉ *édition*. 1892, 1 vol. gr. in-8 de 950 pages. avec 200 figures, cart.. 20 fr.

ANGER. Nouveaux éléments d'anatomie chirurgicale, par B. ANGER, chirurgien des hôpitaux de Paris. 1869, 1 vol. gr. in-8, de 1.056 p. avec 1 069 fig. et 1 atlas in-4 de 12 pl. col. 40 fr.
— *Séparément:* Texte, 1 vol. in-8. 20 fr.— Atlas, 1 vol. in-4. 25 fr.

ANGERSTEIN et ECKLER. La gymnastique à la maison, à la chambre et au jardin 1892, 1 vol. in-16 de 160 pages, avec 55 fig. (*Petite Bibliothèque médicale*)........................ 2 fr.
— **La gymnastique des demoiselles.** 1892, 1 vol. in-16, 160 pages, avec 50 fig. (*Petite Bibliothèque médicale*)................ 2 fr.

ANGLADA. Etudes sur les maladies nouvelles et les maladies éteintes : Histoire des évolutions séculaires de la pathologie, 1869, 1 vol. in-8 de 700 p.. .... 8 fr

Annales d'hygiène publique et de médecine légale, par BERTIN-SANS CHARRIN, L. COLIN, DU MESNIL, GARNIER (de Nancy), P. GARNIER, CH. GIRARD, HUDELO, JAUMES, LACASSAGNE, G. LAGNEAU, LHOTE, LUTAUD, MORACHE, MOTET, POUCHET, REUSS, RIANT, CH. VIBERT. Directeur de la rédaction, le professeur Paul BROUARDEL (de l'Institut), président du Comité consultatif d'hygiène, doyen de la Faculté de médecine de Paris.
Paraît tous les mois par fascicules de 96 pages, in-8.
Prix de l'abonnement annuel :
Paris... 22 fr. — Départements. 24 fr. — Union postale... 25 fr.
— PREMIÈRE SÉRIE, Années 1829-1853, 50 volumes. in-8. 500 fr.
Tables alphabétiques des matières et des auteurs. in-8.. 3 fr. 50
— SECONDE SÉRIE, Années 1854-1878. 50 volumes in-8... 500 fr.
Tables alphabétiques des matières et des auteurs. in-8. 3 fr. 50
— TROISIEME SÉRIE. Années 1879-1892, 28 vol. in-8...... 308 fr.

ARNOULD. Nouveaux éléments d'hygiène, par JULES ARNOULD, professeur d'hygiène à la Faculté de médecine de Lille. 2e *édition*. 1889. 1 vol. gr. in-8 de 1 404 p., avec 272 figures, cart..... 20 fr.

ARTIGALAS. Des asphyxies toxiques. 1883, in-8, 211 p. 3 fr. 50

AUDRY. Les tuberculoses du pied. 1890. gr. in-8, 234 p.. 5 fr.

— **L'athétose double et les chorées chroniques de l'enfance,** étude de pathologie nerveuse, par J. AUDRY, médecin des hôpitaux de Lyon. 1892, 1 vol. in-8, de 411 p. avec 3 pl........ 10 fr.

AUDUREAU. L'Obstétrique en Occident pendant le Moyen-âge et la Renaissance. 1892, 1 vol. grand in-8, avec planches... 7 fr. 50

AZAM. Hypnotisme, double conscience et altérations de la personnalité, par le Dr AZAM, professeur à la Faculté de Bordeaux. Préface par le professeur CHARCOT, de l'Institut. 1887, 1 vol. in-16, de 284 p. (*Bibliothèque scientifique contemporaine*).. 3 fr. 50

BACHELET. La dyspepsie, causes, régime, traitement, 1892. 1 vol. in-18 de 381 p. (*Bibliothèque médicale variée*)........... 3 fr. 50

— **Conseils aux mères de famille,** sur la manière de nourrir leurs enfants et de se nourrir elles-mêmes. 2e *édition*. 1887, 1 vol. in-18 de 240 pages... 2 fr.

BADAL. Leçons d'ophthalmologie, par le Dr BADAL, professeur à la Faculté de médecine de Bordeaux. 1881, 1 vol, in-8 de 204 p. avec tableaux.. 5 fr.

— **Clinique ophthalmologique.** 1879, 1 vol. in-8 de 208 pages avec figures.. 4 fr.

BAIVY. La diphthérie en Belgique, étiologie et prophylaxie. 1892, in-8, 100 pages.. 3 fr. 50

— **La tuberculose.** 1890, 1 vol. gr. in-8 de 263 pages....... 6 fr.

BALFOUR. Traité d'embryologie et d'organogénie comparées. Edition française par A.-H. ROBIN et MOCQUARD, assistants au Muséum. 1885, 2 vol. in-8 de 1,350 p., avec 740 fig .... 30 fr.

BALL. La folie érotique, par B. BALL, professeur à la Faculté de Médecine de Paris, 1893. 2e *édition*, 1 vol. in-16 de 160 pages. (*Petite Bibliothèque médicale*)..................................... 2 fr.

BARTHELEMY (A.-J.-C.). **L'examen de la vision** devant les conseils de révision et de réforme, dans la marine et dans l'armée par le Dr BARTHELEMY, directeur du service de santé de la marine à Toulon, 1889. 1 vol. in-16. de 336 p., avec fig. et pl. col. (*Bibliothèque scientifique contemporaine*)........................ 3 fr. 50

BARTHELEMY (T.). **Syphilis et santé publique.** Etude d'hygiène publique, par T. BARTHELEMY, médecin de Saint-Lazare, ancien chef de clinique de la Faculté de médecine. 1890, 1 vol. in-16. de 350 p. (*Bibliothèque médicale variée*)......... 3 fr. 50

BASEIL. De l'hématome du scrotum. 1890, gr. in-8, 300 p. 6 fr.

BASTIDE. Les vins sophistiqués. 1889, 1 vol. in-16 de 160 p., (*Petite Bibliothèque médicale*).. 2 fr.

BEALE. De l'urine, des dépôts urinaires et des calculs, composition chimique, caractères physiologiques et pathologiques et indications thérapeutiques, 1865, 1 volume in-18, avec 136 figures.. 7 fr.

BEAUNIS. Nouveaux éléments de physiologie humaine comprenant les principes de la physiologie comparée et de la physiologie générale par H. BEAUNIS, professeur à la Faculté de médecine de Nancy. 3e *édition*, 1888, 2 vol. gr. in-8, de 1,484 pages, avec 513 fig. cart.. 25 fr.

BEAUNIS. Le somnambulisme provoqué, études physiologiques et psychologiques, 2e *édition*, 1887. 1 vol. in-16 de 292 p. avec fig. (*Bibliothèque scientifique contemporaine*)................ 3 fr. 50

— **L'évolution du système nerveux**. 1890, 1 vol. in-16 de 320 p. avec 237 fig. (*Bibliothèque scientifique contemporaine*).. 3 fr. 50

BEAUNIS et **BOUCHARD. Nouveaux éléments d'anatomie descriptive et d'embryologie**, par H. BEAUNIS et A. BOUCHARD, professeur à la Faculté de médecine de Bordeaux. 4e *édition*. 1885, 1 vol. gr. in-8 de 1,072 pages, avec 456 figures la plupart coloriées, cartonné.. 20 fr.

— **Précis d'anatomie et de dissection**. 1877, 1 vol. in-18 de 450 pages.. 4 fr. 50

BEAUREGARD. Des difformités des doigts. 1875, in-8, 110 p., avec 6 planches.. 4 fr.

BEAUVISAGE. Les matières grasses, caractères, falsifications et essai des huiles, beurres, graisses, etc. 1892, 1 vol. in-16 de 324 p. avec 90 fig., cart. (*Bibliothèque des connaissances utiles* 4 fr.

BEDOIN. Précis d'hygiène publique. Introduction par le professeur P. BROUARDEL. 1891, 1 vol. in-18 de 333 pages, avec 70 figures, cartonné .... 5 fr.

BERGERET. Des fraudes, dans l'accomplissement des fonctions génératrices. *Quatorzième édition*. 1893, 1 vol. in-16 de 228 pages (*Petite Bibliothèque médicale*)................................ 2 fr.

— **L'alcoolisme**, dangers et inconvénients pour l'individu, la famille et la société. 1889, 1 vol. in-16 de 380 pages (*Bibliothèque médicale variée*).. 3 fr. 50

— **Les passions**, dangers et inconvénients pour les individus, la famille et la société. 1878, 1 vol. in-18. (*Bibliothèque médicale variée*) .... 3 fr. 50

BERGERON (Alb.). **Précis de petite chirurgie et de chirurgie d'urgence**. 1882, 1 vol. in-18 jésus de 436 p., avec 374 fig. 5 fr.

BERGONIÉ. **Phénomènes physiques de la phonation**. 1883, in-8, 140 pages. avec figures.............................. 2 fr. 50

BESIER. Bactériologie de la grippe, 1892. in-8, 104 p. 2 fr. 50

BERNARD (Claude) **Physiologie**. Physiologie expérimentale, substances toxiques, système nerveux, liquides de l'organisme, pathologie expérimentale, anesthésiques et asphyxie, chaleur animale, diabète, tissus vivants, physiologie opératoire, phénomènes de la vie, table alphabétique, par CLAUDE BERNARD, professeur au Muséum et au Collège de France, membre de l'Institut, 15 vol. in-8, avec figures.............................. 108 fr.

— **Leçons de physiologie expérimentale appliquée à la médecine**, 1855-1856, 2 vol. in-8, avec figures............ 14 fr.

— **Leçons sur les effets des substances toxiques et médicamenteuses**. 1857, 1 vol. in-8, avec 22 figures.............. 7 fr.

— **Leçons sur la physiologie et la pathologie du système nerveux**. 1858, 2 vol. in-8. avec figures.................... 14 fr.

— **Leçons sur les propriétés physiologiques et les altérations pathologiques des liquides de l'organisme**. 1859, 2 vol. in-8, avec figures.. 14 fr.

— **Leçons de pathologie expérimentale** 1880, 1 vol. in-8. 7 fr.

— **Leçons sur les anesthésiques et sur l'asphyxie**. 1875, 1 vol. in-8, avec figures. .... 7 fr.

— **Leçons sur le diabète**. 1877, 1 vol. in-8.......................... 7 fr.

— **Leçons sur les propriétés des tissus vivants**. 1866, 1 vol. in-8 de 492 pages avec 94 figures.................................. 8 fr.

BERNARD (Claude). **Leçons de physiologie opératoire.** 1879, 1 vol. in-8, avec 116 figures .... 8 fr.

— **Leçons sur les phénomènes de la vie**, communs aux animaux et aux végétaux. 1878, 2 vol. in-8. avec pl. col. et fig. 15 fr.

— **L'œuvre de Claude Bernard.** Introduction par MATHIAS DUVAL, notices par E. RENAN, PAUL BERT et ARMAND MOREAU, table alphabétique, bibliographie. 1881, 1 vol. in-8..... 7 fr.

— **La science expérimentale**, 3ᵉ *édition*. 1890. 1 vol. in-16 de 449 p., avec 19 fig. (*Bibliothèque scientifique contemporaine*). 3 fr. 50

BERNARD (Claude) et **HUETTE. Précis iconographique de médecine opératoire et d'anatomie chirurgicale.** 1873, 1 vol. in-18 jésus, avec 113 pl., fig. noires, cartonné...... 24 fr.

— Figures coloriées, cartonné.. 48 fr.

BERNARD (H.). **Premiers secours** aux blessés. 1870, 1 vol. in-16 de 154 pages, avec 70 fig. (*Petite bibliothèque médicale*). 2 fr.

BERNHARD (J.). **Les médicaments oubliés.** La Thériaque. 1893, 1 vol. in-16 de 150 p. (*Petite bibliothèque médicale*)....... 2 fr.

BERT (Paul). **Leçons sur la physiologie comparée de la respiration.** 1870, 1 vol. in-8 de 500 p., avec 150 fig...... 10 fr.

BERTHET. Du traitement non sanglant de la coxalgie, valeur relative de l'immobilisation et de l'extension continue. 1892, gr. in-8, 90 pages, avec figures.............................. 2 fr.

BERTOGLIO. Les cimetières, au point de vue de l'hygiène et de l'administration. 1889, 1 vol. in-16 de 280 pages........ 3 fr. 50

BESSON. Étude expérimentale sur la révulsion, 1892, 1 vol. gr. in-8 de 177 pages, avec planches...................... 4 fr.

BIÉTRIX. Le thé, culture, falsifications, richesse en caféïne des différentes espèces. 1892, 1 vol. in-16 de 160 pages, avec figures (*Petite Bibliothèque médicale*)............................. 2 fr.

BISCH. Du cancer primitif du corps de l'utérus. Diagnostic précoce, traitement curatif. 1892, 1 vol. gr. in-8, 148 p..... 4 fr.

BLANC (Louis). **Les anomalies chez l'homme** et les animaux, par L. BLANC, chef des travaux d'anatomie à l'École vétérinaire de Lyon. 1893, 1 vol in-16 de 350 pages, avec 100 figures (*Bibliothèque scientifique contemporaine*) .... 3 fr. 50

BLANCHARD (R.). **Traité de zoologie médicale**, par RAPHAEL BLANCHARD, professeur agrégé à la Faculté de médecine de Paris. 1889, 2 vol. in-8 de 800 pages, avec 650 figures..... 20 fr.

BOCQUILLON-LIMOUSIN. Formulaire des médicaments nouveaux et des médications nouvelles, par H. BOCQUILLON-LIMOUSIN, pharmacien de 1ʳᵉ classe, lauréat de l'École de pharmacie. 4ᵉ *édition*. 1893, 1 vol. in-16 de 314 pages, cartonné......... 3 fr.

— **Formulaire de l'antisepsie et de la désinfection.** Introduction par le Dʳ VERCHÈRE, chirurgien de Saint-Lazare. 1893, 1 vol. in-16 de 300 pages avec figures, cartonné .... 3 fr.

BOIVIN (Mme) et **DUGÈS. Anatomie pathologique de l'utérus et de ses annexes.** 1866, atlas in-folio de 41 pl. gravées et coloriées, *représentant les principales altérations morbides des organes génitaux de la femme*, avec explication, cart.... 45 fr.

BONAMI. Nouveau dictionnaire de la santé, comprenant la médecine usuelle, l'hygiène journalière, la pharmacie domestique et les applications des nouvelles conquêtes de la science à l'art de guérir, par le Dʳ PAUL BONAMI, médecin en chef de l'hospice de la Bienfaisance, lauréat de l'Académie de médecine. 1889 1 vol. gr. in-8 jésus de 950 pages à deux colonnes, avec 702 figures, Broché 16 fr. — Cartonné.. 18 fr.

BONNAFONT. Traité des maladies de l'oreille. 2ᵉ *édition*, 1873, 1 vol. in-8, de 700 p. .... 10 fr.

BONNEJOY. Le végétarisme et le régime végétarien rationnel. Introduction par le docteur DUJARDIN-BEAUMETZ. 1891 1 volume, in-16 de 320 p. (*Bibliothèque scientifique contemporaine*). 3 fr. 50

BONNET. (A.). Traité de thérapeutique des maladies articulaires. 1853, 1 vol. in-8 de XVI-684 p., avec 97 fig......... 9 fr.

— **Nouvelles méthodes de traitement des maladies articulaires.** 2ᵉ *édition*. 1860, 1 vol. in-8 de 356 p., avec 17 fig. 4 fr. 50

BONNET. (S.). et Petit (P.). Manuel pratique de gynécologie, par les Drs S. BONNET, ancien interne des hôpitaux de Paris et P. PETIT, 1892, 1 vol. in-8 de 600 pages avec 150 figures noires et coloriées.

BONNET (V.). Précis d'analyse microscropique des denrées alimentaires. Caractères, procédés d'examen, altérations et falsifications, par V. BONNET, préparateur à l'École de pharmacie, expert du Laboratoire municipal. Préface par L. GUIGNARD, professeur à l'École supérieure de pharmacie. 1890, 1 vol. in-18, de 200 pages, avec 163 fig., et 20 pl. en chromo., cart...... 6 fr.

BORIUS. Les maladies du Sénégal. Topographie, climatologie et pathologie. 1882, 1 vol in-8 de 362 pages................. 7 fr.

BOUANT. Dictionnaire de chimie comprenant les applications aux sciences, aux arts, à l'agriculture, à l'industrie, à l'usage des industriels, des agriculteurs, des médecins, des pharmaciens, des laboratoires municipaux, de l'École centrale, de l'École des mines, des écoles de chimie, etc., par E. BOUANT. agrégé des sciences physiques. Préface par M. TROOST (de l'Institut). 1888 1 vol. gr. in-8, de de 1,100 p. à 2 col. avec 600 fig.. 25 fr.

BOUCHARD. Les microbes pathogènes, par CH. BOUCHARD (de l'Institut), professeur à la Faculté de Médecine. 1892, 1 vol. in-16 de 304 p. (*Bibliothèque scientifique contemporaine*).. 3 fr. 50

BOUCHUT (E.). Traité pratique des maladies des nouveau-nés, des enfants à la mamelle et de la seconde enfance, 8ᵉ *édition* 1884, 1 vol. in-8 de XVI-1,128 p., avec 179 fig............. 18 fr.

— **Hygiène de la première enfance,** guide des mères pour l'allaitement, le sevrage, le choix de la nourrice. 8ᵉ *édition*. 1885, 1 v. in-16 de 460 p., avec 53 fig. (*Bibliothèque méd. variée*.. 3 fr. 50

— **Clinique de l'hôpital des Enfants-Malades** 1885 1 vol. in-8 de 780 p... 8 fr.

— **Nouveaux éléments de pathologie générale,** comprenant la nature de l'homme, l'histoire générale de la maladie, les différentes classes de maladies, l'anatomie pathologique générale et l'histologie pathologique, le pronostic. la thérapeutique générale. 4ᵉ *édition* 1882, 1 vol. gr. in-8 de 900 pages, avec 250 fig... 16 fr.

— **Traité de diagnostic et de séméiologie.** 1883, 1 vol, gr. in-8 de 920 pages, avec 150 figures.......................... 12 fr.

— **Du nervosisme aigu et chronique et des maladies nerveuses.** 2ᵉ *édition*. 1877, 1 vol. in-8 de XV-408 pages.... 6 fr.

— **Atlas d'ophtalmoscopie médicale** et de cérébroscopie, montran les lésions du nerf optique, de la ré ine et de la choroïde, 1876, 1 vol. in-4 de VIII-148 p., avec 14 pl. en chromo, comprenant 137 fig., cart.. 35 fr.

— **Traité des signes de la mort** et des moyens de prévenir les inhumations prématurées. 3ᵉ *édition*. 1883, 1 vol. in-18, avec fig. (*Bibliothèque médicale variée*)............................ 3 fr. 50

BOUCHUT (E.). **La vie et ses attributs**, dans leurs rapports avec la philosophie et la médecine, 1 vol. in-16 de 444 pages.... 3 fr. 50

BOUDIN. Traité de géographie et de statistique médicales et des maladies endémiques 1857. 2 vol. gr. in-8.......... 20 fr.

BOUILLET. Précis de l'histoire de la médecine. Introduction par A LABOULBÈNE. 1883, 1 vol. in-8 de XVI-366 p......... 6 fr.

BOUILLY (G.). **Des lésions traumatiques** portant sur des tissus malades, 1877, gr. in-8. 153 pages........................ 3 fr.

— **Comparaison des arthropathies** rhumatismales, scrofuleuses et syphilitiques. 1878, in-8, 108 pages.................. 3 fr. 50

BOULEY. De la taille hypogastrique. 1883, gr. in-8, 259 pages, avec figures..................................... 5 fr.

BOURNET. De la criminalité en France et en Italie. 1884, gr. in-8. 153 pages..................................... 4 fr.

BOURRU et BUROT La suggestion mentale et l'action à distance des substances toxiques et médicamenteuses, par BOURRU et BUROT, professeurs à l'école de Rochefort. 1887, 1 vol. in-16 de 312 p. avec 10 pl (*Bibl. scient. contemp.*) 3 fr. 50

— **Variations de la personnalité**. 1888. 1 vol. in-16 de 316 p., avec 15 pl (*Bibliothèque scientifique contemporaine*)... 3 fr. 50

BOUVERET (H.). **La neurasthénie** (épuisement nerveux), par le Dr LOUIS BOUVERET, agrégé à la Faculté de médecine de Lyon. 2e *édition* 1891. 1 vol. in-8. de 600 pages................. 6 fr.

— **Traité de l'empyème**. 1888, 1 vol. in-8 de 890 pages.... 12 fr.

BOUVERET et DEVIC. La dyspepsie par hypersécrétion gastrique (maladie de Reichmann). 1892, 1 vol. in-8 de 290 p.. 5 fr.

BOYER. Les champignons comestibles et vénéneux de la France. 1891, 1 vol. gr. in-8, avec 50 pl. col., par GAULARD. Cart... 28 fr.

BRAIDWOOD (P.-M.) **De la pyohémie ou fièvre suppurative**, 1870 1 vol. in-8, avec 12 pl. chromolithographiées......... 8 fr.

BRAMSEN. Les dents de nos enfants. 1889. 1 vol. in-16 de 144 pages, avec 50 figures (*Petite Bibliothèque médicale*)....... 2 fr.

BRASSEUR. Chirurgie des dents et de leurs annexes, par E. BRASSEUR, directeur de l'Ecole dentaire de Paris. 1889, 1 vol. gr. in-8, avec 127 figures.............................. 5 fr.

BREHM (A.-E.). **Les merveilles de la nature**. 14 vol. gr. in-8, avec 6000 fig. et 200 pl..................................... 168 fr.

Les races humaines, 1 vol. — *Les Mammifères*, 2 vol. — *Les Oiseaux*, 2 vol. — *Les Reptiles et les Batraciens*, 1 vol. — *Les Poissons et les Crustacés*, 1 vol. — *Les Insectes, les Arachnides, les Myriapodes*, 2 vol. — *Les Vers, Mollusques, Zoophytes*, 1 vol. — *La Terre*, 1 vol — *Le Monde avant l'apparition de l'homme*, 1 vol. — *Le monde des plantes*, 2 vol.

Chaque volume broché...... 12 fr. — Relié.............. 17 fr.

BREMOND (Félix). **Précis d'hygiène industrielle** par le Dr F. BREMOND, inspecteur du travail dans l'industrie. 1893, 1 vol. in-18 de 400 pages, avec 100 figures, cartonné .. ..

— **Les passions et la santé**, 1892, 1 vol. in-16 de 160 pages (*Petite Bibliothèque médicale*).............................. 2 fr.

— **Les préjugés en médecine et en hygiène**. 1892, 1 vol. in-16 de 160 pages (*Petite Bibliothèque médicale*).............. 2 fr.

BREVANS (J. de). **Le pain et la viande**. par J. de BREVANS, chimiste principal au laboratoire municipal de Paris. 1893, 1 vol. in-16, de 368 p., avec 86 fig. (*Bibl. des conn. utiles*)........ 4 fr.

— **Les légumes et les fruits** 1893, 1 vol. in-16 de 350 p., avec 100 fig., cartonné (*Bibl. des conn. utiles*)................ 4 fr.

BRIAND et **CHAUDÉ. Manuel complet de Médecine légale,** contenant un *Traité élémentaire de chimie légale*, par J. BOUIS, 10ᵉ *édition*. 1879. 2 vol. gr. in-8, avec 5 pl. gravées et 37 fig. 24 fr.

BROUARDEL. Le secret médical. Honoraires, mariage, assurances sur la vie, déclaration de naissance, expertise, témoignage, etc., par P. BROUARDEL, doyen de la Faculté de médecine de Paris. 2ᵉ *édition augmentée*. 1893, 1 vol. in-16 de 300 pages (*Bibliothèque scientifique contemporaine*)............... 3 fr. 50

— **Des causes d'erreur dans les expertises d'attentats à la pudeur.** 1884, in-8, 60 pages............................ 1 fr. 50

BROUARDEL (P.) et **OGIER** (J.). **Le laboratoire de toxicologie,** méthodes d'expertises toxicologiques, travaux du laboratoire, 1891, 1 vol. gr. in-8 de 248 pages avec 30 figures........... 8 fr.

BROUARDEL (P.) et **REUSS. Le congrès international d'hygiène** de Paris. 1889, 1 vol. in-8.......................... 3 fr.

BROWN-SÉQUARD. Propriétés et fonctions de la moelle épinière. 1856. in-8.............................. .... 1 fr.

— **La méthode Brown-Séquard,** par CH. ELOY. 1893, 1 vol. in-16 de 320 p.. 3 fr. 50

BROWNE (Lennox). **Traité des maladies du larynx,** du pharynx et des fosses nasales. 1891, 1 vol. in-8 de 650 p., avec 242 fig., et 2 pl. coloriées.................................. 12 fr.

BRUCKE et **SCHUTZENBERGER** (de l'Institut). **Les couleurs,** au point de vue physique physiologique, artistique et industriel. 1 vol. in-16 de 344 p., avec 46 fig. (*Bibl. scient. contemp.*) 3 fr. 50

BRUNNER. La médecine basée sur l'examen des urines. 1853. 1 vol in-8 de 320 pages.... .... 5 fr.

BUIGNET. Manipulations de physique. Cours de travaux pratiques. 1877, 1 vol. in-8 de 800 p., 265 fig. et 1 pl. col., cart. 16 fr.

BURCKHARDT. Atlas de Cystoscopie. 1893, 1 vol. gr. in-8 avec 24 pl. coloriées... 15 fr.

BUROT (P.). **Précis d'hygiène navale** et de médecine coloniale, par le Dʳ P. BUROT, professeur à l'Ecole de médecine navale de Rochefort 1893, 1 vol. in-18 jésus de 400 p., avec 100 fig., cart.

BURLUREAUX. La pratique de l'antisepsie dans les maladies contagieuses et en particulier dans la tuberculose, par le Dʳ CH. BURLUREAUX, professeur agrégé à l'Ecole du Val-de-Grâce. 1892, 1 vol. in-16 de 300 pages, cartonné...... ..... 5 fr.

CADIAT. Cristallin, anatomie et développement, usages et régénération 1876, in-8, 80 pages, avec 2 pl..................... 2 fr. 50

— **Anatomie normale et tumeurs du sein chez la femme.** 1876, in-8, 60 p., avec 3 pl.. 3 fr. 50

CAILLAUT. Les maladies de la peau chez les enfants, 1 vo. in-18 de 400 pages.... .... 3 fr. 50

CAMBON. Le vin et l'art de la vinification. 1892, 1 vol. in-16 de 324 p., avec 67 fig., cartonné (*Bibl. des connaissances utiles*). 4 fr.

CAMPENON. Du redressement des membres par l'ostéotomie. 1883, gr. in-8, 311 p., avec fig..................... 4 fr.

Carnet (Le) du médecin, formules, ordonnances, tableaux du pouls, de la respiration et de la température, comptabilité, 1 cahier oblong avec cartonnage souple.................. 1 fr.

CARRIÈRE (ED.). **Le climat de l'Italie et des stations du midi de l'Europe** au point de vue hygiénique et médical. 2ᵉ *édition*. 1876, 1 vol. in-8 de 640 p............................ 1 fr.

CAUVET. Nouveaux éléments d'histoire naturelle médicale. 3e *édition* 1885. 2 vol. in-18 jésus de 600 p., avec fig..... 12 fr.

— **Nouveaux éléments de matière médicale.** 1886-1887, 2 vol. in-18 jésus, ensemble 1750 p., avec 701 fig.............. 15 fr.

— **Cours élémentaire de botanique.** 1885, 1 vol in-18 de 815 p., avec 734 fig. Cartonné.................................... 10 fr.

— **Procédés pratiques pour l'essai des farines.** 1888, 1 vol. in-16 de 100 p., avec 74 fig. (*Petite Bibliothèque médicale*) 2 fr.

CAZENEUVE. La coloration des vins par les couleurs de la houille, par P. CAZENEUVE, professeur à la Faculté de médecine de Lyon. 1886. 1 vol. in-16 de 316 p. (*Bibliothèque scientifique contemporaine*)........................ 3 fr 50

CHALAOU. Études sur l'hystérie. 1870, in-8, 143 p.... 3 fr.

CHAPOTOT (E.) **L'estomac et le corset.** Déviations, dislocations, troubles fonctionnels de l'estomac provoqués par le corset. 1892. Gr. in-8, 106 pages avec figures................. 3 fr. 50

CHAPUIS. Précis de toxicologie. 2e *édition*. 1889, 1 vol. in-18 de 700 p. avec 54 fig., cart........................... 8 fr.

CHARGÉ. Traitement homœopathique des maladies des organes de la respiration, cavités nasales, larynx, trachée, bronches, poumons, plèvres, 2e *édition*. 1878, 1 vol. in-18 de 460 pages.. 6 fr.

CHARLES (N.). **Cours d'accouchements.** 1892, 2 vol. gr. in-8 15 fr.

CHARPENTIER. Traité pratique des accouchements, par le Dr A. CHARPENTIER, professeur agrégé à la Faculté de médecine de Paris. 2e *édition*. 1889, 2 vol. gr. in-8 de 1,100 p., avec 752 fig. et 1 pl.. 30 fr.

CHARPENTIER (A.). **La lumière et les couleurs,** au point de vue physiologique, par A. CHARPENTIER, professeur à la Faculté de médecine de Nancy. 1888. 1 vol. in-16 de 352 pages, avec 22 figures. *Bibliothèque scientifique contemporaine*)..... 3 fr. 50

CHASSAGNY. Fonctions du forceps. 1891, 1 vol. in-8.... 8 fr.

CHASSAIGNAC, Clinique chirurgicale. 1855-1858, in-8.... 6 fr.

CHATIN (J.). **La cellule animale,** sa structure et sa vie, étude biologique et pratique, par J. CHATIN, professeur-adjoint d'histologie a la Faculté des sciences de Paris 1892. 1 vol. in-16, avec 304 p., avec 149 fig. (*Biblioth. scientif. comtemp.*).......... 3 fr. 50

— **Les organes des sens** dans la série animale. Anatomie et physiologie comparées. 1880, 1 vol. in-8 de 726 p., avec 136 fig... 12 fr.

CHAUFFARD. (P.-E.). **La vie.** Études et problèmes de biologie générale. 1878, 1 vol. in-8 de 525 p..................... 7 fr. 50

CHAUVEL (J.). **Précis d'opérations de chirurgie,** par J. CHAUVEL, professeur à l'École du Val-de-Grâce. 3e *édition*, augmentée de notions sur l'antisepsie chirurgicale. 1891, 1 vol. in-18 de LXXVI-818 pages, avec 350 figures, cartonné......... 9 fr.

CHRETIEN (H.). **Nouveaux éléments de médecine opératoire.** 1881, 1 vol. in-18 de 528 p. avec 184 fig. .... 6 fr.

CHURCHILL (FL.) **et LE BLOND. Traité pratique des maladies des femmes,** hors l'état de grossesse, pendant la grossesse et après l'accouchement 3e *édition*, 1881, 1 volume gr. in-8 de 1 158 pages, avec 365 figures.......................... 18 fr.

CIVIALE. Traité pratique sur les maladies des organes génito-urinaires, 3e *édition* 1858-1860, 3 vol. in-8, avec fig. 24 fr.

CLAUDE. Premières notions d'homœopathie, à l'usage des familles. 2e *édition*. 1883, 1 vol. in-18 de 200 p.......... 1 fr. 50

COIFFIER. Précis d'auscultation. 2ᵉ *édition*. 1889, 1 vol. in-18 de 132 p., avec 78 figures coloriées, cartonné............ 4 fr.
— **Médecine et thérapeutique rationnelles.** 1884, 1 volume, in-18... 6 fr.
COLIN (Léon). **Traité des maladies épidémiques.** Origine, évolution, prophylaxie. 1879, 1 vol. in-8 de XX-1032 pages... 16 fr.
— **Etudes cliniques de médecine militaire**, 1864, 1 vol. in-8. 5 fr.
COLLINEAU. La gymnastique. 1884, 1 vol. in-8 de 824 pages, avec figures... 10 fr.
— **L'hygiène à l'école**, pédagogie scientifique. 1889, 1 vol. in-16 de 314 p., avec 50 fig. (*Bibl. scientifique contemporaine*) 3 fr 50
Comité consultatif d'hygiène publique de France (Recueil des Travaux). 1872-1892, 21 vol. in-8..................... 191 fr.
COMTE (A.). **La philosophie positive**, résumé par JULES RIG. 1881, 2 vol in-8.. 20 fr.
COMTE (Auguste) et **LITTRÉ** (de l'Institut). **Principes de philosophie positive** (*Bibliothèque scientifique contemporaine*). 1890, 1 volume in-16 de 268 p........................ 3 fr. 50
CONDAMIN (R.). **Pathologie des diverses ostéites**, par le Dʳ RENE CONDAMIN, professeur agrégé à la Faculté de médecine de Lyon 1892, 1 vol. gr. in-8 de 167 pages............... 4 fr.
CORIVEAUD. Le lendemain du mariage. Etude d'hygiène. 2ᵉ *édition* 1889, 1 vol in-16 de 268 pages.............. 3 fr. 50
— **La santé de nos enfants.** 1890, 1 vol. in-16 de 350 p. 3 fr. 50
— **Hygiène des familles.** 1890, 1 vol. in-16 de 320 p.. 3 fr. 50
— **Hygiène de la jeune fille.** 1882, 1 vol. in-16 de 244 p. 3 fr. 50
CORFIELD. Les maisons d'habitation, leur construction et leur aménagement selon les règles de l'hygiène. 1889, 1 vol. in-16 de 160 p., avec 54 fig. (*Petite Bibliothèque médicale*). 2 fr.
CORLIEU (A.). **Aide-mémoire de médecine, de chirurgie et d'accouchements**, *vade-mecum* du praticien, par le Dʳ A. CORLIEU. 4ᵉ *édition*. 1886, 1 vol. in-18 jésus, de 700 pages, avec 418 figures, cartonné.............................. 6 fr.
— **Memorandum de medicina, cirurjia y partos.** 2ᵉ *édition*. 1888, 1 vol in-18, avec figures, cartonné.............. 10 fr.
— **La prostitution à Paris.** 1887, 1 vol. in-16 de 128 pages (*Petite Bibliothèque médicale*)............................ 2 fr.
— **Les médecins grecs** depuis la mort de Galien jusqu'à la chute de l'Empire d'Occident. 1885. 1 vol. in-8. avec 1 carte..... 5 fr.
CORNARO (L.). **Le régime de Pythagore**, d'après le Dʳ COCCHI; **De la sobriété**, conseils pour vivre longtemps, par L. CORNARO; **Le vrai moyen de vivre plus de cent ans dans une parfaite santé**, par L. LESSIUS. 1889. 1 vol. in-18 jésus, avec 5 pl. 3 fr. 50
Sur papier de Hollande, tiré à 100 exemplaires........... 5 fr.
CORNIL. Leçons sur la syphilis, faites à l'hôpital de Lourcine. 1876 1 vol. in-8 de 482 p., avec 9 pl. lithogr. et figures... 10 fr.
CORRE. La pratique de la chirurgie d'urgence. 1872, 1 vol. in-18 de 216 pages.. 2 fr.
COTARD. Etudes sur les maladies cérébrales et mentales. Préface par le Dʳ J. FALRET. 1891, 1 vol. in-8 de 600 p ... 8 fr.
COURTAIX. Maladies des yeux et des dents. Relations pathologiques entre les yeux et les dents. 1891, gr. in-8, 144 p. 3 fr. 50
COUVREUR (E.). **Le microscope et ses applications** à l'étude des animaux et des végétaux, par ED. COUVREUR. chef des travaux à la Faculté des sciences de Lyon. 1888, 1 vol. in-16 de 350 p., avec 59 fig. (*Bibliothèque scientifique contemporaine*). 3 fr. 50

COUVREUR (E.). **Les exercices du corps,** le développement de la force et de l'adresse. étude scientifique. 1889. 1 vol. in-16 de 351 pages, avec 59 figures (*Bibl. scient. contemp.*)........ 3 fr. 50
— **Les merveilles du corps humain,** structure et fonctions. 1892, 1 vol. in-16. avec 100 fig. (*Bibl. scient. contemp*).. 3 fr. 50
COWLES. Les hôpitaux, construction et organisation, 1887 in-8. 60 pages, avec 15 figures.......................... 2 fr.
COYNE. Traité élémentaire d'anatomie pathologique, par COYNE, professeur à la Faculté de médecine de Bordeaux. 1893, 1 vol in-8 de 800 pages, avec figures noires et coloriées.. 10 fr.
CRUVEILHIER (J.). **Anatomie pathologique du corps humain,** ou descriptions, avec fig. lithographiées et coloriées, des diverses altérations morbides dont le corps humain est susceptible. 1830-1842, 2 vol. in-folio avec 230 planches coloriées..... 456 fr.
CULLERRE. Traité pratique des maladies mentales, par le Dr A. CULLERRE, médecin de l'Asile des aliénés de la Roche-sur-Yon. 1889, 1 vol. in-18 jésus de 608 pages................. 6 fr.
— **Magnétisme et hypnotisme.** Exposé des phénomènes observés pendant le sommeil nerveux provoqué, au point de vue clinique, physiologique et médico-légal, avec un résumé historique du magnétisme animal *Troisième édition.* 1892, 1 vol. in-16 de 300 p. avec 36 fig. (*Bibliothèque scientifique contempor.*). 3 fr. 50
— **La thérapeutique suggestive** et ses applications aux maladies nerveuses et mentales, à la chirurgie, à l'obstétrique et à la pédagogie. 1893, 1 vol. in-16 de 318 p. (*Bibl. scient. contemp.*) 3 fr. 50
— **Nervosisme et névroses** Hygiène des énervés et des névropathes. *Deuxième édition.* 1892, 1 vol. in-16 de 352 pages (*Bibliothèque scientifique contemporaine*).................... 3 fr. 50
— **Les frontières de la folie.** 1888, 1 volume in-16 de 360 pages (*Bibliothèque scientifique contemporaine*).............. 3 fr. 50
CUYER et KUHFF. Le corps humain. Structure et fonctions, formes extérieures, régions anatomiques, situation, rapports et usages démontrés à l'aide de planches coloriées, découpées et superposées. 1879. 1 vol. grand in-8 de 379 p. de texte et 1 atlas de 27 pl. coloriées. Ensemble, 2 vol., cartonnés........ 75 fr.
— *Le même,* sans les organes génitaux........ 70 fr.
— **Les organes génitaux de l'homme et de la femme,** 2e *édition.* Gr in-8, 65 p., avec 66 fig. et 2 pl. coloriées...... 7 fr. 50
CYON. Principes d'électrothérapie. 1873 1 vol. in-8 de VIII-275 p., avec fig.. 4 fr.
CYR (J.). **Traité pratique des maladies du foie.** 1887, 1 vol. in-8, de 886 p.. 12 fr.
— **Scènes de la vie médicale.** 1888, 1 vol. in-16 de 300 p. 3 fr. 50
— **Traité de l'alimentation** dans ses rapports avec la physiologie, la pathologie et la thérapeutique. 1881, 1 vol. in-8, de 574 p. 8 fr.
DAILLIEZ. Les sujets de sexe douteux, leur état psychique, leur condition relativement au mariage. 1893, gr. in-8, 112 p. 3 fr. 50
DALTON. Physiologie et hygiène des écoles, des collèges et des familles. 1888, 1 vol. in-16 de 354 p., avec 68 fig. cart. (*Bibliothèque des connaissances utiles*).................. 4 fr.
DAREMBERG (Ch.). **Histoire des sciences médicales,** comprenant l'anatomie, la physiologie, la médecine, la chirurgie et les doctrines de pathologie générale. 1870, 2 vol. in-8.... 20 fr.
DAVAINE (C.). **Traité des Entozoaires et des maladies vermineuses,** chez l'homme et chez les animaux domestiques. 2e *édition.* 1877, 1 vol. in-8 de 1.000 p. avec 100 fig......... 14 fr.

DAVID. Chirurgie dentaire. 1885-1890. Réunion de 35 brochures en 1 volume in-8.. 25 fr.
— **Des pansements en chirurgie dentaire**, 1888, in-18. 45 p. 1 fr.
— **Sort de la pulpe dans les opérations dentaires**, 1887, in-8. 50 c.
— **Hygiène de la bouche dans les collèges**, 1885, in-8... 50 c.
— **Les dents des goutteux**, 1887, in-8.................. 50 c.
— **Kystes des mâchoires**, 1887, gr. in-8, 16 p............ 50 c.
— **De la maladie de Fauchard**, 1885, gr. in-8, 12 p....... 50 c.
— **Herpès traumatique consécutif aux affections dentaires**, 1885, gr. in-8, 16 p.. 50 c.
— **De la consolidation des dents mises à nu dans la nécrose des mâchoires**, 1885, in-8, 17 p.......................... 50 c.
— **L'anesthésie et les dentistes**. 1886, in-8, 12 p........ 50 c.
— **La stomatite aphteuse** 1887-1888, 2 br. in-8...... 1 fr. 50
— **Réglementation de la profession dentaire**. 1884, in-8, 50 c.
— **Déformations des maxillaires supérieurs**, 1883, in-8. 50 c.

DEBIERRE. Les vices de conformation des organes génitaux urinaires de la femme, par CH. DEBIERRE, professeur d'anatomie à la Faculté de médecine de Lille, 1892, 1 vol. in-16 de 351 pages, avec 86 fig. (*Bibliothèque médicale variée*). 3 fr. 50
— **L'hermaphrodisme**, 1891, 1 vol. in-16 de 150 pages, avec 50 figures. (*Petite Bibliothèque médicale*).................. 2 fr.

DECAYE. Précis de thérapeutique chirurgicale et de petite chirurgie. 1893, 1 vol. in-18 de 636 p. cart................ 8 fr.

DECHAUX (P.-M.). **Les quatres points cardinaux de la médecine**, 1881, 1 vol. in-16, de 450 p., avec 1 pl. col........... 5 fr.
— **La femme stérile**. 2e *édition*. 1888, 1 vol. in-16 de 214 pages (*Petite Bibliothèque médicale*)............................ 2 fr.

DEGOIX. Maladies et médicaments à la mode. 1890, 1 vol. in-16 de 214 pages (*Petite Bibliothèque médicale*)........... 2 fr.
— **Hygiène de la toilette**, 1891, 1 vol. in-16 de 160 pages (*Petite Bibliothèque médicale*)................................... 2 fr.
— **Hygiène de la table**. 1892, 1 vol. in-16 de 160 pages (*Petite Bibliothèque médicale*)................................... 2 fr.

DELARUE. Le pèlerin de la Mecque, son hygiène, ses maladies. 1892. Gr. in-8, 123 p.................................... 3 fr. 50

DELBET (P.). **Précis d'anatomie topographique**. Voyez RUDINGER et DELBET...

DELEFOSSE. La pratique de l'analyse des urines et de la bactériologie urinaire. 5e *édition*. 1893, 1 vol. in-18 jésus, 273 p., avec 27 pl., comprenant 163 fig., cartonné................ 4 fr.
— **La pratique de la chirurgie des voies urinaires**. 2e *édition* 1887, 1 vol. in-18 jésus de 585 p., avec 142 fig.............. 7 fr.
— **La pratique de l'antisepsie dans les maladies des voies urinaires**. 1893, 1 vol. in-18 de 300 p. avec 50 fig., cart... 4 fr.

DEMARQUAY. De la régénération des organes et des tissus. 1873, 1 vol. gr. in-8.. 16 fr.

DENUCE (P.). **Traité clinique de l'inversion utérine**. 1883, 1 vol. in-8 de 613 p., avec 103 fig.......................... 12 fr.

DESPEIGNES. Études expérimentales sur les microbes des eaux. 1890, gr. in-8, 126 p...................................... 3 fr.

DESPINE et PICOT. Manuel pratique des maladies de l'enfance. 4e *édition*. 1889, 1 vol. in-18 jésus de 936 p.......... 9 fr.

DESPRÈS. La Chirurgie journalière, leçons de clinique chirurgicale, 3e *édition*. 1888, 1 vol. gr. in-8 de 860 p., avec fig.... 12 fr.

DESPRÈS (A.). **La Prostitution en France.** Etudes morales et démographiques 1882. 1 vol. gr. in-8 de 208 p., avec 2 pl... 6 fr.

DIDAY, La syphilis. 1 vol. in-18 de 520 p.................. 3 fr. 50

DONNÉ (A.) **Conseils aux mères** sur la manière d'élever les enfants nouveau-nés. 7e *édition*. 1 vol. in-16 de 378 p. cart. (*Bibliothèque des connaissances utiles*)..................... 4 fr.

— **Hygiène des gens du monde**, 2e *édition*. 1 vol. in-16 de 448 p. (*Bibliothèque médicale variée*)........................... 3 fr. 50

DORTEL. L'anthropologie criminelle et la responsabilité médico-légale. 1891, 1 vol. in-8 de 181 p....................... 4 fr.

DUBAR. Des tubercules de la mamelle. 1881, gr. in-8, 3 fr. 50

— **Anatomie pathologique des ostéites.** 1883, in-8... 4 fr.

DUBRAC. Traité de jurisprudence médicale et pharmaceutique, comprenant la législation, l'état civil, les dispositions à titre gratuit, la responsabilité médicale, le secret professionnel, les expertises, les honoraires des médecins et les créances des pharmaciens, l'exercice illégal de la médecine, les contraventions aux lois sur la pharmacie. la police sanitaire, les ventes de clientèle médicale, l'inaptitude au service militaire, les eaux minérales. etc. 1882, 1 vol. in-8 de 800 p.................. 12 fr.

DUCHENNE (de Boulogne). **Mécanisme de la physionomie humaine, ou analyse électro-physiologique de l'expression des passions.** *Édition ordinaire*, gr. in-8, formant un vol. de 264 pages, avec 9 pl représentant 144 fig. photographiées. 20 fr.

— *Edition de luxe*, formant 1 vol. gr. in 8, av. atlas composé de 74 pl. photographiées et de 9 pl. représentant 144 fig., cart.... 68 fr.

— *Grande édition* in-fol., avec 84 pl., dont 74 sur plaques normales, représentant les expériences électro-physiologiques..... 200 fr.

DUCHESNE-DUPARC. Traité pratique des dermatoses. 1862, 1 vol. in-16 de 492 pages............................ 5 fr.

DUCHESNEAU (G.). **Contribution à l'étude anatomique et clinique de l'Acromégalie** 1892, 1 vol. gr. in-8 de 208 pages. 5 fr.

DUCLAUX. Le lait. Etudes chimiques et microbiologiques, par DUCLAUX, membre de l'Institut. 1887, 1 vol. in-16 de 336 p., avec fig. (*Bibliothèque scientifique contemporaine*)............ 3 fr. 50

DU MESNIL. L'hygiène à Paris, l'habitation du pauvre Préface par J. SIMON, de l'Académie française. 1890. 1 vol. in-16 de 250 p. (*Bibliothèque scientifique contemporaine*)..... .... 3 fr. 50

DUPLAY. Chirurgie des organes génito-urinaires de l'homme et de la femme, par S. DUPLAY, professeur à la Faculté de médecine, G. BOUILLY, L. PICQUÉ, L. POISSON, A. POUSSON, Ed. SCHWARTZ et Paul SEGOND. 1888 1 vol. gr. in-8 de 814 p., avec 321 fig. 17 fr. 50

DUPOUY. Médecine et mœurs de l'ancienne Rome, d'après les poètes latins. 2e *édition*, 1891. 1 vol in-18 jésus de 430 p. 3 fr. 50

DUPUY (L.-E.). **Le mouvement et les exercices physiques,** par le Dr L.-E. DUPUY, médecin de l'hôpital de Saint-Denis. Introduction par le Dr DASTRE, professeur à la Faculté des sciences de Paris. 1893. 1 vol. in-8 de 344 p. avec 139 fig... 5 fr.

DUVAL (E.). **La pratique de l'hydrothérapie.** Préface par le professeur M. PETER. Ouvrage couronné par l'Académie des sciences. 1891, 1 vol. in-16 de 360 p., avec fig, cart........ 5 fr.

— **Traité clinique d'hydrothérapie.** 1888, 1 vol. in-8 de 910 p. 10 fr.

— **Traité du pied-bot.** Préf. du Dr PÉAN. 1891, 1 vol. in-8..... 6 fr.

DUVAL (Mathias). **Cours de physiologie**, par Mathias DUVAL, professeur à la Faculté de médecine de Paris. *7e édition du Cours* de KUSS ET DUVAL. 1892, 1 vol. in-8, VIII-752 p., 206 fig.. 9 fr.

— **La technique microscopique et histologique** Introduction pratique à l'anatomie générale. 1878, 1 vol. in-16 de 313 p., avec 43 fig. (*Bibliothèque scientifique contemporaine*)........ 3 fr. 50

DUVAL (Mathias) **et CONSTANTIN. Anatomie et physiologie animales**, par Mathias DUVAL, professeur à la Faculté de médecine et à l'École des Beaux-Arts de Paris et P. CONSTANTIN, professeur au lycée de Rennes. Ouvrage rédigé conformément aux programmes officiels. 1891, 1 vol. in-8, 530 p., 472 fig... 6 fr.

Ecole de Salerne (L'), traduction en vers français, par CH. MEAUX SAINT-MARC, avec le texte latin, introduction par le Dr DAREMBERG. 1880, 1 vol. in-18 jésus de 600 pages avec figures..... 7 fr.
Sur papier Hollande, tiré à 100 exemplaires....... ..... 14 fr.

EDINGER. Anatomie des centres nerveux. 1889. 1 vol. in-8 de 258 pages, avec 143 figures........................... 8 fr.

ELOUI. Recherches histologiques sur le tissu connectif de la cornée. 1881, 1 vol. gr. in-8, avec 6 planches........... 6 fr.

ELOY (Ch.). **La méthode de Brown-Séquard** et les médications par extraits d'organes. 1893. 1 vol. in-16 de 300 pages... 3 fr. 50

EMMET (Th.-A.). **La pratique des maladies des femmes**, ouvrage traduit et annoté par A. OLIVIER, ancien interne des hôpitaux. Préface par le professeur TRÉLAT. 1887, 1 vol. gr. in-8, de 860 pages, avec 220 figures........... .... 15 fr.

Encyclopédie internationale de chirurgie, illustrée de figures intercalées dans le texte, par GOSSELIN VERNEUIL DUPLAY, professeurs à la Faculté de médecine de Paris; BOUILLY, P. SEGOND, NICAISE, ED. SCHWARTZ, G MARCHANT, PICQUE. chirurgiens des hôpitaux de Paris; OLLIER, PONCET, professeurs de la Faculté de médecine de Lyon; POUSSON (de Bordeaux), MAURICE JEANNEL (de Toulouse), etc. Ouvrage complet. 1888, 7 vol. gr. in-8. comprenant ensemble 6.680 p., à 2 colonnes, avec 2758 fig. 122 fr. 50
Chaque volume se vend séparément.... .... 17 fr. 50

Tome I. *Pathologie chirurgicale générale, maladies infectieuses et virulentes*, par A. VERNEUIL, professeur de clinique chirurgicale à la Faculté de médecine de Paris, S. STRICKER (de Vienne), A. STILLE (de Philadelphie), JOHN PACKARD (de New-York), MAURICE JEANNEL (de Toulouse). 1 vol., avec 99 figures.

Tome II. *Chirurgie générale, maladies communes à tous les tissus*, par L. GOSSELIN, professeur à la Faculté de médecine de Paris, MAURICE JEANNEL (de Toulouse). POINSOT (de Bordeaux), L. DEFONTAINE (du Creusot), WATSON CHEYNE (de Londres), J. ASHHURST (de Philadelphie). 1 vol., avec 683 figures.

Tome III. *Chirurgie des muscles, des nerfs et des vaisseaux lymphatiques et sanguins*, par E. NICAISE, agrégé de la Faculté de Paris, chirurgien des hôpitaux, MAURICE JEANNEL (de Toulouse), JOHN LIDELL (de New-York), RICH. BARWELL (de Londres), EDW. BELLAMY (de Londres). 1 vol., avec 309 figures.

Tome IV. *Chirurgie des os et des articulations, résections et tumeurs*, par OLLIER, PONCET, professeurs à la Faculté de Lyon, EUG. VINCENT (de Lyon), RICH. BARWELL (de Londres), J. ASHHURST (de Philadelphie), FENWICK (de Montréal). 1 vol., avec 309 figures.

Tome V. *Chirurgie de la tête, du cou et du rachis*, par GERARD MARCHANT, chirurgien des hôpitaux de Paris, MASSELON, chef de clinique de M. Wecker, MAURICE JEANNEL (de Toulouse), JOHN LIDELL (de New-Yorck). 1 vol., avec 495 figures.

Tome VI. *Chirurgie du larynx, du sein, de l'abdomen et de l'anus*, par L. PICQUÉ, chirurgien des hôpitaux, BARETTE (de Caen), E. LE BEC (de Paris), J. SOLIS COHEN (de Philadelphie), W. ALLINGHAM (de Londres). 1 vol. avec 382 figures.

Tome VII. *Chirurgie des organes génito-urinaires de l'homme et de la femme*, par G. BOUILLY, agrégé à la Faculté de Paris, S. DUPLAY, professeur à la Faculté de Paris, L. PICQUÉ, chirurgien des hôpitaux, ED. SCHWARTZ, agrégé à la Faculté de Paris, P. SEGOND, agrégé à la Faculté de Paris. 1 vol., avec 322 figures.

ENGEL (R.). **Nouveaux éléments de chimie médicale** et de chimie biologique, par R. ENGEL, professeur à l'École centrale, membre correspondant de l'Académie de médecine. *Quatrième édition*. 1892, 1 vol. in-8 de 672 p., avec 107 figures......... 9 fr.

ENGELMANN (G.-J.). **La pratique des accouchements chez les peuples primitifs**. Étude d'ethnographie et d'obstétrique. Préface par le Dr A. CHARPENTIER. 1886, 1 vol. in-8, avec 83 fig. 7 fr.

ESPANET. **La pratique de l'homéopathie simplifiée**. 3e *édition*. 1889, 1 vol. in-16 de 440 pages, cartonné (*Bibliothèque des connaissances utiles*)................................ 4 fr.

EUDLITZ. **Traitement hypodermique de la syphilis** par les sels mercuriels. 1893, 1 vol. gr. in-8 de 175 pages.......... 4 fr.

EUSTACHE (G.). **Manuel pratique des maladies des femmes**, médecine et chirurgie. 1881, 1 vol. in-18 de 748 pages...... 8 fr.

FABRE (J.). **De la contagion du cancer** 1892, gr. in-8, 183 p. 4 fr.

FAGET. **La fièvre jaune**. 1875. gr. in-8, avec 109 tracés. 4 fr.

— **L'art d'apaiser les douleurs de l'enfantement**. 1880, in-8, 87 pages...................................... 2 fr.

FALRET (J.-P.). **Des maladies mentales et des asiles d'aliénés**. 1864, 1 vol. in-8 de 800 pages, avec 1 planche..... 11 fr.

FALRET (J.). **Études cliniques sur les maladies mentales et nerveuses**, par J. FALRET, médecin de la Salpêtrière. 1889, 1 vol. in-8 de 624 pages................................ 8 fr.

— **Les aliénés et les asiles d'aliénés**, assistance, législation et médecine légale. 1890, 1 vol. in-8 de 564 pages.......... 8 fr.

FAU et **CUYER**. **Anatomie artistique du corps humain**. Planches par le Dr FAU, texte avec fig., par E. CUYER. 2e *édition*. 1890, in-8, 208 p. avec 17 pl.—Fig. noires. 6 fr.—Fig. coloriées. 12 fr.

FELTZ. **Traité clinique et expérimental des embolies capillaires**. 2e *édition* 1870, 1 vol. in-8 de 450 p. avec 14 pl. 12 fr.

FERRAND (E.). **Aide-mémoire de pharmacie**, vade-mecum du pharmacien à l'officine et au laboratoire. 5e *édition*, comprenant les formules du Codex, les médicaments nouveaux et les formules nouvelles et un formulaire vétérinaire. 1891, 1 vol. in-18 jésus de 852 pages, 168 figures, cartonné.................. 8 fr.

FERRAND et **DELPECH**. **Premiers secours en cas d'accidents et d'indispositions subites**. 4e *édition*. 1890. 1 vol. in-16 de 342 p., avec 86 fig., cart. (*Bibliot. des connaiss. utiles*).. 4 fr.

FONSSAGRIVES. **Traité d'hygiène navale**. 2e *édition*. 1877, 1 vol. in-8 de XVI-920 pages, avec 145 fig...................... 15 fr.

— **Thérapeutique de la phtisie pulmonaire**. 2e *édition*. 1884, 1 vol. in-8 de LXIV-590 pages.......................... 9 fr.

— **Principes de thérapeutique générale**. 2e *édition*. 1884, 1 vol. in-8 de 590 pages...................................... 9 fr.

FONSSAGRIVES. Hygiène et assainissement des villes. 1874, 1 vol. in-8 de XII-578 pages.......................... 8 fr.

— **Hygiène alimentaire** des malades, des convalescents et des valétudinaires. 3ᵉ *édition.* 1881, 1 vol. in-8 de XXXII-670 p. 9 fr.

FONTAN. Traitement des hémorrhoïdes, par la dilatation forcée. 1877, gr. in-3, 84 p.......................... 3 fr.

FOURNIER (N.). **De l'onanisme,** causes, dangers et inconvénients pour les individus, la famille et la société, 4ᵉ *édition,* 1892, 1 vol. in-16, de 216 p. (*Petite Bibliothèque médicale*). 2 fr.

FOVILLE. Les nouvelles institutions de bienfaisance, les dispensaires pour enfants malades, l'hospice rural, par FOVILLE, inspecteur des établissements de bienfaisance. 1888, 1 vol. in-16 de 300 p., avec 10 pl. (*Bibl. scient. contemp.*). 3 fr. 50

— **Des aliénés.** Etude pratique sur la législation et l'assistance qui leur sont applicables. 1870. 1 vol. in-8, de XIV-207 p... 3 fr.

— **La législation relative aux aliénés en Angleterre** et en Ecosse. 1885, 1 vol. gr. in-8 de 208 p.......................... 5 fr.

FOX. Iconographie photographique des maladies de la peau, par G.-H. Fox, professeur de clinique dermatologique à New-York, 1882, 1 vol. in-4, 48 planches photographiées d'après nature, coloriées à la main, cartonné.......................... 120 fr.

FRANCOTTE. L'anthropologie criminelle par X. FRANCOTTE, professeur à l'Université de Liége. 1891, 1 vol. in-16 de 320 p., avec 50 fig. (*Bibliothèque scientifique contemporaine*).. 3 fr. 50.

FRÉDAULT. Histoire de la médecine. 1870-1873, 2 vol. in-8. 10 fr.

FREDERICQ. Manipulations de physiologie, guide pour les travaux pratiques, 1892, 1 vol. gr. in-8 de 300 pages avec 300 figures, cart.......................... 10 fr.

FRÉRICHS. Traité pratique des maladies du foie et des voies biliaires. 3ᵉ *édition.* 1877, 1 vol. in-8, avec 158 fig........ 12 fr.

— **Traité du diabète,** 1885, 1 vol. gr. in-8, avec 5 pl. chrom. 12 fr.

GAJKIEWICZ. La syphilis du système nerveux. 1892, 1 vol. in-8 de 200 pages.......................... 5 fr.

GALEZOWSKI. Traité des maladies des yeux. 3ᵉ *édition,* 1888, 1 vol. in-8 de XVI-1020 p., avec 483 fig .... 20 fr.

— **Traité iconographique d'ophtalmoscopie,** comprenant la description des différents ophthalmoscopes, l'exploration des membranes internes de l'œil et le diagnostic des affections cérébrales et constitutionnelles. 2ᵉ *édition.* 1885, 1 vol. in-4 de 281 p., avec 28 pl. chromo-lithographiées, cart.................. 35 fr.

— **Echelles optométriques et chromatiques** accompagnées de tables pour le choix des lunettes. 1883, in-8, 34 pl. noires et coloriées cart .... 7 fr. 50

— **Echelles portatives des caractères et des couleurs,** pour mesurer l'acuité visuelle. 2ᵉ *édition.* 1890, in-18, 38 pl., cart. 2 fr. 50

— **Du diagnostic des maladies des yeux,** par la chromatoscopie rétinienne. 1868, 1 vol. in-8 de 267 p., avec 31 fig. 7 fr.

GALEZOWSKI et DAGUENET. Diagnostic et traitement des affections oculaires. 1886, 1 vol. gr. in-8.................. 18 fr.

GALEZOWSKI et KOPFF. Hygiène de la vue. 1888, 1 vol. in-16 de 328 p., avec 44 fig (*Bibl. scient. contemp*..... 3 fr. 50

GALIEN. Œuvres anatomiques, physiologiques et médicales, traduites par CH. DAREMBERG. 1854-1857 2 vol. gr. in-8 de 800 p. 20 fr.

GALLARD. Clinique médicale de la Pitié. 1877, 1 volume in-8 de XLIV-636 pages avec 25 figures.......................... 10 fr.

GALLARD (T.). **Leçons cliniques sur la menstruation** et ses troubles. 1884 1 vol. in-8 de 325 pages, avec 37 figures.... 6 fr.
— **Leçons cliniques sur les maladies des ovaires.** 1886, 1 volume in-8 de 463 pages avec 47 figures.............. 8 fr.
— **De l'avortement** au point de vue médico-légal. 1878, in-8, 135 pages.. 3 fr.
GALLOIS (E.). **Manuel de la sage-femme** et de l'élève sage-femme, 1886, 1 vol. in-18 de 640 pages avec figures.......... 6 fr.
GALLOIS (N.). **Formulaire de l'Union médicale. Douze cents formules** favorites des médecins français et étrangers, 4ᵉ *edition* 1888. 1 volume in-32 de XXVIII-662 pages, cartonné....... 3 fr. 50
GALOPEAU, Manuel du pédicure, 2ᵉ *édition*. 1878, 1 volume in-32 de 132 pages, avec 28 figures......................... 2 fr.
GARNIER (L.). **Ferments et fermentations**, étude biologique des ferments, rôle des fermentations par Léon GARNIER, professeur à la Faculté de médecine de Nancy. 1888, 1 vol. in-16 de 318 p., avec 65 fig. (*Bibl. scient. contemp*)........... 3 fr. 50
GARNIER (P.). **La folie à Paris**, par P. GARNIER, médecin en chef de l'infirmerie du Dépôt de la Préfecture de police. 1890, 1 vol. in-16, 415 p. (*Bibliothèque scientifique contemporaine*). 3 fr. 50
GAUJOT et SPILLMANN (E.). **Arsenal de la chirurgie contemporaine** Description, mode d'emploi et appréciation des appareils et instruments en usage pour le diagnostic et le traitement des maladies chirurgicales, l'orthopédie, la prothèse, les opérations. 1867-1872, 2 vol. in-8, avec 1,437 figures............. 32 fr.
GAUTIER (A.). **Sophistication et analyse des vins**, par A. GAUTIER, professeur de la Faculté de médecine de Paris. 4ᵉ *édition*, 1891, 1 vol. in-18 jesus de 356 p., avec 4 pl. col., cart...... 6 fr.
— **Le cuivre et le plomb** dans l'alimentation et l'industrie, au point de vue de l'hygiène, 1890, 1 vol. in-16 de 310 p. (*Bibliothèque scientifique contemporaine*)......................... 3 fr. 50
GAUTIER (J.). **La fécondation artificielle** et son emploi contre la stérilité chez la femme. 1890, 1 vol. in-16 de 342 pages (*Petite bibliothèque médicale*)...................................... 2 fr.
GAUTIER (L.-M.) **Les champignons**, considérés dans leurs rapports avec la médecine, l'hygiène publique et privée, l'agriculture, l'industrie, et description des principales espèces comestibles, suspectes et vénéneuses de la France. 1884, 1 vol. gr. in-8 de 508 p., avec 16 pl. chromo-lithographiées et 195 figures.... 24 fr.
GAUTRELET. Urines, dépôts, sédiments calculs. Applications de l'analyse urologique à la séméiologie médicale. Préface par le Dʳ LECORCHÉ, professeur agrégé à la Faculté de médecine de Paris. 1889, 1 vol. in-18 jésus, avec 80 figures.......... 6 fr.
GAVINZEL. Etudes sur la Morgue. 1882, in-8. .... 1 fr. 50
GAVOY. L'encéphale, description iconographique du cerveau, du cervelet et du bulbe. 1886, 1 vol. in-4 de 200 p. et 1 atlas de 59 pl. en glyptographie. Ensemble 2 vol. cartonnés..... 100 fr.
GELLE. Précis des maladies de l'oreille, comprenant l'anatomie, la physiologie, la pathologie, la thérapeutique, la prothèse, l'hygiène, la médecine légale, la surdité et la surdi-mutité et les maladies du pharynx et des fosses nasales. 1885, 1 vol. in-18 de 708 p., avec 157 figures.. 9 fr.
GENSSE. La femme et la génération. 1893, 1 vol. in-16 de 160 p., avec 30 figures (*Petite bibliothèque médicale*).............. 2 fr.

GENTY de BONQUEVAL. Traité théorique et pratique de l'électro-homœopathie. 2e *édition*. 1891, 1 vol. in-8 de 352 p. 5 fr.

GERARD-MARCHANT, MASSELON, JEANNEL, etc. Chirurgie de la tête, du cou, du rachis. 1890, 1 vol. gr. in-8, 844 p., à 2 col., avec figures .... 17 fr. 50

GERARDIN (Léon). **Traité élémentaire de zoologie.** 1893, 1 vol. in-8 de 472 p. avec 500 figures .... 6 fr.

GERBAUD. De la rétention du placenta et des membranes dans l'avortement. 1886, gr. in-8, 224 pages .... 4 fr.

GERSON (N.). **L'examen du lait des nourrices.** 1892, gr. in-8, de 100 pages .... 3 fr.

GIGOT-SUARD. L'herpétisme, pathogénie, manifestations, traitement, pathologie expér. et comp. 1870, 1 vol. gr. in-8, 468 p. 8 fr.

— **L'uricémie.** 1875, 1 vol. in-8 de 306 pages .... 3 fr. 50

— **De l'asthme.** 1874, 1 vol. in-8 .... 2 fr. 50

GILLETTE. Chirurgie journalière des hôpitaux de Paris, répertoire de thérapeutique chirurgicale. 1877, 1 vol. in-8 de XVI-772 p., avec 662 fig., cartonné .... 12 fr.

— **Clinique chirurgicale des hôpitaux de Paris.** 1878, 1 vol. in-8 de 324 p., avec figures .... 5 fr.

GIRARD et DE BREVANS. La margarine et le beurre artificiel. 1889, 1 vol in-16 de 172 p. (*Petite bibliothèque médicale*)... 2 fr.

GIRAUD-TEULON (F.) **La vision et ses anomalies**, cours sur la physiologie et les affections fonctionnelles de l'appareil de la vue. 1881, 1 vol. grand in-8 de 936 p., avec 117 fig.... 20 fr.

GIRBAL. Considérations sur la fièvre. 1878, in-8..... 2 fr. 50

GIROD. Manipulations de zoologie. Guide pour les travaux pratiques de dissection, *Animaux invertébrés*. 1889, 1 vol. gr. in-8 avec 25 pl. en noir et en couleurs, cart... .... 10 fr.

— *Animaux vertébrés*. 1892, 1 vol. gr. in-8, avec 32 pl. cart. 10 fr.

— **Manipulations de botanique.** Guide pour les travaux d'histologie végétale. 1887, 1 vol. gr. in-8, avec 20 pl. cart...... 7 fr.

GIVRE. De la tuberculose chez les ouvriers en soie. 1890, gr. in-8, 186 pages .... 3 fr. 50

GOFFRES. Précis iconographique de bandages, pansements et appareils. 1887, 1 vol. in-18 jésus de 206 pages, avec 81 planches, figures coloriées, cartonné .... 36 fr.

— Figures noires, cartonné .... 18 fr.

GOURRIER. Les lois de la génération. 1875, 1 vol. in-16 de 200 pages (*Petite Bibliothèque médicale*) .... 2 fr.

GRAEFE. Clinique ophthalmologique. 1866, 1 vol. in-8. 8 fr.

GRANIER. Conférences sur l'homœopathie. 1858, 1 vol. in-8, de 524 pages .... 5 fr.

GRÉHANT (N.). **Les poisons de l'air**, l'acide carbonique et l'oxyde de carbone, asphyxie et empoisonnements. 1890, 1 vol. in-16 de 320 p., avec fig. (*Bibl. scientifique contemp.*).... 3 fr. 50

GRIESINGER et VALLIN. Traité des maladies infectieuses. Maladies des marais, fièvre jaune, maladies typhoïdes (typhus des armées, fièvre typhoïde, fièvre récurrente, fièvre bilieuse, peste), choléra. 2e *édition*, revue et annotée par le Dr E. VALLIN. 1877, 1 vol. in-8 de XXII-742 pages .... 10 fr.

GRIESSELICH. La médecine homœopathique. Thérapeutique et pharmaco-dynamique. 1 vol. in-18 .... 3 fr. 50

GRINDA. Technique de l'accouchement provoqué. 1891, gr. in-8, 180 pages.. 4 fr.

GRISOLLE. Traité de la pneumonie. 2e *édit.* 1864, 1 vol. in-8. 9 fr.

GROS. Mémoires d'un estomac. 4e *édition.* 1888, 1 vol. in-16 de 186 pages (*Petite Bibliothèque médicale*).................. 2 fr.

GROSS, ROHMER et VAUTRIN. Nouveaux éléments de pathologie et de clinique chirurgicales, par Fr. GROSS, professeur de clinique chirurgicale à la Faculté de médecine de Nancy, J. ROHMER et A. VAUTRIN, professeurs agrégés à la Faculté de médecine de Nancy. 1892, 3 vol. in-8 de chacun 1000 p.... 36 fr.

Etant donnés les très nombreux traités que vient de produire la chirurgie, il est possible de dire que *celui des professeurs de Nancy est de beaucoup supérieur* à la plupart d'entre eux et même des plus gros, et je le crois appelé à rendre les plus grands services. Beaucoup plus facilement accessible, beaucoup plus rapidement paru, enfin écrit avec infiniment de soin par des hommes dont le talent et le savoir ne sont plus à démontrer, nous sommes sûr qu'*il sera choisi préférablement* et nous ne saurions trop nous-mêmes encourager ce choix. (*La France médicale*).

GUARDIA (J.-M.). **La médecine à travers les siècles.** Histoire et philosophie. 1865, 1 vol. in-8 de 800 pages.............. 10 fr.

GUBLER (A.). **Cours de thérapeutique.** 1880, 1 vol in-8, 600 pages.. 9 fr.

GUBLER et LABBÉE. Commentaires thérapeutiques du Codex medicamentarius ou histoire de l'action physiologique et des effets thérapeutiques des médicaments inscrits dans la pharmacopée. 4e *édition.* 1891, 1 vol. gr. in-8 de 1.061 pages... 16 fr.

GUÉGEN. Etude sur la marche de la température dans les fièvres intermittentes. 1878, in-8.......................... 5 fr.

GUERIN (A.). **Les pansements modernes,** le pansement ouaté et ses applications à la thérapeutique chirurgicale, par A. GUERIN, membre de l'Académie de médecine. 1889, 1 vol. in-16 de 392 p. avec fig. (*Bibliothèque scientifique contemporaine*). 3 fr. 50

GUIBOURT et PLANCHON. Histoire naturelle des drogues simples. 7e *édition,* par G. PLANCHON, directeur de l'Ecole de pharmacie de Paris. 1876, 4 forts vol. in-8, avec 1.077 fig.. 36 fr.

GUILLAUME. Du bégaiement. 1872, in-8.................. 1 fr.

GUIMBAIL. Les morphinomanes. Comment on devient morphinomane, les prédestinés, désordres physiques et troubles de l'intelligence, médecine légale, traitement. 1891. 1 vol. in-16 de 320 pages (*Bibliothèque scientifique contemporaine*).... 3 fr. 50

GUINARD. Précis de tératologie humaine et comparée, 1892, 1 vol. in-16 de 600 p., avec 100 fig., cart ... . 6 fr.

GUIPON. De la maladie charbonneuse 1867, 1 vol. in-8. 6 fr.

GUYON. Eléments de chirurgie clinique, comprenant le diagnostic chirurgical, les opérations en général, l'hygiène, le traitement des blessés et des opérés, par J.-C. FELIX GUYON, professeur à la Faculté de médecine de Paris. 1873, 1 vol. in-8, de XXXVIII-672 pages, avec 63 figures.................. 12 fr.

— **Leçons cliniques sur les maladies des voies urinaires,** professées à l'hôpital Necker. 2e *édition.* 1885, 1 vol. in-8 de 1000 pages, avec figures.......... .... 16 fr.

— **Leçons cliniques sur les affections chirurgicales de la vessie et de la prostate.** 1888, 1 vol. gr. in-8 de 1100 p.. 16 fr.

HAHNEMANN. Exposition de la doctrine médicale homœopathique, ou Organon de l'art de guérir. 5ᵉ *édition*. 1873, 1 vol in-8 de 640 pages, avec portrait.......... 8 fr.

— **Traité de matière médicale homœopathique,** comprenant les pathogénésies du Traité de matière médicale pure et du Traité des maladies chroniques. Traduit par LÉON SIMON, médecin de l'hôpital Hahnemann, 1891, 4 vol. in-8...... 32 fr.

— **Études de médecine homœopathique.** 1865. 2 vol. in-8. 14 fr.

HALLOPEAU. Traité élémentaire de pathologie générale comprenant la pathologie et la physiologie pathologique, par H. HALLOPEAU, professeur agrégé à la faculté de médecine, 4ᵉ *édition* 1893, 1 vol. in-8 de 800 pages, avec 180 figures.. 12 fr.

HALPHEN (G.. **La pratique des essais commerciaux et industriels,** *Matières minérales* 1892, 1 vol. in-16 de 342 p. avec 28 figures, cartonné (*Bibliotheque des connaissances utiles*, 4 fr.

— *Matières organiques*, 1892, 1 volume in-16 de 350 pages avec 60 fig. cart. (*Bibliothèque des connaissances utiles*).......... 4 fr.

HAMILTON (H.). **Traité pratique des fractures et des luxations** Traduit et augmenté de nombreuses additions, par G. POINSOT professeur agrégé à la Faculté de médecine de Bordeaux. 1884, 1 vol. gr in-8 de 1202 pages, avec 514 figures........ 24 fr.

HAMMOND et LABADIE-LAGRAVE. Traité des maladies du système nerveux, comprenant les maladies du cerveau, les maladies de la moëlle et de ses enveloppes, les affections cérébro-spinales, les maladies du système nerveux périphérique et les maladies toxiques du système nerveux. Traduction française, par le Dʳ F. LABADIE-LAGRAVE. 1890, 1 vol. gr. in-8, de XXIV-1,300 pages avec 116 figures............ 20 fr.

HANOT Traitement de la pneumonie aiguë. 1880, 1 vol. in-8 de 316 p.. 5 fr.

HARDY (Alfred). **Traité pratique et descriptif des maladies de la peau,** par ALFRED HARDY, professeur à la Faculté de médecine de Paris 1886. 1 volume, in-8, avec figures........ 18 fr.

HARRIS, AUSTEN et ANDRIEU. Traité théorique et pratique de l'art du dentiste. 1884, 1 vol. in-8 de 1,200 pages avec figures cartonné.................................. 20 fr.

HAUSMANN. Parasites des organes sexuels femelles. 1875 in-8.. 5 fr.

HEATH. Lésions et maladies des mâchoires. 1888, 1 vol. in-8 de 462 pages, avec 200 figures .... 10 fr.

HERAIL (J.). **et BONNET** (V.). **Manipulations de botanique médicale et pharmaceutique.** Iconographie histologique des plantes médicinales. Préface par le professeur G. PLANCHON. 1891, 1 vol. gr. in-8 de 320 pages, avec 223 figures et 36 planches coloriées, cartonné.................................. 20 fr.

HERAUD. Nouveau dictionnaire des plantes médicinales, description, habitat et culture, récolte, conservation, partie usitée composion chimique, formes pharmaceutiques et doses, action physiologique, usages dans le traitement des maladies. 2ᵉ *édition*, 1884. 1 vol., in-18 de 620 p , avec 273 fig. cartonné........ 6 fr.

HERING. Médecine homœopathique domestique. Traduction nouvelle par LÉON SIMON. 7ᵉ *edition*, augmentée d'instructions sur l'emploi des nouveaux médicaments. 1891, 1 volume in-18 jés. de 700 pages avec 119 figures.......................... 8 fr.

HERZEN. **Le cerveau et l'activité cérébrale**, par A. HERZEN, professeur à l'Académie de Lausanne. 1887. 1 vol. in-16 de 312 pages (*Bibliothèque scientifique contemporaine*)......... 3 fr. 50

HIPPOCRATE. **Œuvres complètes**, traduction nouvelle avec le texte en regard, suivie d'une table des matières, par E. LITTRÉ. 1839-1861, 10 vol. in-8 de 700 pages.. ... . 100 fr.

HIRSCHEL. **Guide du médecin homœopathe au lit du malade**, et répertoire de thérapeutique homœopathique. Traduction par V.-LÉON SIMON. 2ᵉ *édition*. 1874, 1 vol. in-18 de 540 p. 5 fr.

HOFFMANN. **L'homéopathie des gens du monde.** 1890, 1 vol. in-16 de 142 p. (*Petite Bibliothèque médicale*). .... 2 fr.

HOLMES (T.) **Thérapeutique des maladies chirurgicales des enfants.** 1870, 1 vol. in-8 de 917 p., avec 330 fig..... ... 16 fr.

HORTOLES (Ch.). **Étude du processus histologique des néphrites.** 1881, gr. in-8, 182 p., avec fig. et 2 pl. coloriées. 6 fr.

HUFELAND. **L'art de prolonger la vie.** 1881, 1 volume, in-18.. 3 fr. 50

HUGHES (R.). **Manuel de thérapeutique** selon la méthode de HAHNEMANN. Traduit par I. GUÉRIN-MÉNÉVILLE. 1881, 1 vol. in-18 jésus, de XIV-668 pages.............................. 6 fr.

HUGUIER. **Mémoire sur les allongements hypertrophiques du col de l'utérus.** 1860, in-4, 231 p., avec 13 planches.. 15 fr.

— **De l'hystérométrie** et du cathétérisme utérin, de leurs applications au diagnostic et au traitement des maladies de l'utérus. 1865, 1 vol. in-8 de 400 p., avec 4 pl....................... 6 fr.

IMBERT (A.). **Traité élémentaire de physique médicale**, par A. Imbert, professeur de physique médicale à la Faculté de Montpellier. 1893, 1 vol. in-8 de 700 p., avec 300 figures..........

— **Les anomalies de la vision.** 1889, 1 vol. in-16 de 365 p., avec 48 fig. (*Bibliothèque scientifique contemporaine*)....... 3 fr. 50

JACCOUD. **Nouveau dictionnaire de médecine et de chirurgie pratiques**, publié sous la direction de M. le Dʳ S. JACCOUD, professeur à la Faculté de médecine de Paris. 40 volumes in-8, comprenant ensemble 33.000 pages, avec 3,660 figures... 400 fr.
Ouvrage complet. — Chaque volume se vend séparément... 10 fr.

Le dictionnaire de JACCOUD, terminé il y a cinq ans, n'a pas vieilli parce que c'est surtout, un livre de pratique, où les théories, seules sujettes à changement, ont été à dessein laissées de côté.

La pathologie et la clinique n'ont pas changé, et les praticiens qui ont donné leur concours à cette œuvre considérable sont toujours les maîtres les plus renommés de nos hôpitaux et de nos facultés. Il nous suffira de citer, parmi les collaborateurs de cette encyclopédie, les noms de MM. BROUARDEL, BOUILLY, BRISSAUD, CHAUFFARD, DIEULAFOY, DOLERIS, M. DUVAL, A. FOURNIER, BALLET, HALLOPEAU, HARDY, JACCOUD, LABADIE-LAGRAVE, LANNELONGUE, LE DENTU, LETULLE, LEPINE, PANAS, PROUST, J. ROCHARD, RICHET, Germain SÉE, SCHWARTZ, Jules SIMON, STRAUS, TARNIER, etc.

Si la thérapeutique s'est enrichie pendant ces dernières années de médicaments nouveaux et de médications nouvelles, et si la chirurgie a modifié quelques-unes de ses méthodes opératoires, toutes ces nouveautés se trouvent consignées dans le Supplément qui forme le tome XL et dernier de l'ouvrage.

Cet ouvrage est livré à MM. les docteurs en médecine avec de grandes facilités de payement. Remise importante au comptant.

S'adresser toujours aux éditeurs pour avoir le *dernier tirage*.

JACQUEMET. Les maladies de la première enfance, premiers soins avant l'arrivée du médecin, par le Dr E. JACQUEMET, médecin inspecteur des enfants du premier-âge. 1892, 1 volume in-16 de 175 p., avec fig. (*Petite bibliothèque médicale*)..... 2 fr.

— **Étude des ipécacuanhas.** 1890, 1 vol. in-8 de 300 p., avec 19 planches.. 12 fr.

JAHR. Principes et règles qui doivent guider dans la pratique de l'homœopathie. Exposition raisonnée des points essentiels de la doctrine médicale de HAHNEMANN. 1857, 1 vol. in-8 de 528 pages.. 7 fr.

— **Du traitement homœopathique des maladies des organes de la digestion.** 1859, 1 vol. in-18 jésus de 520 pages..... 6 fr.

JAMMES. Manuel de l'étudiant en pharmacie. par Ludovic JAMMES, pharmacien de première classe. Collection nouvelle, complète en 10 volumes in-18, cartonnés. Chaque volume.. 3 fr.

— **Aide-mémoire d'analyse chimique et de toxicologie.** 3 fr.

— **Aide-mémoire de botanique.** 1 vol. in-18, 173 fig., cart. 3 fr.

— **Aide-mémoire de micrographie et de zoologie** 1 vol. 3 fr.

— **Aide-mémoire d'hydrologie et de minéralogie.** 1 vol. 3 fr.

— **Aide-mémoire de physique.** 1 vol in-18 112 fig., cart.. 3 fr.

— **Aide-mémoire de chimie.** 1 vol. in-18 53 fig., cart.... 3 fr.

— **Aide-mémoire de matière médicale.** 1 vol. in-18, cart. 3 fr.

— **Aide-mémoire de pharmacie chimique** 1 vol. in-18, .. 3 fr.

— **Aide-mémoire de pharmacie galénique.** 1 vol. in-18, .. 3 fr.

— **Aide-mémoire d'essais et de dosages.** 1 vol. in-18... 3 fr.

Le *Manuel de l'étudiant en pharmacie* de M. JAMMES est une collection d'élégants petits volumes, exposant en un tableau clair, précis et en même temps complet, les différentes matières des examens de validation de stage, de fin d'année et de fin d'études. Chaque matière est traitée dans un volume à part où les recherches sont aisées, facilitées par un plan net et lucide. Cette collection est appelée à rendre les plus grands services aux étudiants, qui y trouveront condensé tout ce qu'il leur est indispensable de connaître pour suivre leurs cours avec fruit et passer leurs examens avec succès.

JEANNEL (J.). Formulaire officinal et magistral, international, comprenant environ 4,000 formules tirées des Pharmacopées légales de la France et de l'étranger ou empruntée à la pratique des thérapeutistes et des pharmacologistes, avec les indications thérapeutiques, les doses des substances simples et composées, le mode d'administration, l'emploi des médicaments nouveaux, etc., suivi d'un mémorial thérapeutique. 4e *édition*, en concordance avec la dernière édition du Codex medicamentarius et du Formulaire des hôpitaux militaires. 1887, 1 vol. in-18 de XVI-1,044 pages, cartonné.. 6 fr. 50

— **De la prostitution dans les grandes villes, au XIXe siècle,** et de l'extinction des maladies vénériennes. 2e *édition*. 1874, 1 vol. in-18 de 658 p., avec figures........................ 5 fr.

JEANNEL (Maurice). Arsenal du diagnostic médical, mode d'emploi et appréciation des instruments d'exploration employés en séméiologie et en thérapeutique, avec les applications au lit du malade. 1877, 1 vol. in-8 de XVI-440 p., avec 262 figures.. 7 fr.

— **L'infection purulente.** 1880, 1 vol. in-8.................. 7 fr.

JOBERT (de Lamballe). De la réunion en chirurgie, 1864, 1 vol. in-8 de XVI-720 p., avec 7 pl. col.......................... 12 fr.

JOLLY. Le tabac et l'absinthe, influence sur la santé. 1887, 1 vol. in-16 de 228 p. (*Petite bibliothèque médicale*)........ 2 fr.
— **Hygiène morale**. 1877, 1 vol. in-16 de 276 pages (*Petite bibliothèque médicale*)... 2 fr.
JOLY. La phtisie pulmonaire et sa curabilité. 1881, in-8, 90 pages.. 2 fr. 50
JOUON. Contribution à l'étude de la grossesse tubaire. 1892, gr. in-8, 120 pages. .... 3 fr. 50
JOUSSET (P.). **Éléments de médecine pratique**, contenant le traitement homœopathique de chaque maladie. 2ᵉ *édition*. 1877, 2 vol in-8... 12 fr.
— **Traité élémentaire de matière médicale**, expérimentale et de thérapeutique positive. 1884, 2 vol. in-8.................... 18 fr.
— **Leçons de clinique médicale**. 1877, 1 vol. gr. in-8, de xi-552 pages.. 7 fr. 50
— **Nouvelles leçons de clinique médicale**. 1886, 1 volume, gr. in-8.. 9 fr.
JOUSSET (Marc). **Les maladies de l'enfance**, description et traitement homœopatique. 1888, 1 vol. in-16 de 445 p. (*Bibliothèque médicale variée*).. 3 fr. 50
JULLIEN (Louis). **Traité pratique des maladies vénériennes**, par le Dʳ L. JULLIEN, chirurgien de Saint-Lazare. 2ᵉ *édition*. 1886, 1 vol. *gr.* in-8 de 1,260 p., avec 246 figures.......... 20 fr.
JUNGFLEISCH (E.). **Manipulations de chimie**, guide pour les travaux pratiques de chimie, par E. JUNGFLEISCH, professeur au Conservatoire des Arts et Métiers et à l'Ecole supérieure de pharmacie. Membre de l'Académie de médecine. *Deuxième édition*, 1893, 1 vol. *gr.* in-8 de 1,180 p., avec 374 fig., cart.... 25 fr.
KELSCH et KIENER. Traité des maladies des pays chauds, par les Dʳˢ KELSCH et KIENER, professeurs à l'Ecole du Val-de-Grâce. 1889. 1 vol. gr. in-8 de 908 p., avec 6 pl. color. et 30 fig. 24 fr.
KOCHER. De la criminalité chez les Arabes, 1884, 1 vol. gr. in-8 de 244 pages.. 5 fr.
KOEBERLÉ. Des maladies des ovaires et de l'ovariotomie 1878, in-8, 135 pages... 4 fr. 50
— **De l'hémostase définitive**, par compression excessive. 1877-1878, in-8.. 4 fr.
KROGIUS. Recherches bactériologiques sur l'infection urinaire. 1892, gr. in-8, 100 p. avec 3 pl.............................. 4 fr.
KUSS et DUVAL. Voyez DUVAL (Mathias).
KUSSMAUL. Les troubles de la parole. Introduction par le professeur Benjamin BALL. 1884, 1 vol. in-8 de 375 pages.... 7 fr.
LABIT (G.). **Diagnostic des affections de l'oreille par l'emploi du diapason**, 1892. Gr. in-8 de 115 pages.......... 3 fr.
LABOULBÈNE. Nouveaux éléments d'anatomie pathologique, descriptive et histologique, par J.-A. LABOULBÈNE, professeur à la Faculté de médecine de Paris. 1879, 1 vol. *gr.* in-8, de 930 p. avec 207 figures... 20 fr.
LACASSAGNE. Les tatouages. 1881, in-8, avec 30 pl..... 5 fr.
LALLOUR. De la Balnéothérapie. 1876, in-8, 48 p..... 1 fr. 50
LANDOIS. De l'oxygénation des nouveau-nés. 1892, Grand in-8, 139 pages... 3 fr.
LA POMMERAIS. Cours d'homœopathie. 1863, 1 volume, in-8 de 511 pages... 4 fr.

LASKINE (E.). **Essai sur la version bi-polaire**, par le Dr LASKINE, ancien interne lauréat des hôpitaux de Paris. 189 Grand in-8, 100 p. .... 3 fr. 5

LAURENT (A.). **De la fréquence des maladies vénériens** et des moyens de le faire diminuer, 1892. Gr. in-8, 103 p.. 3 fr.

LAVERAN (A.). **Nature parasitaire des accidents de l'impaludis me**, 1881, in-8, 101 pages, avec 2 planches..... 3 fr. 50

LAVERAN et TEISSIER. Nouveaux éléments de pathologie médicale, par A. LAVERAN, professeur à l'École de médecin militaire du Val-de-Grâce, et J. TEISSIER, professeur à la Facul de médecine de Lyon. 3e *édition*, 1888, 2 vol. in-8 de 1,700 p., avec figures.. 20 fr.

LAYET. Hygiène des professions et des industries. 1875, 1 volume, in-12 de XIV-560 pages.......................... 5 fr.

LEBEC. Précis de médecine opératoire. Aide-mémoire de l'élève et du praticien, par le Dr Ed. LEBEC, prosecteur de l'amphithéâtre des hôpitaux de Paris. 1885, 1 vol. in-18 de 408 pages, avec 410 figures.. 6 fr.

LEBERT. Traité d'anatomie pathologique générale et spéciale. Description et iconographie pathologique des affections morbides, observées dans le corps humain, 1855-1861, 2 vol. in-folio. de texte et 2 vol. in-f. comprenant 200 pl. coloriées. 615 fr.

LEBLOND (V.). **Diagnostic et traitement des abcès du foie,** 1892 Grand in-8, 102 pages.......................... 5 fr.

LEFERT (Paul). **Manuel du doctorat en médecine**, par le professeur Paul LEFERT. Collection nouvelle en 20 volumes in-18, à 3 fr. le volume cartonné.

Les Aide-Mémoire du professeur Paul Lefert seront doublement utiles à l'étudiant. Au commencement de ses études, ils lui donneront une idée d'ensemble des matières qu'il aura à étudier, ce sera une excellente préparation aux leçons qu'il aura à entendre, aux cours qu'il aura à suivre. Ces petits volumes ne visent ni à remplacer l'étude des traités didactiques ni à suppléer l'enseignement oral des maîtres. Ils ont au contraire pour but de préparer l'étudiant à ce double enseignement de la parole et du livre, en lui présentant au début, un résumé de ce qu'il aura plus tard à approfondir.

A la fin de ses études, l'étudiant sera heureux de retrouver ces Aide-Mémoire pour se remémorer ce qu'il a appris au cours de l'année. Il y retrouvera fidèlement consignées les opinions de ses futurs examinateurs, dans quelque Faculté qu'il se présente, à Paris, à Lyon, à Bordeaux, à Montpellier, etc.

Premier examen

Aide-mémoire de botanique médicale. 1 vol. in-18..... 3 fr.
Aide-mémoire de zoologie médicale. 1 vol. in-18........ 3 fr.
Aide-mémoire de chimie médicale. 1 vol. in-18.......... 3 fr.
Aide-mémoire de physique médicale. 1 vol. in-18....... 3 fr.

Deuxième examen

Aide-mémoire d'anatomie à l'amphithéâtre, 1 vol. in-18. 3 fr.
Aide-mémoire d'anatomie topographique, 1 vol. in-18.. 3 fr.
Aide-mémoire d'histologie, et d'embryologie, 1 vol. 3 fr.
Aide-mémoire de physiologie. 1 vol. in-18.............. 3 fr.

Troisième examen

Aide-mémoire de pathologie générale. 1 vol. in-18..... 3 fr.
Aide-mémoire de pathologie interne. 1 vol. in-18....... 3 fr.
Aide-mémoire de pathologie externe. 1 vol. in-18....... 3 fr.
Aide-mémoire de chirurgie des régions. 2 vol. in-18.... 6 fr.
Aide-mémoire de médecine opératoire. 1 vol. in-18..... 3 fr.

Quatrième examen

Aide-mémoire de thérapeutique et de matière médicale 1 volume in-18, cartonné.......................... 3 fr.
Aide-mémoire d'hygiène et de médecine légale. 1 vol.. 3 fr.

Cinquième examen

Aide-mémoire de clinique médicale et de diagnostic... 3 fr.
Aide-mémoire de clinique chirurgicale 1 vol. in-18.... 3 fr.
Aide-mémoire d'anatomie et d'histologie pathologiques 3 fr.
Aide-mémoire d'accouchements. 1 vol. in-18........... 3 fr.

LEFERT (Paul). **Manuel du médecin praticien.**

— **La pratique gynécologique et obstétricale** des hôpitaux de Paris. Aide-mémoire et formulaire. 1892, 1 vol. in-18 de 300 pages, cartonné.................................... 3 fr.

— **La pratique dermatologique et syphiligraphique** des hôpitaux de Paris. Aide-mémoire et formulaire. 1893, 1 vol. in-18 de 300 pages, cartonné.......................... 3 fr.

— **La pratique des maladies des enfants** dans les hôpitaux de Paris. 1893, 1 vol. in-18 de 300 pages, cartonné......... 3 fr.

— **La pratique journalière des hôpitaux de Paris,** Aide-mémoire et formulaire de thérapeutique appliquée, 2e *édition*. 1892, 1 vol. in-18 de 300 pages. cartonné..................... 3 fr.

LEFÈVRE (J). **Dictionnaire d'électricité** et de magnétisme, comprenant les applications scientifiques et industrielles. Introduction par E. Bouty, professeur à la Faculté des sciences de Paris. 1891, 1 vol. gr. in-8 de 1.050 pages, avec 1125 fig... 25 fr.

— **Le chauffage** et les applications de la chaleur dans l'industrie et l'économie domestique. 1893, 1 vol. in-16 de 355 pages avec 188 fig., cart. (*Bibliothèque des connaissances utiles*)...... 4 fr.

LEFORT (Jules). **Traité de chimie hydrologique,** comprenant des notions générales d'hydrologie et l'analyse chimique des eaux douces et minérales. 2e *édition* 1873, 1 vol. in-8, 798 pages, avec 50 figures et 1 pl. chromolithographiée................ 12 fr.

LEGOUEST. Traité de chirurgie d'armée. 2e *édition*. 1872, 1 vol. in-8 de 800 pages.. 8 fr.

LEGRAND du SAULLE. Les hystériques, état physique et état mental, actes insolites, délictueux et criminels. 3e *édition*. 1891, 1 vol. in-8 de 625 pages.. 8 fr.

LELEDY. La grippe et l'aliénation mentale. 1891. 1 vol. *gr.* in-8 de 200 pages.. 4 fr.

LELUT. Le génie, la raison et la folie, le démon de Socrate, application de la science psychologique à l'histoire, par L.-F. Lélut, membre de l'Institut. 1 vol. in-16 de 348 pages (*Bibliothèque scientifique contemporaine*)........................ 3 fr. 50

LETIÉVANT. Traité des sections nerveuses, physiologie pathologique, indications, procédés opératoires. 1873, 1 vol. in-8 de 548 pages. avec 20 figures.................................. 8 fr.

LEUDET. Clinique médicale de l'Hôtel-Dieu de Rouen. 1874, 1 vol. in-8 de 650 pages.. 8 fr.

LEURET et **GRATIOLET. Anatomie comparée du système nerveux,** considéré dans ses rapports avec l'intelligence. 1839-1857, 2 vol. in-8, et atlas de 32 pl. in-fol. Fig. noires. 48 fr.
Figures coloriées...... .... 96 fr.

LÉVY (Michel). **Traité d'hygiène publique et privée.** 6e *édition*. 1879, 2 vol. gr. in-8, ensemble 1900 pages, avec figures... 20 fr.

LEYDEN. Traité clinique des maladies de la moelle épinière. 1879, 1 vol. gr. in-8 de 850 pages.................... 14 fr.

LITTRÉ. Dictionnaire de médecine, de chirurgie, de pharmacie, de l'art vétérinaire et des sciences qui s'y rapportent, par ÉMILE LITTRÉ, membre de l'Académie française et de l'Académie de médecine. Ouvrage contenant la synonymie *grecque, latine, allemande, anglaise, italienne et espagnole. Dix-septième édition* mise au courant des progrès des sciences médicales et biologiques et de la pratique journalière, 1893, 1 beau vol. gr. in 8 de 1904 pages à 2 colonnes, avec 600 figures cartonnage souple....... .... 20 fr.
Relié en demi-maroquin, plats toile............................ 25 fr.

Mise au courant des progrès de la science et de la pratique, la *dix-septième édition* du *Dictionnaire de médecine* de LITTRÉ, contient beaucoup d'articles nouveaux, qui n'existaient pas dans les éditions antérieures, que l'on chercherait vainement dans les dictionnaires même les plus récents.

Cet ouvrage comprend la Physique et la Chimie, l'Histoire naturelle, l'Anatomie comparée, l'Anatomie humaine normale et morbide, la physiologie et la pathologie générale surtout au point de vue de leurs relations avec la médecine.

La Médecine et la Chirurgie proprement dites, tant sous le rapport théorique que sous le rapport pratique, les médicaments nouveaux, les opérations nouvelles, les microbes nouvellement déterminés, les maladies récemment décrites ont été l'objet d'articles importants.

L'hygiène publique et la salubrité, la prophylaxie des maladies contagieuses, les procédés de désinfection, de stérilisation, d'antisepsie, qui attirent de plus en plus l'attention, n'ont pas été omises. Les sciences médicales et vétérinaires s'éclairant et se complétant mutuellement. l'Anatomie, la Physiologie, la Pathologie, la Thérapeutique, l'Hygiène vétérinaires, sont l'objet d'articles spéciaux.

Tel qu'il est aujourd'hui, le *Dictionnaire de médecine* de LITTRÉ n'est pas seulement une liste de mots accompagnés d'explications succinctes, un vocabulaire dont les définitions sont d'ailleurs irréprochables, le nom de LITTRÉ étant au point de vue philologique une garantie absolue; il est descriptif non moins qu'explicatif, il donne le moyen de comprendre toutes les locutions usuelles dans les sciences médicales; il permet, par la multiplicité de ses articles, d'éviter des recherches dont l'érudition la plus vaste ne saurait aujourd'hui se dispenser; il forme en même temps une encyclopédie complète, présentant un tableau exact de nos connaissances mis au courant des progrès de la science et des besoins usuels de la pratique journalière.

— **Atlas populaire de Médecine, de Chirurgie, de Pharmacie, de l'Art vétérinaire** et des sciences qui s'y rapportent. 1 vol. gr. in-8, 38 planches, comprenant 100 figures, cartonné. 5 fr.

LITZMANN. L'accouchement dans les rétrécissements du bassin. 1889, 1 vol. gr. in-8.. 7 fr.

LIVON (Ch.). **Manuel de vivisections,** par CH. LIVON, professeur à l'E ole de médecine de Marseille. 1882, 1 vol. in-8 .... 7 fr.

LOCARD (A.). **Les huîtres et les mollusques comestibles,** moules, praires, clovisses, escargots, etc. Histoire naturelle, culture industrielle. hygiène alimentaire. 189., 1 vol. in-16 de 350 p., avec 97 fig. (*Bibliothèque scientifique contemp.*). 3 fr. 50

LOMBARD, Traité de climatologie médicale, comprenant la météorologie médicale et l'etude des influences du climat sur la santé, 1877-1879, 4 vol. in-8.................................... 40 fr.

— **Atlas de la distribution géographique des principales maladies** dans ses rapports avec les climats. 1880, 1 vol. in-4 de 25 cartes imprimées en coul., avec le texte explicatif, cart. 12 fr.

LORAIN. Le choléra observé à l'hôpital Saint-Antoine. 1868, 1 vol. gr. in-8 de 300 pages, avec graphiques.............. 7 fr.

LORAIN. Le pouls, ses variations et ses formes diverses dans les maladies. 1870. 1 vol. gr. in-8 de 372 pages avec 488 fig.. 10 fr.

— **De la température du corps humain** et de ses variations dans les diverses maladies. Publication faite par les soins du professeur BROUARDEL. 1878, 2 vol. in-8, avec fig. et portrait... 30 fr.

LUTON Etudes de thérapeutique générale et spéciale, avec application aux maladies les plus usuelles. par A. LUTON, professeur à l'Ecole de médecine de Reims. 1882, 1 volume in-8 de 472 pages.. 6 fr.

LUYS (J.). **Iconographie photographique des centres nerveux.** 2e tirage. 1890, 1 vol. gr. in-4 de texte et d'explication des planches avec atlas de 70 photographies et 65 schémas lithogr. cart. en 2 vol... 100 fr.

— **Petit atlas photographique du système nerveux. Le cerveau:** 1888, 1 vol. in-18, avec 24 héliogravures, cart...... 12 fr.

— **Hypnotisme expérimental.** Les émotions dans l'état d'hypnotisme et l'action à distance des substances médicamenteuses ou toxiques, 1890, 1 vol. in-16 de 320 pages, avec 28 pl. (*Bibliothèque scientifique contemporaine*)............................ 3 fr. 50

— **Etudes de physiologie et de pathologie cérébrales.** Des actions réflexes du cerveau. 1874, 1 vol. gr. in-8, XII-288 p., 2 pl. 5 fr.

LWOLF (S.). **Etudes sur les troubles intellectuels,** liés aux lésions circonscrites du cerveau, 1891. 1 vol. gr. in-8, de 176 p. 4 fr.

LYONNET. De la densité du sang, sa détermination clinique, ses variations physiologiques et pathologiques 1893, gr. in-8, 160 p.. 4 fr.

MACÉ (E.). **Traité pratique de Bactériologie,** par E. MACÉ, professeur à la Faculté de médecine de Nancy. 2e *édition*, 1891, 1 vol. in-8 de 700 p., avec 200 fig.......................... 10 fr.

— **Les substances alimentaires étudiées au microscope,** surtout au point de vue de leurs altérations et de leurs falsifications. 1891. 1 vol. in-8 de 600 p., avec 400 fig. et 24 pl. color. 14 fr.

MAGITOT (E.). **Mémoire sur les tumeurs du périoste dentaire** et sur l'ostéo-périostite alvéolo-dentaire. 1874, in-8 3 fr.

MAGNE (A.). **Hygiène de la vue.** 4e *édition*, 1 vol. in-16 de 320 pages. (*Petite Bibliothèque médicale*).......................... 2 fr.

MAHE. L'hygiène navale. 1 vol. in-18 de 451 pages (*Bibliothèque médicale variée*).. 3 fr.

— **Séméiotique et étiologie des maladies exotiques.** 1879 1 vol. in-8, de 428 pages.. 7 fr.

MALAPERT DU PEUX. Le lait et le régime lacté. 1890, 1 vol. in-16 de 160 pages. (*Petite Bibliothèque médicale*)............ 2 fr.

MALPERT-NEUVILLE (R.). **Examen bactériologique des eaux naturelles.** 1887, in-8, avec 32 fig........................ 2 fr.

MANDL. Hygiène de la voix parlée ou chantée. 1891. 1 vol. in-18 de 320 p., avec fig. (*Bibliothèque médicale variée*).. 3 fr. 50

MANQUAT. Traité élémentaire de thérapeutique, de matière médicale et de pharmacologie, par le Dr MANQUAT, médecin-major, chargé du Cours de Thérapeutique à l'Ecole du service de santé militaire de Lyon. 1892, 2 vol. in-8 de 1,600 p.......... 18 fr.

Ce livre s'adresse aussi bien au praticien qu'à l'élève.

Il comprend un rapide exposé des notions de la thérapeutique générale, puis l'étude de tous les agents thérapeutiques ou modificateurs, soit qu'ils s'attaquent à la cause même de la maladie, quand cette cause est extérieure à l'individu (antiseptiques, antiparasitaires atténuation des virus) soit qu'ils impriment des modifications utilisables à telle ou telle fonction (circulation, respiration, digestion, nutrition, système nerveux, peau, organes génito-urinaires), soit enfin qu'ils n'aient d'action élective sur aucune fonction : caustiques, astringents, etc.).

L'ouvrage se termine par un résumé rapide des connaissances pharmacologiques et pharmaceutiques nécessaires aux médecins.

MARIN (J.). **De la cure des hernies étranglées.** 1891. in-8, 87 pages.. 2 fr. 10

MARTIN SAINT-ANGE. Iconographie pathologique de l'œuf humain fécondé, en rapport avec l'étiologie de l'avortement. 1884, in-4, 188 p., avec 19 pl. chromolithogr. cart.......... 34 fr.

MARVAUD (Angel). **Les aliments d'épargne** : alcool et boissons aromatiques, café, thé, coca, cacao, maté, 1874. 1 vol. in-8 de 504 pages.. 6 fr.

— **Le sommeil et l'insomnie**, étude physiologique, clinique et thérapeutique. 1881 in-8, 137 pages.......................... 3 fr. 50

MASSELON. Précis d'ophtalmologie chirurgicale, par le Dr MASSELON, chef de clinique de M. de Wecker, 1886, 1 vol. in-18 jésus, avec 118 figures.......................... 6 fr.

MAURIAC (Ch.). **Leçons sur les maladies vénériennes**, professées à l'hôpital du Midi. *Syphilis primitive et syphilis secondaire*, par Ch. MAURIAC, médecin de l'hôpital du Midi, 1883, 1 vol. in-8 de 1,072 pages.. 18 fr.

— **Nouvelles leçons sur les maladies vénériennes**, professées à l'hôpital du Midi. *Syphilis tertiaire et syphilis héréditaire* 1890, 1 vol. in-8 de 1,168 pages.......................... 20 fr

MAYER. Des rapports conjugaux, considérés sous le triple point de vue de la population, de la santé et de la morale publique. 8e *édition*. 1884, 1 vol, in-18 jésus de 378 pages...... 3 fr.

— **L'âge de retour.** Conseils aux femmes. 1888, 1 vol. in-16 256 p. (*Petite bibliothèque médicale*)........................ 2

MERCIER (J.). **Conseils aux personnes affaiblies.** 1883, in-8 108 pages.. 1

MERCIER (G.). **Guide pratique pour l'analyse des urines**, procédés de dosage des éléments de l'urine, tables d'analyse, recherches des médicaments éliminés par l'urine, par Gustave MERCIER, pharmacien de première classe, lauréat (médaille d'or) de l'école supérieure de pharmacie de Paris. 1892, 1 vol. in-18 jésus, de 192 p., avec 36 fig. et 4 planches en couleurs, cart....... 4 fr.

MIARD (A.). **Des troubles fonctionnels et organiques de l'anisétropie et de la myopie**, et de l'accomodation binoculaire et ciliaire dans les vices de la réfraction. 1873, 1 vol. in-8. 7 fr.

MIDDENDORP. Le remède de Koch. 1891, gr. in-8....... 2 fr.

MOITESSIER. La photographie appliquée aux recherches micrographiques 1866, 1 vol. in-18 jésus, avec 41 fig. .. 7 fr.

MONAVON. La coloration artificielle des vins 1890, 1 vol. in-16 de 160 pages (*Petite bibliothèque médicale*)............. 2 fr.

MONIEZ (L.). **Les parasites de l'homme**, animaux et végétaux, par L.-R. MONIEZ, professeur à la Faculté de Lille. 1889, 1 vol in-16 de 307 p., avec 72 fig. (*Bibl. scient. contemp.* 3 fr. 50

MONOD. Étude des diverses méthodes de l'éxérèse. 1875, in-8. 175 pages .... 2 fr. 50

MONTEUUIS. Les enfants aux bains de mer 1889, 1 vol. in-16 de 150 p., avec fig. (*Petite bibliothèque medicale*). .... 2 fr.

— **Guide de la garde malade** 1891. 1 vol. in-16 de 160 pages, avec figures (*Petite bibliothèque medicale*)................ 2 fr.

MOQUIN-TANDON. Éléments de botanique médicale, contenant la description des végétaux utiles à la médecine et des espèces nuisibles à l'homme, vénéneuses ou parasites. 3e *édition*. 1875, 1 vol. in-18 jésus, avec 128 figures.................. 6 fr.

MORACHE. Traité d'hygiène militaire. 2e *édition*, mise au courant des progrès de l'hygiène générale et des nouveaux règlements de l'armee. 1886, 1 vol in-8 de 936 p., avec 173 fig. 15 fr.

MOREAU (P. de Tours) **La folie chez les enfants.** 1888, 1 vol. in-16 de 444 p. (*Bibliothèque scientifique contemporaine*). 3 fr. 50

— **Fous et bouffons**, étude physiologique, psychologique et historique. 1885, 1 vol in-16 de 300 p. (*Bibl scient. contemp.* 3 fr. 50

MOREL (Ch.) et **VILLEMIN** (A.). **Traité élémentaire d'histologie humaine**, normale et pathologique, 3e *édition*. 1880, 1 vol. in-8 de 418 p., avec atlas de 36 planches...................... 16 fr.

MOSSÉ. Étude sur l'ictère grave. 1880. gr. in-8.......... 4 fr.

— **Accidents de la lithiase biliaire.** 1880. Gr. in-8...... 3 fr. 50

MURRELL. La pratique du massage. 1888, 1 vol. in-16 de 168 pages (*Petite bibliothèque medicale*)......................... 2 fr.

NAEGELE et GRENSER. Traité pratique de l'art des accouchements, traduit, annoté et mis au courant des progrès de la science par G.-A. AUBENAS. Introduction par J.-A. STOLTZ, doyen de la Faculté de médecine de Nancy. 2e *édition*. 1880. 1 vol. in-8 de 800 p., avec 1 pl. et 207 fig...u...res..................... 12 fr.

OGIER (J.-J.). **L'éducation des facultés mentales.** 1892, 1 vol. in-16, de 175 pages (*Petite bibliothèque medicale*).......... 2 fr.

OMMES (P.). **Étude sur le pancréas** et sur le diabète pancréatique. 1892, in-8. 141 pages.............................. 3 fr. 50

NORSTROM. Traité théorique et pratique du massage. 2e *édition*, 1891, 1 vol. in-8 de 672 pages .... 10 fr.

— **Massage dans les affections du voisinage de l'utérus** et de ses annexes. 1892, in-8, 141 pages....................... 5 fr.

Le massage de l'utérus, in-8, 214 pages..................... 5 fr.

NOTHNAGEL et ROSSBACH. Nouveaux éléments de matière médicale et de thérapeutique, exposé de l'action physiologique et thérapeutique des médicaments. Introduction, par Ch. BOUCHARD, professeur à la Faculté de médecine de Paris, membre de l'Institut. 2e *édition*. 1889, 1 vol gr. in-8 de 920 pages. 16 fr.

NUSSBAUM (J. de). **Le pansement antiseptique**, ses principes, ses nouvelles méthodes. 1888. 1 vol. in-18 de 360 p.......... 5 fr.

OLLIER, PONCET, etc. Chirurgie des os et des articulations. 1890, 1 vol. gr. in-8 de 889 p. à 2 col. avec figures....... 17 fr. 50

OLIVIER (A.). **Hygiène de la grossesse**, par le Dr Ad. OLIVIER, ancien interne de l'hôpital de la Maternité de Paris. 1891 1 vol. in-18 de 360 pages (*Bibliothèque médicale variée*)..... . 3 fr. 50

ORÉ. La transfusion du sang. 1870, 1 vol. in-8 de 704 p. . 12 fr.

— **Le chloral et la médication intra-veineuse.** 1877, 1 vol. gr in-8 de 383 pages.................................. 9 fr.

ORIARD. L'homœopathie, à la portée de tout le monde. 3e *édition*. 1 vol. in-18, 370 p. (*Bibliothèque médicale variée*) 3 fr. 50

ORIBASE. Œuvres, texte grec, traduit en français, avec introduction, notes, tables et planches, par BUSSEMAKER, DAREMBERG et A. MOLINIER. 1851-1876, 6 vol. in-8 de 700 pages........ 72 fr.

OZANAM. La circulation et le pouls, histoire, physiologie, séméiotique, indications thérapeutiques. 1886, 1 vol. gr. in-8, 1,060 p., avec portraits et 493 figures....... .... 20 fr.

PAPILLAUD. Les médications arsenicales et antimoniales 1867, in-8.. 2 fr. 50

PARSEVAL (Lud.). **Observations pratiques** de Samuel HAHNEMANN, et Classification de ses recherches sur les *propriétés caractéristiques des médicaments*. 1857-1860, 1 vol. in-8 de 400 p 6 fr.

PELLARIN. Hygiène des pays chauds. 1872, 1 vol. in-8. 6 fr.

PENARD (L.). **et ABELIN. Guide pratique de l'accoucheur et de la sage-femme.** 7e *édition*, 1889, 1 vol. in-18, de 712 pages, avec 207 figures cartonné.................................... 6 fr.

PERET-GILBET. Néoplasmes primitifs des nerfs des membres. 1891, 1 vol. gr. in-8 de 191 pages.............. 4 fr.

PERIER. La première enfance. 4e *édition*, 1891, 1 vol. in-16 de 212 p., avec fig. (*Petite Bibliothèque médicale* .... 2 fr.

— **La seconde enfance.** 1888, 1 vol. in-16 de 236 pages (*Petite Bibliothèque médicale*) .... 2 fr.

— **Hygiène de l'adolescence.** 1890, 1 vol. in-16 de 172 pages. (*Petite Bibliothèque medicale*)............................... 2 fr.

— **L'art de soigner les enfants malades.** 1891, 1 vol. in-16 de 215 pages (*Petite Bibliothèque médicale*) .... 2 fr.

PERRET (S.). **Clinique médicale de l'Hôtel-Dieu de Lyon.** 1887, 1 vol. in-8 de 504 pages........................... 8 fr.

PERRIER (R.). **Éléments d'anatomie comparée**, par RÉMY PERRIER, agrégé des sciences naturelles, 1893, 1 vol. in-8, de 1,000 pages, avec 600 fig. et 5 pl. en couleurs cartonné. 22 fr.

PERRUSSEL. Hygiène des malades, 1890, 1 vol. in-18 de 349 cartonné... 3 fr.

PETER (MICHEL). **Traité clinique et pratique des maladies du cœur** et de la crosse de l'aorte, par Michel PETER, professeur à la Faculté de médecine de Paris. 1883, 1 vol. in-8 de 844 pages, avec figures et 4 pl. chromolith.......................... 18 fr.

— Voy. TROUSSEAU et PETER : *Clinique médicale*.

PETIT (J.-B.). **De l'hygroma trochantérien.** 1891, 1 vol. gr. in-8 de 168 pages .... 4 fr.

PETROVITCH (S.). **Des anévrysmes diffus consécutifs de l'aorte** et particulièrement des anévrysmes diffus thoraciques. 1890, grand in-8, 181 pages, avec pl. .... 4 fr.

PICARD (H.). **Traité des maladies des voies urinaires de l'homme et de la femme.** Hygiène et traitement pratique des maladies de l'urèthre, de la vessie, des reins, calculs, spermatorrhée, diabète, etc. 1892, 1 vol. in-18 jés. de 360 p. avec fig. cart. 5 fr.

— **Maladies de l'urèthre.** 1877. 1 vol. in-8 .... 8 fr.

— **Maladies de la vessie.** 1879. 1 vol. in-8 .... 8 fr.

PICQUÉ, BARETTE, LE BEC. Chirurgie du Larynx, du sein, de l'abdomen et de l'anus, par L. PICQUÉ, BARETTE, E. LE BEC, chirurgiens des hôpitaux de Paris. 1890, 1 vol. gr. in-8 de 756 pages, à 2 col., avec 382 fig. .... 17 fr. 50

PIESSE (S.). **Histoire des parfums et hygiène de la toilette,** poudres, vinaigres, dentifrices, fards, teintures, cosmétiques, etc., 1889. 1 vol. in-16 de 372 p., avec 70 fig., cart. (*Bibliothèque des connaissances utiles*) .... 4 fr.

PLACET (Emile) *L'obstétrique au XVIIe et au XVIIIe siècle,* précédé d'une étude sur l'obstétrique depuis la Renaissance. 1892, in-8, 100 p. avec 8 pl. .... 6 fr.

PLANTEAU. Développement de la colonne vertébrale. 1883, in 8, 116 p. 1 pl. .... 2 fr. 50

— **Spermatogénèse et fécondation.** 1880, in-8. 96 p. .... 3 fr.

POGGIALE. Traité d'analyse chimique par la méthode des volumes, comprenant l'analyse des gaz et des métaux, la chlorométrie, la sulfhydrométrie, l'acidimétrie, l'alcalimétrie, la saccharimétrie, etc. 1858, 1 vol. in-8, 606 p., 171 fig. .... 9 fr.

POLLOSSON. Traitement de l'anus contre nature et des fistules stercorales. 1883. in-8, 216 pages .... 4 fr.

POUSSON. De l'ostéoclasie. 1886, gr. in-8, 262 p. .... 5 fr.

PRODHOMME. Atlas manuel d'anatomie descriptive du corps humain. 1890, 1 vol. in-18 jésus contenant 135 pl. dessinées et grav. par l'auteur, avec texte explicat. en regard. 10 fr.

PROST-LACUZON. Formulaire homœopathique. Guide pathogénétique usuel pour traiter soi-même les maladies. 6e *édition* 1889, 1 volume, in-18 jésus de 383 pages .... 6 fr.

PROTHIERE (E.). **Les eaux potables,** conditions générales, applications à l'hygiène sanitaire de la ville de Lyon. 1891, 1 vol. in-8 110 pages .... 3 fr.

RAFINESQUE. Etudes sur les invaginations intestinales chroniques. 1878. gr. in-8, 282 p., 1 pl. .... 5 fr.

RAMIREZ. Traitement des abcès du foie. 1867, in-8. . 2 fr. 50

RANVIER (L.). **Leçons d'anatomie générale,** faites au collège de France. *Appareils nerveux terminaux des muscles de la vie organique,* 1880, 1 vol. in-8 de VII-536 p., avec fig. et tracés. 10 fr.

— *Terminaisons nerveuses sensitives.* 1881, 1 vol. in-8, de XX-447 pages avec figures .... 10 fr.

RAVENEZ. La vie du soldat au point de vue de l'hygiène, par le Dr RAVENEZ, médecin-major à l'École de cavalerie de Saumur. 1889 1 vol. in-16 de 375 pages avec 55 figures (*Bibliothèque scientifique contemporaine*) .... 3 fr. 50

RECLU. Manuel de l'herboriste. 1889. 1 vol. in-16 de 160 pages, avec 52 fig. (*Petite Bibliothèque médicale*) .... 2 fr.

BEDARD (P.). **Traité de thermométrie médicale**, comprenant les abaissements de la température, l'algidité centrale et la thermométrie locale. 1885, 1 vol. in-8 de 700 p. avec 200 fig.... 12 fr.

— **Examen de la vision chez les employés de chemin de fer.** 1880, in-8, avec 4 planches coloriées.................. 4 fr.

REMAK. Galvanothérapie, ou de l'application du courant galvanique constant au traitement des maladies nerveuses ou musculaires. 1860, 1 vol. in-8 de 467 pages................. 7 fr.

REMY. Médecine opératoire obstétricale. 1893, 1 vol. in-16 de 500 pages, avec 150 figures, cartonné.........................

RENOUARD. Lettres philosophiques et historiques sur la médecine au XIX° siècle. 3e *édit.* 1861, 1 vol. in-8 de 540 p. 3 fr. 50

REUSS (L.). **La prostitution en France et à l'étranger.** 1889, 1 vol. in-8 de 690 pages.................................. 7 fr. 50

REVEIL. Formulaire raisonné des médicaments nouveaux, 2e *édition*, 1865. 1 vol. in-18 de XII-608 pages, avec figures 6 fr.

REVEILLÉ-PARISE et **CARRIÈRE. Hygiène de l'esprit,** physiologie et hygiène des hommes livrés aux travaux intellectuels, gens de lettres, artistes, savants, hommes d'État, jurisconsultes, administrateurs, par J.-H. REVEILLÉ-PARISE, membre de l'Académie de médecine, et Ed. CARRIÈRE, lauréat de l'Institut. 1881, 1 vol. in-16 de 435 pages (*Bibliothèque scientifique contemporaine*)... 3 fr. 50

— **La goutte et les rhumatismes.** 1878, 1 vol. in-16 de 306 pages (*Bibliothèque scientifique contemporaine*)........ 3 fr. 50

REYNIER (P.). **Des nerfs du cœur.** 1880, in-8, 171 pages. 4 fr.

— **Du développement de la portion sus-diaphragmatique du tube digestif.** 1883, in-8, 112 pages........................ 2 fr. 50

— **Recherches sur le bruit de moulin.** 1880, in-8, 75 p. 2 fr.

RIANT. Les irresponsables devant la justice, 1888, 1 vol. in-16 de 306 p. (*Bibliothèque scientifique contemporaine*) 3 fr. 50

— **Hygiène des orateurs,** hommes politiques, magistrats, avocats, prédicateurs, professeurs, artistes et de tous ceux qui sont appelés à parler en public. 1888, 1 vol. in-16 de 300 pages (*Bibliothèque scientifique contemporaine*).............. 3 fr. 50

— **Le surmenage intellectuel et les exercices physiques,** 1889, 1 vol. in-16 de 312 p. (*Bibliot. scientifique contemporaine*). 3 fr. 50

— **Hygiène du cabinet de travail.** 1883, 1 vol. in-18 de 182 pages... 2 fr. 50

RIBES. Traité d'hygiène thérapeutique. 1860, 1 vol. in-8 de 828 pages... 10 fr.

RICHARD (D.). **Histoire de la génération** chez l'homme et chez la femme. 2e *édition*. 1889, 1 vol. in-8 de 350 pages, avec 8 planches coloriées.............................. 10 fr.

— **Histoire de la génération chez l'homme et chez la femme.** 3e *édition*. 1891, 1 vol. in-18 jésus de 324 pages, avec fig. 3 fr. 50

RICHARD (E.). **La prostitution à Paris.** 1890, 1 vol. in-18 de 320 pages (*Bibliothèque médicale variée*)..................... 3 fr.

RICHET (A.). **Clinique chirurgicale,** par A. RICHET (de l'Institut), professeur à la Faculté de médecine de Paris. 1893, 1 vol. gr. in-8 de 700 pages.............................. 12 fr.

RICHET (CH.). **Cours de physiologie.** Programme sommaire 1890, 1 vol. in-18 de 350 pages.......................... 3 fr.

RICORD. Lettres sur la syphilis. 3e *édition*. 1883, 1 vol. in-18 jésus de VI-558 pages................................ 3 fr.

RINFLEISCH (E.). **Éléments de pathologie,** par E. RINFLEISCH, professeur à l'Université de Wurzbourg, traduit par J. SCHMITT, professeur à la Faculté de médecine de Nancy, préface par le professeur BERNHEIM. 1886, 1 vol in-8 de 395 pages...... 6 fr.

— **Traité d'histologie pathologique.** Traduit et annoté par F. GROSS et SCHMITT, professeurs à la Faculté de médecine de Nancy. 2e *édit.* 1888, 1 vol, gr. in-8 de 880 p., avec 356 fig. 15 fr.

ROBIN (CH.). **Traité du microscope,** et des injections, de leur emploi, de leurs applications à l'anatomie humaine et comparée, à la physiologie, à la pathologie médico-chirurgicale, à l'histoire naturelle animale et végétale et à l'économie agricole. 2e *édition.* 1877, 1 vol. in-8 de 1101 pages, avec 36 figures............ 20 fr.

— **Leçons sur les humeurs** normales et morbides du corps de l'homme, 2e *édition* 1874: 1 vol. in-8 de 1008 p., avec 35 fig. 18 fr.

— **Anatomie et physiologie cellulaires,** ou des cellules animales et végétales, du protoplasma et des éléments normaux et pathologiques qui en dérivent. 1873, 1 vol. in-8 de 610 p., avec 83 fig. 16 fr.

— **Programme du cours d'histologie.** 2e *édition.* 1870, 1 vol. in-8 de XL-416 pages .... 6 fr.

ROBIN (CH.) et **VERDEIL.** **Traité de chimie anatomique et physiologique,** normale et pathologique, ou des principes immédiats normaux et morbides qui constituent le corps de l'homme et des mammifères. 1853, 3 vol in-8, avec atlas de 45 pl. col. 36 fr.

ROCHARD (J.). **Histoire de la chirurgie française au XIXe siècle.** 1875, 1 vol. in-8 de XVI-809 pages................. 12 fr.

— Voy. SAUREL.

ROSENTHAL. **Les diplégies cérébrales de l'enfance.** 1893, 1 vol gr. in-8 de 160 pages.. 4 fr.

ROUBAUD (F.). **Traité de l'impuissance et de la stérilité** chez l'homme et chez la femme comprenant l'exposition des moyens recommandés pour y remédier. 3e *édition.* 1876, 1 vol. in-8 de 804 pages.. 8 fr.

ROUSSEL (Th.). **Traité de la pellagre et des pseudo-pellagres.** 1886, 1 vol. in-8 de 656 pages.......................... 10 fr.

ROUSSEAU (E.) **Anatomie comparée du système dentaire** chez l'homme et chez les principaux animaux. 1839, 1 volume gr. in-8, avec 30 planches.. 10 fr.

ROUX (G.). **Précis d'analyse microbiologique des eaux,** suivi de la description et de la diagnose des espèces bactériennes des eaux, par le Dr G. ROUX, directeur du bureau d'hygiène de la ville de Lyon, chef des travaux de clinique médicale à la Faculté de médecine. Préface de M. le professeur ARLOING, correspondant de l'Institut. 1892, 1 vol. in-18 de 404 p., avec 73 fig., cart.. 5 fr.

ROUVIER (J.). **Précis d'hygiène de la première enfance,** par le Dr Jules ROUVIER, professeur à la Faculté française de médecine de Beyrouth. Préface du Dr Pierre BUDIN, professeur agrégé à la Faculté de médecine de Paris, accoucheur à la Charité. 1893, 1 volume in-18 jésus de 500 pages, avec figures, cart...... 6 fr.

— **Le lait,** préface du Dr Pierre BUDIN. 1893, 1 volume in-18 jésus de 350 pages avec figures (*Bibliothèque médicale variée*) 3 fr. 50

RUDINGER et DELBET. **Précis d'anatomie topographique,** par N. RUDINGER, professeur d'anatomie à l'Université de Munich. Édition française avec notes et additions par P. DELBET, aide d'anatomie à la Faculté de médecine de Paris. 1893, 1 volume gr. in-8 de 800 pages avec 60 figures noires et coloriées..

RUFUS (d'Ephèse). **Œuvres**. Texte collationné sur les manuscrits, traduit en français, avec une introduction, par Ch. DAREMBERG et Emile RUELLE. 1880, 1 vol. gr. in-8 de LIV-678 p. 12

SAINT-GERMAIN. **Chirurgie orthopédique**. Thérapeutique d difformités congénitales ou acquises. 1883, 1 volume in-8 651 pages, avec 129 figures.. 9

SAINT-VINCENT. **Nouvelle médecine des familles à la ville** à la campagne, à l'usage des familles, des maisons d'éducatio des écoles communales, des curés, des sœurs hospitalières, d dames de charité et de toutes les personnes bienfaisantes qui dévouent au soulagement des malades : remèdes sous la mai premiers soins avant l'arrivée du médecin et du chirurgien, a de soigner les malades et les convalescents, par le Dr A.-C. d SAINT-VINCENT. 10e *édition* 1891, 1 volume in-18 jésus de 456 p avec 142 fig., cart. (*Bibliothèque des connaissances utiles*).. 4 f

SAPORTA (A. de) **Les théories et les notations de la chimi moderne** par A. de SAPORTA, Introduction par G. FRIEDE membre de l'Institut. 1888, 1 vol. in-16 de 336 pages (*Bibliothèqu scientifique contemporaine*) .... 3 fr.

— **La chimie des vins**. 1889, 1 vol. in-16 de 160 p. avec figure (*Bibliothèque médicale*).. 2 fr

SAUREL et ROCHARD (J.). **Traité de chirurgie navale**. 1861 1 vol. in-8 de 600 pages, avec 106 figures..................... 8 fr

SHACK. **La physionomie chez l'homme et chez les animaux** dans ses rapports avec l'expression des émotions et des senti ments. 1886, 1 vol in-8 de 450 p., avec 154 figures......... 7 fr

SCHATZ. **Hôpitaux sous tente**. 1870, in-8, 70 pages.... 2 fr.

SCHMITT. **Microbes et maladies**, par J. SCHMITT, professeur la Faculté de médecine de Nancy. 1886, 1 vol. in-16 de 300 pages 24 figures (*Bibliothèque scientifique contemporaine*).... 3 fr.

SCHWARTZ (Ed.). **La pratique de l'asepsie et de l'antisepsie en chirurgie**, par le Dr Ed. SCHWARTZ, professeur agrégé à la Faculté de médecine de Paris, chirurgien des hôpitaux. 1893, 1 vol. in-18 jésus de 500 pages, avec 100 figures, cartonné......

— **Des tumeurs du larynx**. 1886, gr. in-8, 291 pages........ 6 fr.

— **Ostéosarcomes des membres**. 1890, gr. in-8, 267 pages. 4 fr.

SÉDILLOT. **Contributions à la chirurgie**. 1860, 2 vol. in-8. 24 fr.

— **De l'évidement sous-périosté des os**. 1867, 1 volume in-8 avec planches coloriées.. 13 fr.

SELSIS. **La fièvre jaune** ou vomito dans l'île de Cuba. 188 in-8, 96 pages.. 2 fr. 5

SEMMOLA. **Médecine vieille et médecine nouvelle**, par M. SEMMOLA, professeur à l'Université de Naples 1881, in-8, 109 p 2 fr.

SERRES (E.). **Anatomie comparée transcendante**. **Principe d'embryogénie**, de zoogénie, de tératogénie. 1859, 1 vol. in-4 942 pages avec 26 planches.. 16 fr

SICARD. **L'évolution sexuelle** dans l'espèce humaine. 1892 1 vol. in-16 de 320 p. av. fig. (*Bibliothèque scientifique contempo raine*).. 3 fr.

SICHEL. **Iconographie ophthalmologique**, ou description ave figures coloriées des maladies de l'organe de la vue, compr nant l'anatomie pathologique, la pathologie et la thérapeutiq médico-chirurgicales. 1852-1859, 2 vol. gr. in-4, dont 1 volume d 840 pages de texte, et 1 volume de 80 pl. coloriées.... 172 fr. 5

SIGAUD (Ch.). **Étude de psycho-physiologie, échomatisme, zoandrie, échokinèse, écholalie**, 1890, gr. in-8, 94 p. 2 fr. 50

SIEBOLD. L'art des accouchements. 1 vol. in-16 de 268 pages (*Bibliothèque médicale*)............ 2 fr.

SILVESTRE (R.). **Les injections intra-utérines** et les accidents provoqués par leur emploi en obstétrique. 1892, gr. in-8 de 140 pages............ 3 fr. 50

SIMON. Les maladies de l'esprit. Par P.-Max SIMON, médecin en chef de l'Asile d'aliénés de Lyon. 1892, 1 vol. in-16 de 350 pages (*Bibliothèque scientifique contemporaine*)........ 3 fr. 50

— **Le monde des rêves.** Le rêve, l'hallucination, le somnambulisme et l'hypnotisme, l'illusion, les paradis artificiels, etc., 2ᵉ *édition*. 1888, 1 vol. in-16 de 325 pages (*Bibliothèque scientifique contemporaine*)............ 3 fr. 50

SIMON (Léon) **Des maladies vénériennes et de leur traitement homœopathique**. 1860, 1 vol. in-18 jésus de XII-714 p...... 6 fr.

SIMPSON et CHANTREUIL. Clinique obstétricale et gynécologique. 1874, 1 vol. gr. in-8 de 820 pages, avec figures... 12 fr.

SOUBEIRAN, Nouveau dictionnaire des falsifications et des altérations des aliments, des médicaments et de quelques produits employés dans les arts, l'industrie et l'économie domestique : exposé des moyens scientifiques et pratiques d'en reconnaître le degré de pureté, l'état de conservation, de constater les fraudes dont ils sont l'objet, par J.-Léon SOUBEIRAN, professeur à l'école supérieure de pharmacie de Montpellier. 1874, 1 vol. grand in-8 de 640 pages, avec 18 figures............ 14 fr.

TARDIEU (A.). **Médecine légale** ; attentats aux mœurs, avortement, blessures, empoisonnement, folie, identité, infanticide, maladies accidentelles, pendaison. 9 volumes in-8........ 54 fr.

— **Etude médico-légale sur les attentats aux mœurs**. 7ᵉ *édition*. 1878, 1 vol. in-8 de 244 p., avec 5 pl............ 5 fr.

— **Etude médico-légale sur l'avortement**, suivie d'observations et recherches pour servir à l'histoire médico-légale des grossesses fausses et simulées. 4ᵉ *édition*. 1881, 1 vol. in-8 de VII-300 pages............ 4 fr.

— **Etude médico-légale sur les blessures**, comprenant les blessures en général et les blessures par imprudence, les coups et l'homicide involontaire, 1879, 1 vol. in-8 de 480 pages.... 6 fr.

— **Etude médico-légale et clinique sur l'empoisonnement**. 2ᵉ *édition*. 1875, 1 vol in-8 de 1,072 p. avec 2 pl. et 52 fig.. 14 fr.

— **Etude médico-légale sur la folie**. 2ᵉ *édition*. 1880. 1 vol. in-8 de XXII-610 p. avec 15 fac-similés d'écriture d'aliénés. 7 fr.

— **Question médico-légale de l'identité**, dans ses rapports avec les vices de conformation des organes sexuels, contenant les souvenirs et impressions d'un individu dont le sexe avait été méconnu. 2ᵉ *édition*, 1874, 1 vol. in-8 de 176 pages........ 3 fr.

— **Etude médico-légale sur l'infanticide**. 2ᵉ *édition*. 1888, 1 vol. in-8 de 372 p., avec 3 planches coloriées............ 6 fr.

— **Etude médico-légale sur les maladies accidentellement ou involontairement produites**, par imprudence, négligence ou transmission contagieuse, 1878, 1 vol. in-8 de 300 pages... 4 fr.

— **Etude médico-légale sur la pendaison, la strangulation et la suffocation**, 2ᵉ *édition*. 1879. 1 vol. in-8 de XII-365 pages avec pl............ 5 fr.

TEISSIER (J.). **La grippe-influenza**, étiologie, patho formes cliniques, traitement, par J. TEISSIER, professe Faculté de médecine de Lyon. 1893, 1 vol. in-8, de 200 p.... 5

— **L'Influenza de 1889-1890**, en Russie. 1891, 1 volume, de 80 pages avec cartes et plans.... 5

— **De la valeur thérapeutique des courants continus.** 1 in-8, 170 pages, avec figures.... 3 fr.

— **Pathologie médicale.** Voyez LAVERAN et TEISSIER.

TESTE (A.). **Systématisation pratique de la matière mé cale homœopathique.** 1853, 1 vol. in-8 de 610 pages.... 8

— **Comment on devient homœopathe.** 3e *édition*. 1873, 1 vo in-18 jésus de 322 pages (*Bibliothèque médicale variée*). 3 fr.

THOMPSON (H.). **Traité pratique des maladies des voi urinaires**, par sir Henry THOMPSON, professeur de cliniq chirurgicale et chirurgien à « University College Hospital 2e *édition*. 1881, 1 vol. in-8 de 1051 pages, avec 280 figures. 20 f

— **Leçons cliniques sur les maladies des voies urinaire** traduites par le Dr Robert JAMIN. 1889, 1 vol. in-8 de 876 page avec 148 figures.... 12

— **Leçons sur les tumeurs de la vessie et sur quelqu points de la chirurgie des voies urinaires.** Traduit p le Dr R. JAMIN. 1885. 1 vol. in-8, avec figures.... 4 fr.

TOLLET. **De l'assistance publique et des hôpitaux** jusqu' XIXe siècle. 1890, 1 vol. in-4, avec figures et 32 planches.. 30

— **Les hôpitaux au XIXe siècle.** 1890, 1 volume, in-4 de 2 pages, avec 32 planches.... 30 fr

— **Les édifices hospitaliers**, depuis leur origine jusqu'à no jours. Préface par le professeur P. BROUARDEL 2e *édition*. 18 1 beau vol. in-folio de 320 pages, illustré de 300 figures.... 80 f

TORNERY (M. de). **La rougeole et la scarlatine dans grossesse** et les suites de couches. 1891. 1 vol. gr. in-8 de 37 pages.... 8 f

TRÉLAT (U.) **Clinique chirurgicale**, par U. TRÉLAT, profe seur à la Faculté de médecine de Paris. 1891, 2 volumes, gran in-8 de chacun 800 pages, avec figures.... 30 fr

TRIPIER (A.). **Manuel d'électrothérapie.** 1861, 1 volume in-18 jésus de XII-624 pages, avec 89 figures.... 6 f

TRIPIER (R.) et **BOUVERET** **La fièvre typhoïde traitée p les bains froids.** 1886, 1 vol. in-8 de 641 p. avec 27 fig. 6 fr.

TROUILLET. **Hygiène des Lycées.** Etudes faites au Lyc Saint-Louis. 1892. gr. in-8. 132 pages avec cartes.... 3 fr.

TROUSSEAU. **Clinique médicale de l'Hôtel-Dieu de Par** 6e *édition*, par le Dr Michel PETER. 1885, 3 volumes, in-8. e semble 2616 pages, avec un portrait de l'auteur.... 32

TSINTSIROPOULOS. **La médecine grecque**, depuis Asclépi jusqu'à Galien. 1892, grand in-8.... 4

TUCKE (Hack). **Le corps et l'esprit**, action du moral et l'imagination sur le physique, traduit de l'anglais par V. PARA 1886, 1 vol. in-8 de 403 pages, avec 2 planches ....

VACHER. **Causes, hygiène et traitement des maladies c niques**, 1875. 1 vol. in-8 de 416 pages....

VAILLE. **Contribution à l'étude du bassin vicié par obst tion** 1891, 1 vol. gr. in-8 de 104 pages.... 3

VALETTE. **Clinique chirurgicale de l'Hôtel-Dieu de L** 1875, 1 vol. in-8 de 620 pages, avec figures.... 1

VALLEIX. Guide du médecin praticien, ou résumé général de Pathologie interne et de Thérapeutique appliquées. 5e *édition*, contenant le résumé des travaux les plus récents, par P. LORAIN, professeur à la Faculté de médecine. 1865, 5 vol. gr. in-8 de chacun 800 pages, avec 81 figures........................ 50 fr.

VAUTRIN. Traitement chirurgical des myômes utérins. 1886, gr. in-8, 360 pages.. 6 fr.

VERNOIS (Max.). **Traité pratique d'hygiène industrielle et administrative,** comprenant l'étude des établissements insalubres, dangereux et incommodes. 1860, 2 vol. in-8 de chacun 700 pages.. 16 fr.

VIBERT. Précis de médecine légale, par le Dr CH. VIBERT, médecin expert près les tribunaux de la Seine, avec une introduction par le professeur BROUARDEL. 3e *édition*. 1893, 1 vol. in-18 jésus de 780 p., avec 80 *fig*. et 3 pl. en chromo., cart.... 8 fr.

— **La névrose traumatique. Étude médico-légale sur les blessures produites par les accidents des chemins de fer et des voitures.** 1893, 1 vol. in-8........................ 5 fr.

VIDAL. Traité de pathologie externe et de médecine opératoire. 5e *édition*. 1861, 5 vol. in-8, avec 761 figures. 40 fr.

VIGOUROUX. Électricité statique et son emploi en thérapeutique. 1882, in-8, 103 pages avec 6 planches.............. 3 fr. 50

VILLE (J.). **Manipulations de chimie médicale,** par J. VILLE, professeur de chimie médicale à la Faculté de médecine de Montpellier. 1893, 1 vol. in-18 jésus de 200 p., avec fig., cart. 5 fr.

VILLEMIN. Étude sur la tuberculose, preuves rationnelles et expérimentales de sa spécificité et de son inoculation. 1868, 1 vol. in 8 de 640 pages.. 8 fr.

VINAY. Manuel d'asepsie. Stérilisation et désinfection par la chaleur. Applications à la médecine, à la chirurgie, à l'obstétrique et à l'hygiène, par VINAY. médecin des hôpitaux de Lyon. 1890, 1 vol. in-18 jésus, de 600 p., avec 100 fig. cart........ 8 fr.

VIVIEN. Placenta prævia et tamponnements 1892, gr in-8 3 fr. 50

VIRCHOW et STRAUS. La pathologie cellulaire basée sur l'étude physiologique et pathologique des tissus. 4e *édition*, par I. STRAUS, professeur à la Faculté de médecine de Paris. 1874, 1 vol. in-8 de XXIV-58 pages, avec 157 figures.... .... 9 fr.

VOISIN. Traité de la paralysie générale des aliénés, par le Dr Auguste VOISIN, médecin de l'hospice de la Salpêtrière. 1879, 1 vol. gr. in-8 de XVI-540 p., avec 15 pl. lithogr. col., graphiques et fac-similé.. 20 fr.

— **Leçons cliniques sur les maladies mentales et sur les maladies nerveuses.** 1883, 1 vol. gr. in-8 de VIII-766 pages, avec photographies et figures........................ 15 fr.

VOULGRE. De l'élimination des phosphates dans les maladies du système nerveux. 1892, gr. in-8, 100 pages.... 2 fr.

WEBER. La goutte, traitement homœopathique. 1891, 1 vol. in-16 de 125 pages (*Petite bibliothèque médicale*)........................ 2 fr.

UNDT, MONNOYER et IMBERT. Traité élémentaire de physique médicale. Voyez IMBERT.

AREN. Entretiens d'un vieux médecin sur l'hygiène et la morale. 1882, 1 vol. in-18 jésus de 671 pages........................ 5 fr.

BOROWSKI. Les boissons hygiéniques. 1889, 1 vol. in-16 de 60 pages, avec 24 figures (*Petite bibliothèque médicale*)...... 2 fr.

NE. Analyse des beurres. 1892, 2 vol. gr. in-8............ 25 f

---

Imprimerie de l'Ouest, A. NEZAN, Mayenne.

www.ingramcontent.com/pod-product-compliance
Ingram Content Group UK Ltd.
Pitfield, Milton Keynes, MK11 3LW, UK
UKHW020307230726
13925UKWH00001B/272